W0297936

PowerMOVES für fitte Kids

Wir möchten die Gelegenheit nutzen, allen zu danken, die am Zustandekommen dieses Manuals mitgewirkt haben: der Grundschule Kleingladbach für die Möglichkeit der Hallennutzung; den Kindern und Eltern aus Kleingladbach, die die Fotoaufnahmen mit Spaß und Einsatz unterstützt haben; Philipp Artzt für die gelungenen Fotoaufnahmen; Prof. Dr. Helmut Lötzerich für die Betreuung der Staatsexamensarbeit, die die Grundlage für das vorliegende Manual bildete; Prof. Dr. Walter Brehm, Heidrun Krämer, Jörn Rühl und dem DTB für die Anregungen, Korrekturen und Unterstützung; der Firma Ludwig Artzt GmbH für die Bereitstellung der Kleingeräte sowie der Firma ERIMA GmbH für das Sponsoring der Sportbekleidung.

Kontakt Thera-Band®:

ARTZT®
Produkte für Sport und Gesundheit

Thera-Band®, Vertrieb Ludwig Artzt GmbH
Schiesheck 5, 65599 Dornburg
info@artzt.eu/www.artzt.eu/www.thera-band.de

Aus Gründen der besseren Lesbarkeit haben wir uns entschlossen, durchgängig die männliche (neutrale) Anredeform zu nutzen, die selbstverständlich die weibliche mit einschließt.

Das vorliegende Buch wurde sorgfältig erarbeitet. Dennoch erfolgen alle Angaben ohne Gewähr. Weder die Autorinnen noch der Verlag können für eventuelle Nachteile oder Schäden, die aus den im Buch vorgestellten Informationen resultieren, Haftung übernehmen.

Sophie Spann & Astrid Buscher

PowerMOVES für fitte Kids

Aufrecht und stark durch den Alltag
Kursmanual

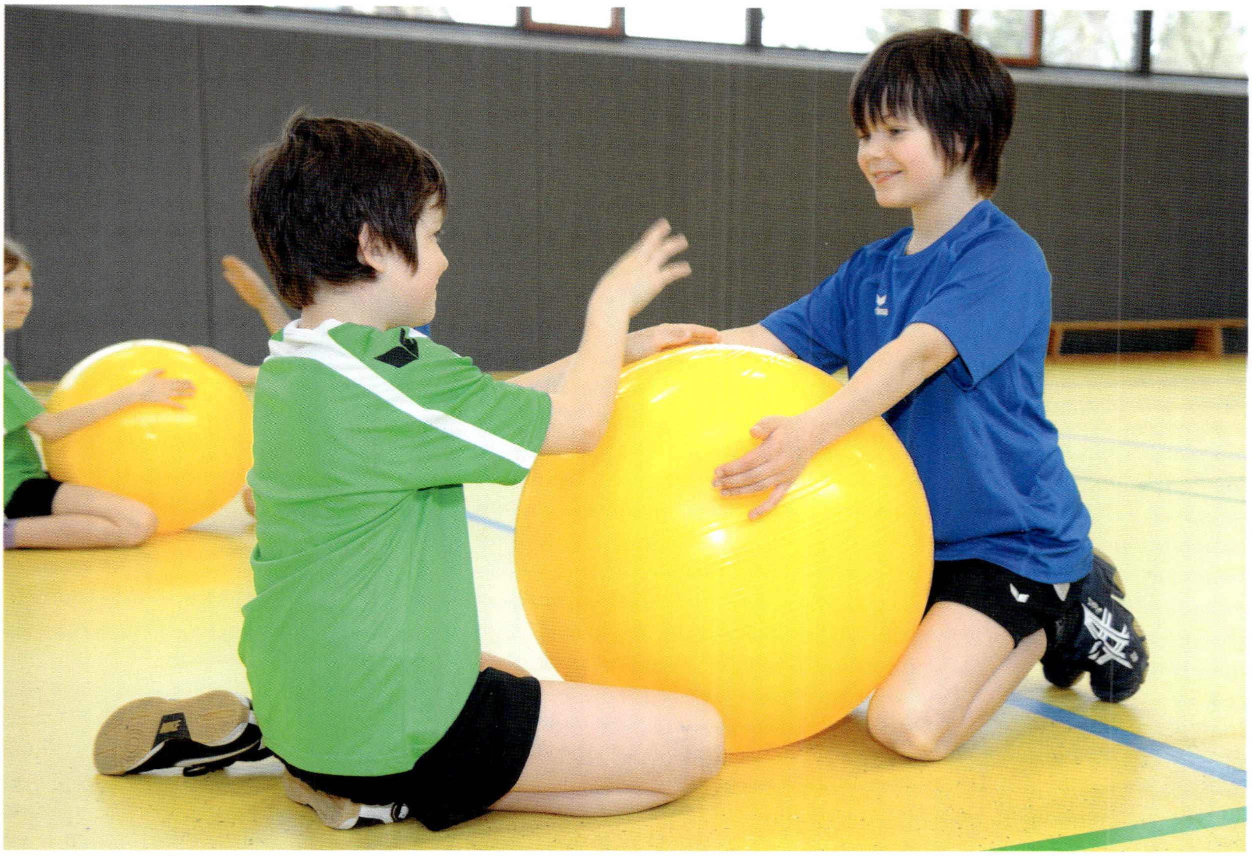

Meyer & Meyer Verlag

Papier aus nachweislich umweltverträglicher Forstwirtschaft.
Garantiert nicht aus abgeholzten Urwäldern!

PowerMOVES für fitte Kids

Bibliografische Information der Deutschen Nationalbibliothek
Die Deutsche Nationalbibliothek verzeichnet diese Publikation in der Deutschen Nationalbibliografie; detaillierte bibliografische Daten sind im Internet über http://dnb.d-nb.de abrufbar.

Alle Rechte, insbesondere das Recht der Vervielfältigung und Verbreitung sowie das Recht der Übersetzung, vorbehalten. Kein Teil des Werkes darf in irgendeiner Form – durch Fotokopie, Mikrofilm oder ein anderes Verfahren – ohne schriftliche Genehmigung des Verlages reproduziert oder unter Verwendung elektronischer Systeme verarbeitet, gespeichert, vervielfältigt oder verbreitet werden.

© 2013 by Meyer & Meyer Verlag, Aachen
Auckland, Beirut, Budapest, Cairo, Cape Town, Dubai, Hägendorf, Indianapolis, Maidenhead, Singapore, Sydney, Tehran, Wien
Member of the World
Sport Publishers' Association (WSPA)
Druck: B.O.S.S Druck und Medien GmbH
ISBN 978-3-89899-753-9
E-Mail: verlag@m-m-sports.com
www.dersportverlag.de

Inhalt

Vorworte

Die Bedeutung spielerischer Bewegungsangebote kann gar nicht hoch genug eingeschätzt werden! Sie fördern gleichermaßen die soziale, emotionale, sprachliche, motorische und kognitive Entwicklung des Kindes. Sie verschaffen Möglichkeiten zu kommunizieren, sich mit Konflikten auseinanderzusetzen, Probleme zu lösen, Gefühle auszudrücken, Stress abzubauen und Aufgaben zu erledigen. Kinder benötigen genügend sensomotorische Erfahrungen, um den Anforderungen des Lernens und Leistens in der Schule und im Lebensalltag gerecht zu werden. Dies betrifft alle Altersgruppen, auch Schüler von weiterführenden Schulen.

Wahrnehmung und Bewegung unterstützen die verbale und nonverbale Sprachentwicklung ebenso, wie die darauf aufbauende Lese-Rechtschreib-Fähigkeit und den Umgang mit Formen, Zahlen und Mengen im mathematischen und naturwissenschaftlichen Bereich. Erfahrungen, die ursprünglich im körpereigenen Raum entstehen, werden in der Schule zweidimensional auf dem Papier in Buchstaben, Ziffern, Zahlen und Formen umgesetzt. Eine aktuelle wissenschaftliche Studie* belegt, dass Leistungen des Lesens, Rechtschreibens und Rechnens durch regelmäßige Bewegungs- und Wahrnehmungsangebote deutlich verbessert werden können. Aber auch Malen, Musizieren und Handschrift werden durch Wahrnehmungs- und Bewegungserfahrungen positiv beeinflusst.

Konzentration und Aufmerksamkeit, Informationsaufnahme und Informationsverarbeitung stehen ebenfalls wie die Speicherung von Informationen in engem Zusammenhang mit Wahrnehmung und Bewegung.

Sensomotorische Erfahrungen unterstützen zudem die Entwicklung eines positiven Körperbewusstseins, das als wichtige Wurzel des Selbstbewusstseins und des Selbstvertrauens gilt.

Es ist allgemein bekannt, dass Wahrnehmung und Bewegung in der heutigen technisierten und schnelllebigen Zeit immer weniger natürliche Anregungen finden. Die Zahl der Kinder mit mangelnder Wahrnehmungs- und Bewegungserfahrung steigt. Im täglichen Schulalltag begegnen uns immer häufiger Kinder mit Schwierigkeiten im Lern- und Verhaltensbereich – trotz guter Intelligenz. Deshalb ist es umso wichtiger, Kindern entsprechende Angebote zu machen.

Was bietet sich zur Unterstützung des sensomotorischen Bereichs besser an als das Spiel! Es macht Spaß, regt die Fantasie und Kreativität des Kindes an und hilft, Erfahrungen und Erinnerungen zu verarbeiten. Spielen – in jeglicher Form – ist nicht ersetzbar! Die Erfahrungen, die Kinder im Spiel machen, bilden die Grundlage für eine gesunde, ganzheitliche Entwicklung.

Ich wünsche allen Beteiligten viel Freude beim sinnvollen, spielerischen Bewegen mit *PowerMOVES für fitte Kids*!

Dorothea Beigel
Dorothea Beigel ist zuständig für den Bereich »Wahrnehmung und Bewegung« im Arbeitsgebiet Schule und Gesundheit des Hessischen Kultusministeriums.

* Projekt »Schnecke – Bildung braucht Gesundheit« Hessisches Kultusministerium 2007-2012.

Der Deutsche Turner-Bund (DTB) ist der Fachverband für Gesundheitssport im Turn- und Sportverein und hat sich auch als Schrittmacher in Fragen der Qualitätssicherung des Gesundheitssports etabliert. Der DTB hat sich zum Ziel gesetzt, den Übungsleitern und Vereinen vor allem solche Kursprogramme anzubieten, die konsequent an den Kernzielen von Gesundheitssport orientiert sind und die von ihren Inhalten und ihrer Methodik her den neuesten wissenschaftlichen Kenntnissen entsprechen, deren Durchführbarkeit geprüft und deren tatsächliche Wirksamkeit möglichst in wenigstens einer Studie evaluiert ist.

Die Spitzenverbände der Krankenkassen haben in einem »GKV-Leitfaden Prävention« Qualitätsstandards für primärpräventive und gesundheitsfördernde Maßnahmen festgelegt. Unter dem Präventionsprinzip »Reduzierung von Bewegungsmangel durch gesundheitssportliche Aktivität« sind solche Standards für die Beurteilung von Gesundheitssportprogrammen und deren Implementierung im Verein formuliert. Diese Standards stellen ebenfalls einen zentralen Rahmen für das Qualitätsmanagement im Deutschen Turner-Bund dar. Zur Qualitätssicherung seiner Programme hat der DTB unter anderem einen wissenschaftlichen Beirat eingerichtet, dem führende Persönlichkeiten aus der Sportwissenschaft und dem Public-Health-Bereich angehören. 11 Programme wurden bislang auf diese Weise geprüft und werden von den Krankenkassen im Hinblick auf die Umsetzung der Prinzipien des Leitfadens anerkannt.

Das vorliegende Kursprogramm *PowerMOVES für fitte Kids* soll eine vorhandene Lücke schließen, da ein Programm für 8- bis 12-jährige Kinder im besten motorischen Lernalter bislang noch nicht vorliegt. Auch dieses Programm ist an den Kernzielen im Gesundheitssport orientiert. Das Programm versucht, durch kindgerechte Spiel- und Übungsformen insbesondere gezielt Koordinations- und Haltungsschwächen sowie motorischen Auffälligkeiten vorzubeugen. Darüber hinaus soll das Programm dazu beitragen, sowohl den Einstieg in den Sport und die Bewegung zu erleichtern als auch nachhaltig zu einem aktiven Lebensstil zu motivieren.

Die von Praktikern bislang gemachten positiven Erfahrungen und die Erprobung der Umsetzbarkeit des Kursprogramms lassen eine breitere Erprobung als wünschenswert erscheinen. Die Durchführung einer wissenschaftlichen Evaluation im Hinblick auf die Wirksamkeit ist ebenso wünschenswert wie eine Prüfung des Kursmanuals im Hinblick auf die Einhaltung der oben genannten Standards. In diesem Sinne wünsche ich den Autoren sowie allen Kursleitern viel Erfolg und den Teilnehmern an diesem neuen Programm viel Spaß.

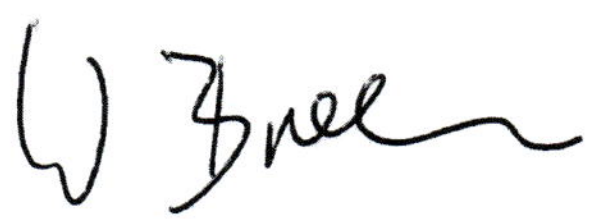

Prof. Dr. Walter Brehm
Vizepräsident Allgemeines Turnen des Deutschen Turner-Bundes

Einführung

»Mens sana in corpore sano«

Dieses jahrhundertealte lateinische Sprichwort beschreibt bereits, was heute anhand von wissenschaftlichen Untersuchungen, wie u. a. der KiGGS-Studie, belegt werden kann: Das physische Aktivsein und die motorische Leistungsfähigkeit eines Menschen leisten einen großen Beitrag zu seiner ganzheitlichen, also auch psychischen, emotionalen und sozialen Entwicklung und Gesundheit (Lampert et al., 2007).

Schon von Geburt an begreifen, erobern und erweitern Kinder ihre (Um-)Welt durch Bewegung. »Sie ist Ausdruck von Vitalität, von kindlicher Neugier und Lebensfreude« (Brechtken et al., 2009, S. 5), denn bereits junge »Kinder hüpfen und tanzen häufig spontan, wenn sie sich freuen. Umgekehrt können Verstimmung, Ärger und Traurigkeit durch psychomotorische Übungen (...) positiv beeinflusst werden« (Kiphard, 1998, S. 24). Auch das zeigt, wie wichtig frühzeitiges und regelmäßiges Bewegen für die kindliche Entwicklung ist.

Wie die KiGGS-Studie erfreulicherweise zeigen konnte, treiben durchschnittlich 85 % der Jungen im Alter zwischen acht und 10 Jahren im oder außerhalb eines Vereins Sport. Bei den Mädchen der gleichen Altersstufe sind es knapp 80 %, die ein- oder mehrmals in der Woche Sport treiben. Mit zunehmendem Alter nimmt die Häufigkeit der körperlich-sportlichen Aktivität zwar stetig ab, zeigt jedoch immer noch recht hohe Prozentwerte. So betätigen sich noch etwa 80 % der 11-jährigen und 78 % der 12-jährigen Jungen mehrmals körperlich-sportlich pro Woche, während es bei den 11-jährigen Mädchen knapp 58 % und bei den 12-jährigen noch 55 % sind (Lampert et al., 2007).

Die WHO empfiehlt dabei für Kinder und Jugendliche eine moderate körperliche Aktivität von mindestens einer Stunde am Tag. Diese Vorgabe wird, legt man die KiGGS- bzw. MoMo-Daten zugrunde, jedoch lediglich von 15,3 % der vier- bis 17-jährigen Kinder und Jugendlichen in Deutschland erfüllt – Tendenz fallend (Bös et al., 2009). Gleichzeitig wies die KiGGS-Studie darauf hin, dass unzureichendes, körperliches Aktivsein und Bewegungsmangel die Auftretenswahrscheinlichkeit von motorischen Defiziten, Übergewicht, Haltungsschäden und -schwächen, psychosozialen Störungen und Verhaltensauffälligkeiten sowie eines verminderten Selbstwertgefühls begünstigt (Bös et al., 2009).

Trotz der aktiven Teilnahme von Kindern an Sportangeboten weist u. a. die WIAD-AOK-DSB-Studie (2003) darauf hin, dass 40-60 % aller Schulkinder Haltungsschwächen und deutliche Koordinations- und Ausdauerschwächen zeigen. Zudem sind rund 30-40 % (senso-)motorisch auffällig. In der KiGGS-Studie fallen mit 35 % (Balancieren rückwärts), 86 % (Einbeinstand) und 43 % (Rumpfbeuge) insbesondere auch die Defizite im Bereich Gleichgewicht und Beweglichkeit ins Auge (Bös et al., 2006). Dabei zeigen sich koordinative Defizite insbesondere in der Altersgruppe bis 10 Jahren, während die älteren Kinder und Jugendlichen durch eine abnehmende Beweglichkeit und bereits vorhandene Schmerz- und Stress-»Muster« auffallen (Starker et al., 2007).

Als Ursache wird meist der (zunehmende) Verlust der Straßenkindheit, fehlende Bewegungsräume, die Verinselung der (kindlichen) Lebenswelt sowie die Institutionalisierung und Mediatisierung der Kindheit genannt. Besonders im Schulkindalter verbringen immer mehr Kinder zu viel Zeit im Sitzen, in der Schule, vor Fernsehern und anderen Medien. Gesunde, tägliche sensomotorische Anregungen und Aktivität, wie von der WHO gefordert, bleiben dadurch für viele Kinder Mangelware.

Dabei sind gerade Kinder im Alter zwischen acht und 12 Jahren im sogenannten *besten motorischen Lernalter* (Hannaford, 2008, S. 13) und haben später nie wieder die Möglichkeit, so schnell und so viele Dinge zu lernen. Deswegen ist es wichtig, gerade diejenigen Kinder, die in diesem Alter motorische Auffälligkeiten zeigen, ganzheitlich zu fördern. So kann man beispielsweise Schwächen in ihrer Haltung und der sensomotorischen Entwicklung schnell und rechtzeitig entgegenwirken und eine gute Basis für die weitere Entwicklung schaffen.

Das vorliegende Kursprogramm *PowerMOVES für fitte Kids* soll einen Beitrag zur Schaffung dieser soliden Basis leisten, indem es durch (senso-) motorisches Training, positiv und intervenierend auf die motorischen Fähigkeiten, das Körpergefühl und besonders auch die aufrechte Haltung einwirkt. Die Förderung dieser Komponenten wirkt sich wiederum positiv auf das Selbstbild eines Kindes aus und stärkt dadurch auch das Selbstvertrauen in sich und andere. Durch ein »aufrechtes und starkes Ich« sind Kinder nicht nur sicherer in ihren Fähigkeiten, sondern können auch soziale Kontakte, wie etwa im Sportverein, längerfristig aufrechterhalten und dadurch nachhaltiger an sportliche Aktivitäten gebunden werden. Zusätzlich zum psychophysischen Anteil wird das vorliegenden Kursprogramm durch eine Verknüpfung von kognitiven und sozialen Übungen bzw. Spielen, der heutigen wissenschaftlichen Forderung nach einer ganzheitlichen Förderung der physischen, psychischen und sozialen Gesundheit der Kinder gerecht. Diese Ganzheitlichkeit wird in der Besprechung der Kernziele des Gesundheitssports deutlich (Kap. 1.5).

Teil I Hintergründe zum Kursprogramm

Das folgende Kapitel gibt einen ersten Überblick über das Konzept und die inhaltliche Struktur des Kursprogramms. Es klärt Begrifflichkeiten, erläutert die Kernziele und informiert über Rahmenbedingungen und zum Einsatz kommende Kleingeräte.

1.1 Aufbau und Gebrauch des Kursleitermanuals und der Arbeitsmaterialien

Sie halten das Kursleitermanual und verschiedene zugehörige Materialien in Ihren Händen, die Sie, die Kinder und auch die Eltern im Laufe des Programms benötigen werden. Für Ihr Verständnis des vorliegenden PowerMOVES-Programms sowie für die Vermittlung der Inhalte ist es unbedingt notwendig, sich das Manual und die verschiedenen Medien sowie die zugehörigen Stundenbilder und Hinweise vor Beginn des Programms durchzulesen. Nur so können die Programmziele auch tatsächlich erfüllt werden und nachhaltig wirken.

Das vorliegende Kursprogramm »PowerMOVES für fitte Kids« ist unter anderem in die DTB-Ausbildung »Aufrecht und stark!« eingegliedert, die eine aufrechte Haltung und ein starkes Selbstbild durch koordinative und sensomotorische Spiel- und Übungsformen für Kinder von 8–12 Jahren fördern will (weitere Informationen www.dtb-akademie.de).

Das Kursprogramm zielt darauf ab, dass Kinder, statt Medien und Movies (Filme) passiv zu konsumieren, mehr aktive MOVES (Bewegung) in ihren Alltag einbetten. Im Kurs lernen die Kinder dabei, ihre sensorischen und motorischen – vor allen Dingen die koordinativen – Fähigkeiten und möglichen Defizite zu begreifen und zu verbessern. So kommen sie langfristig gesund, aktiv und stark durch den langen Sitz- und Medienalltag in der Schule und zu Hause und lernen, ihren Tag »aktiver« zu gestalten.

Dieser Leitgedanke spiegelt sich im Namen des Programms wider, denn MOVES meint:
M-obilisieren von körperlichen und geistigen Ressourcen;
O-ffen sein für andere Menschen und Aktivitäten;
V-ertrauen in den eigenen Körper und die eigenen Fähigkeiten;
E-ntwickeln der eigenen (senso-)motorischen Fähigkeiten und Fertigkeiten;
S-port treiben, um gesund durch den Alltag zu kommen.

Die insgesamt 12 aufeinander aufbauenden Kursstunden sind an »Movies« oder aktuelle Trends und »TV«-Titel angelehnt, um den Kindern den Kontrast zwischen dem passiven Konsum von »Movies« und dem aktiven »MOVES«-Konzept zu verdeutlichen. Gleichzeitig sind viele Kinder motivierter, wenn sie einzelne Stundentitel identifizieren können und bei den Stundeninhalten bekannte Themen wiederfinden – wenn auch in einem neuen Zusammenhang.

Das Kursmanual, als Anleitung für die Durchführung des Programms »PowerMOVES für fitte Kids«, umfasst sechs Teile.

Im ersten Teil erhalten Sie Hintergrundinformationen und Hinweise, die Sie für die Vorbereitung und Durchführung des Bewegungsprogramms benötigen. Dazu zählt eine Beschreibung des Konzepts und der Struktur des Kursprogramms sowie wichtige Begrifflichkeiten. Zudem wird beschrieben und begründet, auf welche Weise das Programm »PowerMOVES für fitte Kids« an den sechs Kernzielen des Gesundheitssports orientiert ist und damit in den gesundheitssportlichen Präventionsbereich eingeordnet werden kann.

Teil II des Manuals enthält im Kern die Beschreibung der Kursstunden, die, gekoppelt an die Kernziele des Gesundheitssports, ganzheitlich, intervenierend und präventiv wirken und Ihnen als Leitfaden dienen, an dem Sie sich maßgeblich orientieren, aber auch ihre Schwerpunkte setzen können. Viele der Spiel- und Übungsformen sind mit Varianten versehen, sodass Sie ein umfangreiches Repertoire erhalten, welches entsprechend der Rahmenbedingungen vor Ort angepasst werden sollte. Jede Kursstunde ist für etwa 90 min konzipiert und auf eine Gruppengröße von 15 Teilnehmern abgestimmt. Falls weniger Zeit zur Verfügung steht, können einzelne Bewegungs- bzw. Spielformen ausgelassen werden. Dabei ist wichtig, dass der Kursleiter sich bei 60-75-minütigen Stunden vor allem auf solche Bewegungsinhalte konzentriert, die die Defizite im vorab durchgeführten Motoriktest der Teilnehmer besonders fördern. Erzielten die Kursteilnehmer beispielsweise überwiegend im koordinativen Bereich eine geringe Testleistung, so sollten insbesondere die Inhalte der Kursstunden, die die koordinativen Fähigkeiten fördern, durchgeführt werden, Spiele zu den Schwerpunkten Schnelligkeit oder Ausdauer können jedoch verkürzt behandelt werden.

Vor der ersten Kursstunde, der sogenannten »Stunde 0«, werden ein Motoriktest, Dordel-Koch-Test (DKT) und ein Elternabend durchgeführt. Die erste Kursstunde im Manual ist dann die Kennenlernstunde, die sich besonders auf die psychosoziale Komponente der kindlichen Gesundheitsentwicklung bezieht. Daran anschließend folgt der erste Bewegungsblock, welcher die Stunden zwei bis fünf umfasst. Dieser Block behandelt die motorischen Grundfähigkeiten Ausdauer, Schnelligkeit, Beweglichkeit und Kraft und will gezielt den individuellen, physischen Auffälligkeiten der Kinder entgegenwirken.
Die fünfte motorische Grundfähigkeit, Koordination, wird aufgrund ihrer komplexen Teilfähigkeiten in den Stunden sechs bis neun differenziert behandelt und bildet den zweiten Block des Kursmanuals. Zudem enthalten alle Stunden Informationssequenzen, mit nützlichen Alltagstipps und -bewegungen zum Thema gesunder Körper und aufrechte Haltung, welche in den Hausaufgaben vertieft werden. Der zweite Block schließt mit einem weiteren Testdurchlauf des DKT und einem anschließenden Spielefest ab.

In Teil III des vorliegenden Manuals wird der sportmotorische Dordel-Koch-Test beschrieben, der den aktuellen Stand sowie die (motorische) Veränderung der Kinder durch das Kursprogramm festhalten soll. Die notwendigen Testprotokolle wie auch die Tabellen zur Testauswertung sind im Anhang des Manuals zu finden.

Teil IV beschreibt die Medien, die im Verlauf des Kurses einzusetzen sind und gibt Hinweise zur Mediennutzung für den Kursleiter sowie die teilnehmenden Kinder. Zu welchem Zeitpunkt die entsprechenden Medien einzusetzen sind, finden Sie auch in der tabellarischen Übersicht der jeweiligen Kursstunde. Die teilnehmenden Kinder erhalten ihre Unterlagen in Form von Arbeitsblättern, die sie in ihren »MOVES-Ordner« einheften sollen. Wichtig ist, dass Sie die Kinder darauf hinweisen, die Arbeitsblätter und Hausaufgaben im Ordner einzuheften, zu bearbeiten und zu jeder Stunde mitzubringen. Der vierte Teil schließt dann mit den Elterninformationen ab, die ihnen am Elterninformationsabend ausgehändigt bzw. erklärt werden (in »Stunde 0«). Neben Hinweisen zur Organisation werden auch die Ziele und Themen des Kursprogramms näher beschrieben. Dabei soll den

Eltern u. a. deutlich gemacht werden, wie wichtig ihre Unterstützung hinsichtlich der gemeinsamen Durchführung der Hausaufgaben sowie der Motivation der Kinder zur regelmäßigen Teilnahme ist. Teil V erläutert die Perspektiven für eine Qualitätssicherung des Programms. Dabei werden Hinweise über die Qualifikation der Kursleiter gegeben, die eine entsprechende Ausbildung durchlaufen und vorweisen müssen, bevor sie mit Kindern arbeiten und das Programm »PowerMOVES für fitte Kids« durchführen dürfen. Zudem wird auf eine geplante Evaluation des Programms verwiesen. Der sechste Teil gibt einige praktische Hinweise zur Nachhaltigkeit und Bewerbung des Kurses. Hierzu werden Tipps zu sinnvollen Kooperationen und Bewerbungsmaßnahmen gegeben. Gleichzeitig finden Sie Alternativen, die den Teilnehmern aufgezeigt werden können, um ihren »neu erlernten«, aufrechten und starken Lebensstil auszubauen und langfristig fortzuführen.

1.2 Zielgruppe und Kontext des Kursprogramms

Das intervenierende und präventive Kursprogramm »PowerMOVES für fitte Kids. Aufrecht und stark durch den Alltag« ist für Kinder im Alter von 8–12 Jahren konzipiert. Es hat in erster Linie zum Ziel, durch koordinative und sensomotorische Spiel- und Übungsformen die motorischen Fähigkeiten (besonders die Koordination), eine aufrechte und stabile Haltung (besonders Kraft und Gleichgewicht) sowie die Körperwahrnehmung zu verbessern. Sekundär soll auch dem kindlichen Bewegungsmangel, defizitärem Sozialverhalten, muskulären Dysbalancen und psychischen Auffälligkeiten entgegengewirkt werden. Die spielerischen Inhalte des Programms werden dabei durch Informationssequenzen, Verhaltensregeln, Reflexion am Stundenende (Selbst- und Fremdwahrnehmung, Eindrücke, Probleme) und Einbeziehung der Eltern (Hausaufgaben, Motoriktest, Spielfest) ergänzt. Besonders durch diesen Punkt strebt das Bewegungsprogramm an, dass die gesamte Familie eine langfristige Veränderung des Lebensstils erreicht.

Die Zielgruppe des Programms sind Kinder und Jugendliche mit fehlenden Wahrnehmungs- und Bewegungserfahrungen, Haltungsschwächen und motorischen Auffälligkeiten sowie mit Schwierigkeiten im Lern- und Verhaltensbereich (trotz guter Intelligenz), denen ursächlich keine sensorischen, neurologischen oder kognitiven Erkrankungen zugrunde liegen. Als Kursprogramm, das neben der Prävention auch die generelle Gesundheitsförderung von Kindern und Jugendlichen verfolgt, können aber auch Kinder ohne klare Defizite und Auffälligkeiten an dem Programm teilnehmen. Generell sollten alle teilnehmenden Kinder und Jugendlichen eine normale Schulfähigkeit, angemessene Gruppenfähigkeit und ein grundsätzliches Interesse an dem Bewegungsprogramm aufweisen. Kinder mit behandlungsbedürftigen Verhaltensauffälligkeiten (psychische Krankheitsverläufe) oder akuten, schwerwiegenden Beeinträchtigungen des Haltungs- und Bewegungsapparats sind von dem Programm auszuschließen.

Der Kursleiter ist für die entsprechende Aufnahme und Betreuung der Kinder anhand der oben aufgelisteten Ziele und Kriterien verantwortlich.

Anzumerken sei noch, dass es aufgrund der motorischen Entwicklung empfehlenswert ist, den Kurs, wenn möglich, entweder mit Kindern von 8–10 Jahren oder 10–12 Jahren durchzuführen.

Das Kursprogramm findet üblicherweise in einer gewöhnlichen Sporthalle statt, die von Schulen und Vereinen genutzt werden kann. Die Produkte bzw. Materialien, die für das Kursprogramm vorgesehen sind (Gymnastikbänder, Gymnastikbälle, Gewichtsbälle und Stabilitätstrainer), können, falls nicht ausreichend vorhanden, durch andere Sportgeräte ersetzt oder ergänzt werden, die ähnliche Charakteristiken aufweisen (Seile, Gummitwist, Handbälle, Medizinbälle, Weichbodenmatten, Yogamatten, Zeitungen, Luftballons etc.).

Wichtig für den Erfolg des Programms ist eine bestmögliche Einbindung der Eltern. Bevor die erste offizielle Kursstunde der Kinder beginnt, werden daher in der Kursstunde »0« die Eltern hinsichtlich des Programms geschult bzw. informiert. Im Anschluss durchlaufen sie mit ihren Kindern den Dordel-Koch-Test (DKT), um den IST-Zustand der motorischen Fähigkeiten der Kinder festzustellen. Zum Abschluss des Programms, in Stunde 11, durchlaufen die Kinder noch einmal mit Unterstützung ihrer Eltern, wie in »Stunde 0«, den DKT. Ziel ist es nun, intraindividuelle Veränderungen und Verbesserungen in einzelnen Teilbereichen herauszustellen und diese auf einer Urkunde als Motivation für weiteres Üben festzuhalten. Abschließend folgt dieser Stunde ein Familienfest, an dem die Kinder gemeinsam mit den Eltern teilnehmen und den Spaß an Bewegung erleben.

1.3 Begrifflichkeiten

Unsere Haltung ist zum einen von passiven Strukturen unseres Haltungs- und Bewegungssystems, wie Knochen, Sehnen, Bänder und Kapseln, zum anderen von einem aktiven und gut abgestimmten Zusammenspiel unseres Nervensystems mit der Muskulatur abhängig. Dies wird durch eine gut geschulte Sensomotorik und unter Berücksichtigung von Kraft- und Beweglichkeitsübungen erreicht.

1.3.1 Sensorik

Sensorik ist die taktile, visuelle, auditive, olfaktorische, gustatorische und kinästhetische Aufnahme von Informationen und deren Weiterleitung im Sinne von *Bottom-up-Prozessen* an das zentrale Nervensystem (ZNS – Gehirn – Rückenmark). Geschieht die Aufnahme von Informationen nicht über die großen Rezeptoren, wie Auge, Ohr oder Gleichgewichtsorgan, sondern über kleine, sensible Rezeptoren (Propriozeptoren), z. B. in der Muskulatur, in den Gelenken oder den Sehnen, spricht man von *Propriozeption (Tiefensensibilität)*. Letztere spielt eine maßgebliche Rolle in der Sensomotorik, denn sie ist für die Eigenwahrnehmung des Halte- und Bewegungsapparats essenziell. Sie gibt Informationen über den Längen- und Spannungszustand unserer Muskeln und Sehnen (Kraftsinn), die Position bzw. Stellung unseres Körpers und der Gliedmaßen (Stellungssinn) und über Bewegungsrichtung und -geschwindigkeit (Bewegungssinn). Erst dadurch kann ein Mensch beispielsweise einordnen, in welcher Position sich seine Körperteile gerade befinden.

1.3.2 Motorik

Motorik dagegen stellt, im Gegenzug zu den *Bottom-up-Prozessen* der Sensorik, die *Top-down-Prozesse* dar, die aus dem ZNS heraus zur Ansteuerung der Muskulatur führen und, daraus folgend, zu sichtbaren Bewegungen werden.

Dabei wird *Bewegung* oft fälschlicherweise synonym mit dem vielschichtigen Begriff der *Motorik* verwendet. Letzteres schließt, im Gegenzug zu äußerlich sichtbaren Bewegungen und Bewegungsfertigkeiten, Prozesse und Funktionen ein, die innerhalb des sich bewegenden Menschen bis hin zur Innervation der Muskeln ablaufen (Willimczik & Singer, 2009). Diese sind sensorische, perzeptive, kognitive und motivationale Steuerungs- und Funktionsprozesse, die untereinander verknüpft sind und nicht isoliert betrachtet werden können und dürfen. Die Prozesse liegen jeglichen (sichtbaren) Bewegungen bzw. Fertigkeiten zugrunde und steuern dabei zwei grundlegende Aufgaben, nämlich die Halte- und die Bewegungsfunktion des menschlichen Körpers.

Man unterscheidet in der Motorik fünf motorische Grundfähigkeiten:

- Ausdauer,
- Kraft,
- Schnelligkeit,
- Koordination und
- Beweglichkeit.

Diese einzelnen Fähigkeiten sind nach einem Ansatz von Bös (1987, S. 94) in *energetische*, also hauptsächlich muskulärabhängige, und *informationsorientierte*, also hauptsächlich neuronal abhängige, Prozesse unterteilbar. Ausdauer, Kraft und teilweise Schnelligkeit werden nach diesem Modell zu den energetisch bestimmten, konditionellen Fähigkeiten der Motorik gezählt, während Koordination und Teile der Schnelligkeit den informationsorientierten, koordinativen Fähigkeiten zugeteilt sind.

1.3.3 Koordination

Da die *Koordination* innerhalb der fünf motorischen Fähigkeiten eine sehr wichtige und grundlegende Rolle im sensomotorischen Training wie auch bei der Körperhaltung eines Menschen spielt, wird sie als *motorische Grundfähigkeit* im Folgenden näher betrachtet:

Geht man von der grundlegenden Definition von Koordination aus, bezeichnet sie einzig und alleine den geordneten Ablauf einer Tätigkeit (lat. »cum ordo« – koordiniert ist, was nach einer Ordnung abläuft).

Im Sport bezeichnet Koordination das Nerv-Muskel-Zusammenspiel eines einzelnen Muskels innerhalb eines gezielten Bewegungsablaufs bzw. das Zusammenwirken mehrerer angesteuerter Muskeln bei einem gezielten Bewegungsablauf. Die Koordination befähigt uns, Bewegungen, die ein schnelles und/oder zielgerichtetes Handeln erfordern, ökonomisch und harmonisch durchzuführen (Bewegungskoordination). Sie wird daher oft auch als qualitative Komponente der Motorik bezeichnet und spielt auch bei Alltagsbewegungen eine wichtige Rolle.

Aus sportmotorischer Sicht umfasst der Begriff Koordination dabei folgende Fähigkeiten (Meinel & Schnabel, 2007, S. 220):

- Differenzierungsfähigkeit,
- Kopplungsfähigkeit,

- Umstellungsfähigkeit,
- Orientierungsfähigkeit,
- Reaktionsfähigkeit,
- Rhythmusfähigkeit und
- Gleichgewichtsfähigkeit.

Diese koordinativen Fähigkeiten spiegeln die inneren Abläufe, die an einer Bewegungsausführung beteiligt sind, wider und lassen sich durch Äußerungen des ZNS (muskuläre Innervation) schließlich anhand von sichtbaren Bewegungsfertigkeiten erfassen und bewerten.

Nach einem Modell von Bös (1987, S. 94 ff.) wird die Koordinationsfähigkeit dadurch als informationsabhängiger Prozess angesehen. Gleichzeitig hängt sie untrennbar mit den anderen, energetisch gesteuerten Fähigkeiten zusammen. Keine Bewegung kann nämlich rein koordinativ ausgeführt werden, denn als informationsgesteuerter Prozess braucht die Koordination ausführende Organe wie Muskeln, Gelenke und Sehnen, die wiederum vornehmlich mit den energetisch determinierten Anteilen der Motorik zusammenhängen. So benötigt ein Mensch für jede (koordinierte) Bewegung auch ein Minimum an Kraft, Schnelligkeit, Beweglichkeit und Ausdauer, um die Bewegung adäquat umzusetzen. Umgekehrt läuft keine Bewegung der Muskeln und Gelenke, keine Kraft-, Ausdauer-, Schnelligkeits- oder Beweglichkeitsübung ohne einen Anteil Koordination ab. Daher beinhaltet jede motorische Fähigkeit und jeder motorische Ablauf auch einen Anteil Koordination.

Zudem sagt uns der Begriff »informationsorientierte Fähigkeit« bereits, dass die Koordination immer auch von der Sensorik, der Reizaufnahme und Verarbeitung abhängig ist und anhand von einem (kybernetischen) Regelkreis die Bewegungen kontinuierlich abgleicht und optimiert.
So spielt die Koordination eine grundlegende, wichtige Rolle in der Körperhaltung eines Menschen (Haltungskoordination), denn ohne eine permanente und reibungslose Feinabstimmung zwischen dem (vegetativen) Nervensystem, der tief liegenden Rückenmuskeln und dem propriozeptischen System kann ein Mensch keine dauerhaft stabile, aufrechte und gesunde Haltung einnehmen. Zudem benötigt man eine gute Körperwahrnehmung bzw. gute Sensomotorik, um eine falsche Haltung wahrzunehmen, ihr entgegenzuwirken und Alltagsaufgaben ökonomisch zu meistern. Konzentration und Aufmerksamkeit, Informationsaufnahme und Informationsverarbeitung stehen ebenfalls, wie die Speicherung von Informationen, in engem Zusammenhang mit Wahrnehmung und Bewegung und somit mit der Koordination. Es ist allgemein bekannt, dass Wahrnehmung und Bewegung in der heutigen technisierten und schnelllebigen Zeit immer weniger Raum und Zeit einnehmen, deshalb ist es umso wichtiger, Kindern entsprechende koordinative Angebote zu machen.

1.3.4 Sensomotorik und sensomotorisches Training

Der Begriff *Sensomotorik* besteht aus den Begriffen *Sensorik* und *Motorik*. Nach Betrachtung dieser Teilaspekte (s. o.) kann geschlussfolgert werden, dass Sensomotorik das Zusammenspiel zwischen Muskeln und Nervensystem meint und dabei sowohl die einzelnen motorischen Fähigkeiten, vor allem jedoch die Koordination, und die einzelnen Sinne, vor allen Dingen aber die Propriozeption, einschließt. Diese enge Verknüpfung von Muskeln und Nervensystem macht deutlich, wie wichtig sensomotorisches Training vor allem für die Haltungsfunktion des Körpers ist. Dabei verfolgt sensomotorisches Training das Ziel, mithilfe von koordinativen Übungen den propriozeptiven Input innerhalb des sensomotorischen Systems zu verbessern. Idealerweise führt sensomotorisches Training dann zu einem verbesserten Nerv-Muskel- und Muskel-Muskel-Zusammenspiel und zwar unter Zuhilfenahme von fortwährenden, propriozeptischen Informationen, was wiederum zur Verbesserung von Körperhaltung und Bewegungsabläufen führt.

Komplexe Koordinationsübungen fordern beispielsweise, dass die kontinuierlichen, propriozeptischen Reize des Körpers als zusätzliche Prozesse im menschlichen Gehirn verarbeitet werden müssen, während die zentral gesteuerte Muskulatur gleichzeitig weiterhin damit beschäftigt ist, ein fortlaufendes, sich veränderndes Haltungs- und Bewegungsprogramm durchzuführen. Als Folge der zusätzlichen Reize müssen dann auch zusätzliche Reaktionen der Muskulatur erfolgen (um beispielsweise das Gleichgewicht zu halten), wodurch ursprüngliche Spannungsmuster der Muskulatur bzw. Haltungs- und Bewegungsmuster immerfort verändert und angepasst werden müssen.

Abhängig von der Reaktionszeit können diese zusätzlichen Reaktionen der Muskulatur »einfache Reflexe« (über das Rückenmark) oder auch »komplexe Reflexbewegungen« (über Kleinhirn/Stammhirn) bzw. »bewusste Bewegungen« (über das Bewegungsareal der Großhirnrinde) sein, die durch ständige innere oder äußere Rückmeldungen optimiert werden. Abgespeichert im Gehirn, können diese wiederum als Bausteine zum Entwurf neuer Bewegungsprogramme genutzt werden, die es ermöglichen, Bewegungen zu ökonomisieren oder in der Lage sind, bisher wenig eingesetzte Muskeln bei bestimmten Bewegungen oder Körperhaltungen zu aktivieren. So kann, z. B. beim Gehen auf der Stelle oder beim Stehen auf den Fußballen, durch zusätzliche Reize, wie eine Bewegungsaufgabe (Ball hochwerfen und fangen), eine instabile Unterlage (weiche Matte) oder einen Impuls von außen (Stoß), eine andere bzw. zusätzliche Muskelanspannung ausgelöst werden. Solche sensomotorischen Übungen werden sowohl in verschiedenen Sportarten als auch im Bereich des Gesundheitstrainings genutzt, um positive Effekte in der Haltungs- und Bewegungsfunktion (Stabilität von Gelenken, Haltung, Gleichgewicht und Bewegungsmustern) des Körpers zu erhalten.

Somit ist Sensomotorik nicht von der Koordination zu trennen und umgekehrt, da beide Begrifflichkeiten globale Aspekte von Haltung und Bewegung einschließen und auf diese Funktionen einwirken.

1.4 Begründung des Kursprogramms

Um die Gesundheit von Kindern ganzheitlich, aber besonders hinsichtlich einer aufrechten Haltung und ökonomischer Bewegungsabläufe zu stärken, bedarf es, wie oben beschrieben, einerseits eines informationsorientierten, also neuronalen und kognitiven Trainings, wie auch energetisch determinierter, muskelspezifischer Übungen, die an die Kernziele des Gesundheitssports (Kap. 1.5) geknüpft sind. Nur so kann einem ganzheitlichen und gesundheitssportlichen Ansatz Rechnung getragen werden.

Aus diesem Grund hat sich das vorliegende Bewegungsprogramm, welches in einem Zeitraum von 10–12 Wochen durchgeführt werden kann, zum Ziel gesetzt, durch ein sich steigerndes, koordinativ-sensomotorisches Training möglichst viele motorische Fähigkeiten intensiv zu bedienen. Zudem versucht es, die psychosozialen Kompetenzen der Kinder zu fördern, indem es weitestgehend spielerisch-kooperative Inhalte hat.

Die einzelnen motorischen Fähigkeiten können in den Spiel- und Übungsformen nicht scharf voneinander getrennt, jedoch durch Schwerpunktlegung innerhalb eines Spiels, hervorgehoben werden. Zudem wird in dem Kursprogramm der klassische Weg eines Trainings berücksichtigt, indem es von den simpleren, einfacheren zu den komplexeren, schwereren Fähigkeiten und Anforderungen fortschreitet, die zunehmend untereinander verknüpft werden und dadurch koordinativ und sensomotorisch anspruchsvoller werden.

Der Block »0« befasst sich mit der Elternschulung und dem gegenseitigen Kennenlernen der Teilnehmer durch kooperative Spielformen. So werden erste psychosoziale Kompetenzen gefördert und eine motivierende Atmosphäre bzw. Vertrauensbasis für die nächsten Wochen geschaffen.

Anschließend befasst sich Block I gezielt, jedoch nicht ausschließlich, mit den motorischen Grundfähigkeiten und den physischen Ressourcen der Kinder. Es werden durch Schwerpunktlegung in den Übungen und Spielen gezielt die einzelnen Fähigkeiten hervorgehoben und den Kindern verständlich gemacht. Diese Aufteilung ermöglicht es dem Kursleiter zudem, intensiv auf Defizite oder Auffälligkeiten einzugehen.

Da ein gutes Körper- und Haltungsgefühl Voraussetzung für eine gesunde Haltung ist, umfasst jede Stunde des ersten Blocks eine sensomotorische Übungseinheit vor der Erwärmungssequenz, die die Gleichgewichts-, Koordinationsfähigkeit und das Körpergefühl der Kinder verbessern soll. So stärkt der erste Block gezielt die psychophysischen Ressourcen der Kinder, die wichtig sind, um eine nachhaltige, positive Veränderung ihres Lebensstils und Bewegungsverhaltens zu erreichen.

Im zweiten Block wird die Koordination als motorische Grundfähigkeit intensiv behandelt. Zudem spielen in diesen Stunden Gleichgewicht und Sensorik eine wichtige Rolle, da sie einen starken Einfluss auf die motorische und geistige Entwicklung von Kindern haben. Jede Kursstunde des zweiten Blocks wird zudem mit je einer kurzen Krafteinheit begonnen, die hauptsächlich den Core-Bereich der Kinder kräftigt, um die Halte- und Stützmuskulatur des Körpers zu stärken und dadurch eine stabile Haltung zu fördern. Zudem umfasst der Stundenausklang eine gezielte Dehnung und Mobilisierung der Halte- und Stützmuskulatur, um so Verkürzungen, Dysbalancen und Haltungsschäden vorzubeugen.

Die in Kap. 1.3.3 genannten koordinativen Teilfähigkeiten sind in den komplexen Spiel- und Übungsformen der Kursstunden nicht klar voneinander zu trennen, denn es sind stets mehrere – oder gar alle – Fähigkeiten zu unterschiedlichen Zeitpunkten in den Übungen und Spielen aufzufinden. Dies macht die Komplexität der koordinativen Fähigkeit deutlich. Daher umfasst die Koordination mehrere Kursstunden, um die verschiedenen Teilaspekte ausreichend zu bedienen und einem nachhaltigen Trainingseffekt gerecht zu werden.

Um das Programm abzurunden, schließt sich im letzten, dritten Block eine reine Haltungsstunde an. Durch spielerische Übungsformen sollen die Kinder dabei ihre Wahrnehmung und ihr Bewusstsein für eine gute und aufrechte Haltung verbessern bzw. üben. Durch alltagspraktische Hinweise und die Informationssequenz sollen die Kinder so lernen, eine gesunde (Körper-)Haltung in ihrem Alltagsleben einzunehmen.

Abschließend werden noch einmal die motorischen Fähigkeiten der Kinder mit dem DKT überprüft, um (positive) Veränderungen herauszuarbeiten. Im anschließenden Spielfest mit den Eltern werden dann gemeinsam mit den Kindern ausgewählte Spiele aus dem Kurs nachgespielt und Urkunden verteilt. Eine abschließende Aufforderung zum nachhaltigen Spottreiben sollte hier nicht ausbleiben.

Während des kompletten Programms sind wöchentliche Hausaufgaben zu erledigen, die entweder mit den Eltern erledigt und/oder von ihnen unterzeichnet werden müssen. Diese Einbindung der Eltern führt zu einer stärkeren Bewusstmachung und Verknüpfung der Programminhalte mit dem Alltag der Kinder und der gesamten Familie, was besonders für die Nachhaltigkeit des Erlernten von großer Bedeutung ist. Denn ohne kontinuierliche Unterstützung der Eltern, auch über das Bewegungsprogramm hinaus, wird es schwierig für die Kinder, aus dem Teufelskreis von Bewegungsmangel, psychophysischen Auffälligkeiten und sozialer Isolation zu entkommen. Gesundheit ist mehr als nur körperlich fit und unversehrt zu sein, es ist ein ganzheitlicher »Zustand des vollständigen physischen, geistigen und sozialen Wohlbefindens, der sich nicht nur durch die Abwesenheit von Krankheit oder Behinderung auszeichnet« (definiert von der WHO, 2006, S. 1).

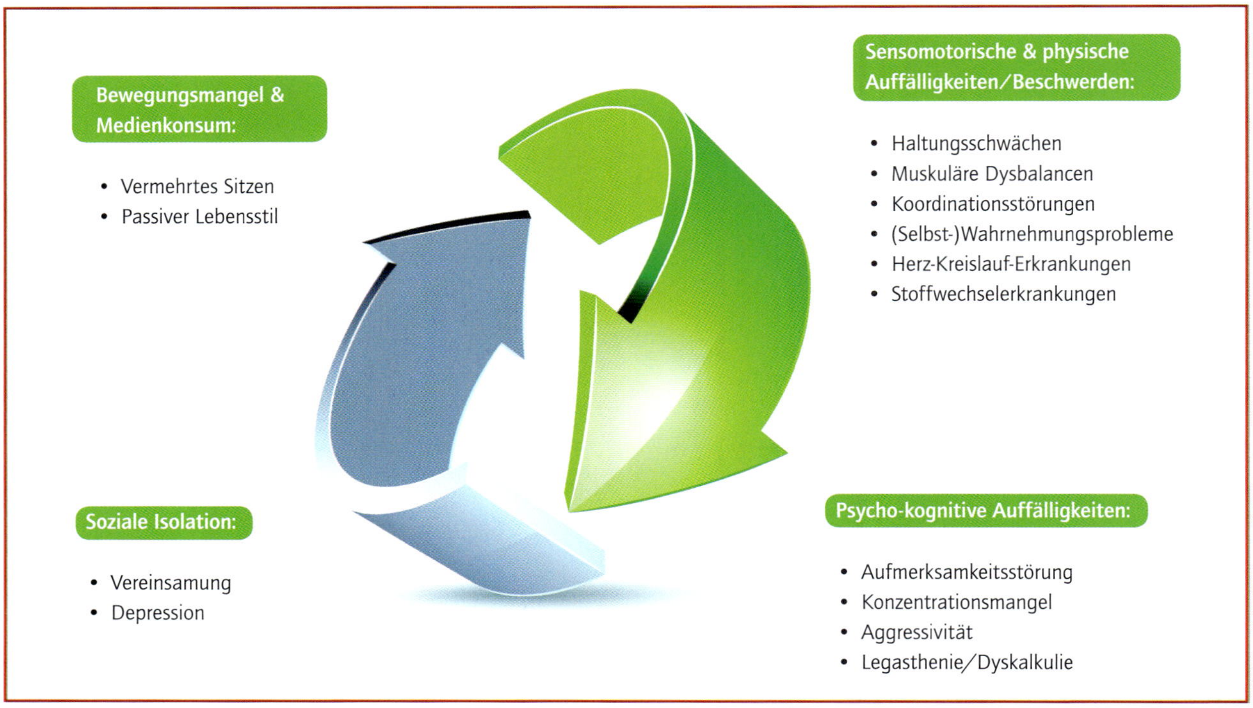

Abb. 1: Teufelskreis von Bewegungsmangel, psychophysischen Auffälligkeiten und sozialer Isolation

1.5 Die sechs Kernziele des Gesundheitssports im Bewegungsprogramm

Das übergreifende Ziel von *Gesundheitssport* ist die »Stabilisierung des allgemeinen gesundheitlichen Wohlbefindens«, wie es in »Pluspunkt Gesundheit. DTB« (Rühl et al., 2008, S. 13) beschrieben wird. Dieses Ziel wird durch die Berücksichtigung der sechs Kernziele des Gesundheitssports (Stärkung von physischen Gesundheitsressourcen, Verminderung von Risikofaktoren, Bewältigung von Beschwerden und Missbefinden, Stärkung von psychosozialen Gesundheitsressourcen, Bindung an gesundheitssportliche

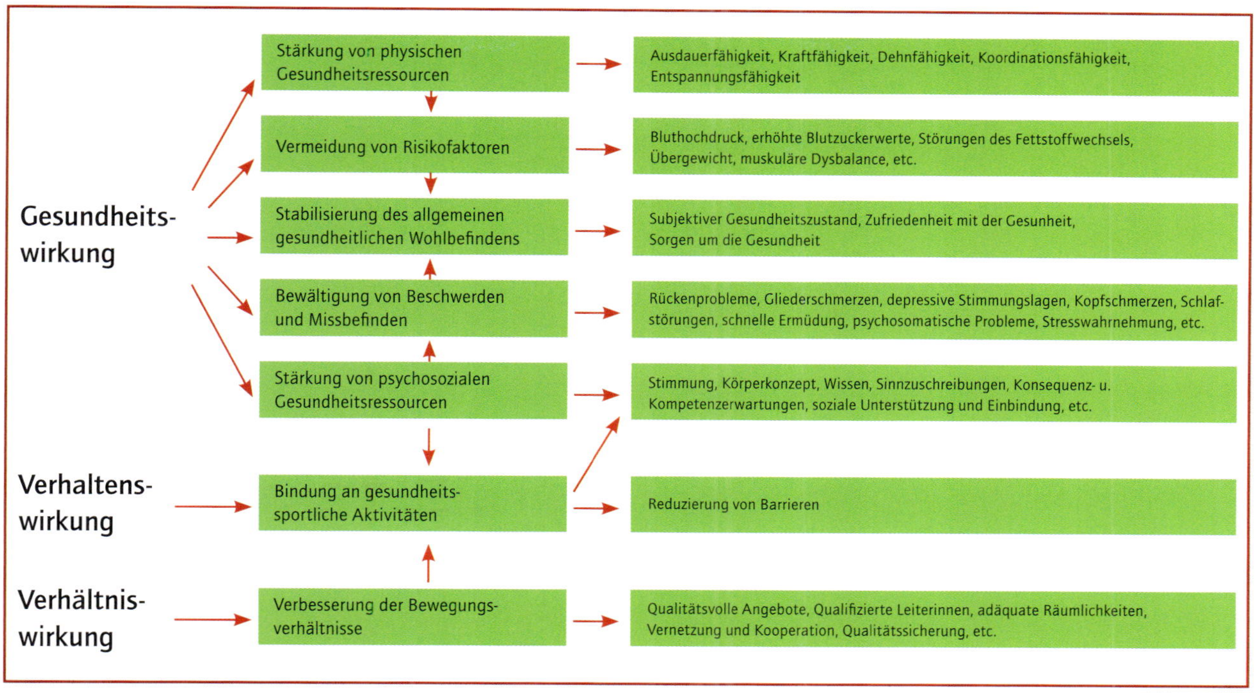

Abb. 2: Modell der Qualitäten von Gesundheitssport (nach Brehm et al., 2002, S. 34)

Aktivität sowie Verbesserung der Bewegungsverhältnisse) erreicht. Dabei sind Gesundheitssportprogramme, wie das vorliegende, speziell auf Zielgruppen ausgerichtet, die spezifische Risiken und/oder gesundheitliche Probleme aufweisen. Sofern es die jeweilige Zielgruppe ermöglicht, werden alle sechs gesundheitsrelevanten Kernziele durch ein Gesundheitsprogramm angesteuert. Gesundheitssportliche Angebote sollten zudem evidenzbasiert und zielgruppengerecht sein. Das vorliegende Programm »PowerMOVES für fitte Kids« versteht sich explizit als Gesundheitssportprogramm und ist spezifisch auf Kinder im Alter zwischen acht und 12 Jahren ausgerichtet, mit den in Kap. 1.2 beschriebenen sensomotorischen Auffälligkeiten.

Bei dem Bewegungsprogramm geht es dabei, neben der sportlich-körperlichen Aktivierung der Teilnehmer, auch um eine gezielte Wissensvermittlung gesundheitsrelevanter Inhalte. Diese werden in den einzelnen Stunden während der Informationssequenz erläutert, um so den Kindern Handlungswissen und damit alternative Handlungsmöglichkeiten für einen aktiveren, gesünderen Lebensstil mit Freude an der Bewegung an die Hand zu geben. Der folgende »Durchgang« durch die Kernziele zeigt u. a., wie »PowerMOVES für fitte Kids« das allgemeine gesundheitliche Wohlbefinden der Kinder spezifisch fördert und helfen kann, die Kinder an einen gesunden, sportlich-aktiven Lebensstil zu binden.

1.5.1 Kernziel 1 – Stärkung von physischen Gesundheitsressourcen

Die Stärkung physischer Ressourcen steht im Vordergrund der meisten Gesundheitssportprogramme, so auch in »PowerMOVES für fitte Kids«. Eine systematische Aktivierung des Bewegungsapparats, des Muskelsystems und des Herz-Kreislauf-Systems löst komplexe Anpassungsprozesse im gesamten (kindlichen) Organismus aus und trägt so dazu bei, diesen widerstandsfähig zu machen, gesund zu halten und die gesamte körperliche Leistungsfähigkeit zu verbessern. Dies gilt für das Halte- und Bewegungssystem ebenso wie für das Herz-Kreislauf-System und andere physische Funktionsbereiche. Dabei sollte eine grundlegende muskuläre Aktivierung auf folgende fünf Bereiche abzielen:

- Ausdauerfähigkeit,
- Kraftfähigkeit,
- Dehnfähigkeit bzw. Beweglichkeit,
- Koordinationsfähigkeit,
- Entspannungsfähigkeit.

Zur Förderung nachhaltiger Wirkungen sollten wechselseitige Ergänzungen und verstärkende Effekte zwischen diesen Fähigkeiten genutzt werden.

Mit Hinblick auf die Intensität des Trainings wird im Erwachsenenbereich ein sanftes Training empfohlen, um die Fähigkeitsbereiche bei einer subjektiv »mittleren« Anstrengung effektiv entwickeln zu können. Kinder sind jedoch keine kleinen Erwachsenen. Die Kindheit ist geprägt durch kontinuierliches Wachstum und vielfältige physische, psychische und soziale Veränderungsprozesse. Bewegung und Spiel sind hier besonders wichtig und werden durch den natürlichen Bewegungsdrang der Kinder automatisch angestrebt. Das heißt, wir werden Kinder meist nicht – wie Erwachsene – aus gesundheitlichen Gründen zum Sporttreiben anregen, sondern durch Spaß und Freude an der Bewegung. So können wir sie zudem nachhaltig an sportliche Aktivitäten binden und, ganz nebenbei, an einen gesünderen Lebensstil heranführen. Kursangebote für Kinder sollten daher möglichst vielseitig, motivierend und abwechslungsreich gestaltet sein und dabei die natürliche, kindliche Freude an Bewegung in den Vordergrund stellen.

Aus diesen Gründen ist »PowerMOVES für fitte Kids« ein Programm mit fast ausschließlich spielerischem Charakter, das versucht, durch abwechslungsreiche Bewegungen und vielseitige Belastungsformen, die Kinder, bewusst, aber auch unbewusst, in ihren physischen Ressourcen zu stärken und Defizite abzubauen. Primär will das Gesundheitsprogramm dabei die Haltung verbessern, wobei Kraft, Beweglichkeit und Gleichgewicht in den Mittelpunkt gestellt werden. Doch auch Ausdauer und komplexe Koordination sowie Entspannungsfähigkeit werden spielerisch trainiert. Vielfältige Spielformen und die farbenfrohen Materialien schaffen zudem optimale Voraussetzungen (Spaß und Motivation), um die physischen Gesundheitsressourcen von Kindern zu stärken.

Die natürliche Belastungsintensität von Kindern kann mit einer Art Intervalltraining verglichen werden, in dem sich aktive Spielphasen mit ruhigeren Bewegungsphasen abwechseln. Bezogen auf den Sport, sollten Kinder daher möglichst vielseitig und abwechslungsreich gefordert, aber nicht überfordert werden. So wechseln sich in den Kursstunden von »PowerMOVES für fitte Kids« aktive Spielformen, bei denen die Kinder außer Puste geraten, mit ruhigeren Belastungseinheiten (Kraft, Sensomotorik, Informationssequenz) ab. Zudem fordern komplexe Bewegungsaufgaben Kopf und Körper und erweitern das Bewegungskönnen und die Bewegungssicherheit der Kinder. Entspannungselemente, wie in der Ausklangsequenz, geben den Kindern außerdem die Möglichkeit, den Unterschied zwischen An- und Entspannung zu erfahren und vorhandene Spannungen abzubauen. Der systematische Aufbau des Kursprogramms von den »einfachen« Grundfähigkeiten hin zu komplexen, koordinativen Fähigkeiten und Fertigkeiten schafft zudem eine Grundlage zur Verbesserung der körperlichen Leistungsfähigkeit der Kinder, unabhängig von deren Ausgangsniveau. So können sich aktivere Kinder, aber auch Kinder mit Bewegungsmangel, gut in das Programm einfinden und haben die Möglichkeit, ihre individuellen, physischen Ressourcen spielerisch und »nebenbei« zu verbessern.

1.5.2 Kernziel 2 – Verminderung von Risikofaktoren

Der Verminderung von Risikofaktoren liegt die wissenschaftliche Erkenntnis zugrunde, dass bei einem Mangel an Anforderung an die physischen Gesundheitsressourcen *Kraft-*, *Ausdauer-*, *Koordinations-*, *Dehn-* und *Entspannungsfähigkeit* recht schnell Prozesse einer Negativanpassung durch diese Unterforderung einsetzen. Daraus folgend, können schon bei Kindern nicht nur die Muskeln degenerieren, sondern auch die Körperorgansysteme, was im Erwachsenenalter zu chronischen Erkrankungen führen kann. Zudem können die fehlenden Bewegungserfahrungen im Kindesalter zu Bewegungsunsicherheit und einer »Unreife« in der sensomotorischen Entwicklung führen. Bewegungsmangel wird somit schnell zu einem Risikofaktor für die Gesundheit, welcher weitere Risikofaktoren im späteren Jugend- und Erwachsenenalter nach sich zieht: einerseits solche im kardiologischen und metabolischen Bereich (wie Bluthochdruck, Diabetes oder Störungen des Fettstoffwechsels), andererseits im muskulösen Bereich (beispielsweise muskuläre Abschwächung oder Dysbalancen). Umgekehrt kann davon ausgegangen werden, dass eine spezifische Stärkung und Förderung der physischen Ressourcen zu einer Verminderung von Risikofaktoren beiträgt. Die Betrachtung von Risikofaktoren spielt bei der Zielgruppe Kinder und Jugendliche eine deutliche geringere Rolle als bei Erwachsenen. Kinder bewegen sich generell viel und gerne. Erst im Jugendalter von 11–17 Jahren nimmt die Aktivität ab. Vor allem Mädchen weisen dann deutliche Aktivitätsdefizite auf (Lampert et al., 2007). Ein Augenmerk sollte daher auf den Risikofaktor des Bewegungsmangels gerichtet werden.

Durch eine Aktivierung der Kinder innerhalb der Kursstunden von »PowerMOVES für fitte Kids« und durch die zusätzlichen Bewegungshausaufgaben ergibt sich eine Verminderung des Risikofaktors Bewegungsmangel zumindest für den Verlauf des Kurses. Das Erlernen komplexer Spielformen und die bessere Körperwahrnehmung durch sensomotorische Übungen bilden jedoch auch langfristig eine gute Grundlage für das Erlernen neuer und schwierigerer Bewegungsformen und den sicheren Umgang mit dem eigenen Körper in Sport und Alltag. Die Einbindung der Eltern, die spielerisch-motivierende Heranführung und das Einüben ökonomischer Bewegungsabläufe sollen darüber hinaus nachhaltig zu lebenslanger körperlicher Aktivität führen, sodass eine dauerhafte Reduktion des Risikofaktors erfolgt. Die Vermittlung von Effektwissen und vielfältiger Handlungskompetenzen in kindgerechter Form sowie die Möglichkeit der Einbindung der Bewegungselemente und Spielformen in weiterführende, dauerhafte Sportprogramme sind zudem wichtig, um Risikofaktoren abzuschwächen oder gar nicht erst entstehen zu lassen.

1.5.3 Kernziel 3 – Stärkung psychosozialer Gesundheitsressourcen

Psychosoziale Gesundheitsressourcen umfassen solche kognitiven, emotionalen und sozialen Potenziale, die einerseits zur Verbesserung der Lebensqualität beitragen (z. B. Wohlbefinden, Körper-, eventuell auch Lebenszufriedenheit) und die andererseits günstige Voraussetzungen zur Bewältigung von gesundheitlichen Belastungen (Beschwerden, Missbefinden, Alltagsbelastungen, soziale Konflikte) darstellen. Wie bei den physischen Ressourcen gilt auch bei den psychosozialen, dass ein Ungleichgewicht zwischen Gesundheitsressourcen und Anforderungen, im Sinne von wenigen Ressourcen bei hohen Anforderungen, zu Beschwerden und Krankheiten führen kann. Beispielsweise führt monotones, dauerhaftes Sitzen der Kinder in der Schule und zu Hause mit größerer Wahrscheinlichkeit zu Rückenproblemen und Haltungsschwächen, wenn gleichzeitig Wissen und Handlungskompetenzen über »richtiges Sitzen« und »bewegtes Pausenverhalten« gering sind. Als förderlich hat sich die systematische Stärkung verschiedener psychosozialer Gesundheitsressourcen erwiesen:

- Verbesserung der Fähigkeiten zum Stimmungsmanagement, um so gezielt das Wohlbefinden beeinflussen zu können;
- Vermittlung von Handlungs- und Effektwissen zu einer aktiveren Alltagsgestaltung der Kinder;
- Stärkung von Kompetenzerwartungen (Selbstwirksamkeit) zum selbstsicheren Umgang mit Barrieren, die im Alltag einer regelmäßigen Aktivität gegenüberstehen (z. B. das Gefühl, einer körperlichen Anforderung nicht gewachsen zu sein);
- Entwicklung eines positiven Selbst- und Körperkonzepts, um mit sich selbst besser klarzukommen und eine positive emotionale Beziehung zum eigenen Körper aufzubauen;
- Förderung und Erfahrung von sozialen Ressourcen, um sich in der Gruppe wohlzufühlen, aber auch, um mehr Sicherheiten im Umgang mit anderen zu bekommen.

Bei der Verbesserung der Stimmung hat sich gezeigt, dass gerade die Art der Bewegungsform eine entscheidende Bedeutung haben kann. Gerade spielerisches Training zu zweit oder in der Gruppe beeinflusst die Stimmung und das Wohlbefinden der Kinder sehr positiv und stärkt ihre sozialen und motivationalen Ressourcen. So spielt neben der motivierenden und verstärkenden Funktion des Übungsleiters auch die Tatsache, dass das Training in der Gruppe und mit spielerischen Elementen (Faktor Spaß) sowie farbenfrohen Kleingeräten, die zur eigenen Mitgestaltung motivieren, absolviert wird, eine wichtige Rolle in der psychischen Stärkung der Kinder. Dadurch lassen sich einerseits die Zugangsbarrieren zu Sport und Bewegung leichter überwinden, andererseits erhöhen die farbenfrohen Materialien und kooperativen Spiele die Gruppendynamik und das damit verbundene »Wir-Gefühl«.

Neben der Stimmungsverbesserung haben Bewegungsspiele weitere positive Effekte. In Bewegungsspielen treffen Kinder auf unterschiedlichste Situationen, in denen sie wichtige psychosoziale Erfahrungen sammeln können. Sie lernen, sich durchzusetzen oder nachzugeben, sich gegenseitig zu helfen, Konflikte zu lösen und Rollen zu übernehmen. Über diese vielfältigen Erfahrungen lernt das Kind nicht nur seine Stärken und Schwächen kennen, es entwickelt auch ein gutes Körperbewusstsein für die eigenen Fähigkeiten und kann das Verhalten anderer besser einschätzen. So tragen gerade positive, kooperative Bewegungserfahrungen dazu bei, ein realistisches, klares Selbstbild aufzubauen und – unabhängig vom objektiven Leistungsniveau – das Selbstvertrauen sowie das Selbstbewusstsein zu steigern, was wiederum die psychosozialen Ressourcen stärkt. Im Umkehrschluss ermöglichen die Spielformen dem Übungsleiter, beginnende psychosoziale Probleme von Kindern zu erkennen und frühzeitig intervenierende und präventive Maßnahmen zu ergreifen.

Auch die sensomotorischen Übungen in den Stunden zwei bis fünf helfen den Kindern, ihren Körper besser kennenzulernen und Signale des eigenen Körpers besser zu deuten. So können hochgezogene Schultern, angespannte Hände oder auch Magenschmerzen oder Denkblockaden durch Angst vor einem Test herrühren. Durch eine bewusste Wahrnehmung der Körpersignale können Kinder psychische Spannungszustände besser einordnen und ihnen im Idealfall durch kurze Bewegungs-, Entspannungs- oder Atemübungen entgegenwirken. Um auch hier ein entsprechendes Effektwissen und Handlungsrepertoire aufzubauen, erhalten die Kinder während der Kursstunden Informationen bezüglich der positiven Einflüsse von sportlicher Aktivität und alltäglicher Bewegung. Das aktive Erleben dieser Einflüsse innerhalb der Stunden und Hausaufgaben sowie die Hausaufgabenbesprechung verstärken die langfristige Wissensvermittlung nachhaltig. Mit diesem Hintergrundwissen werden die Kinder auch in ihrem Alltag in die Lage versetzt und motiviert, selbstständig und individuell zu trainieren und aktiv zu sein. Solch eine Alltagsintegration wird vor allem dann leicht, wenn die Kinder im Kurs durch das langsame Heranführen an die Bewegung feststellen konnten, dass sie körperlich in der Lage sind, ein aktives und regelmäßiges Training durchzuführen.

1.5.4 Kernziel 4 – Bewältigung von Beschwerden und Missbefinden

Die Zielgruppe des vorliegenden Kursprogramms weist zwar nicht zwingend physische Beschwerden und Missbefinden auf, was an der kindlichen Wahrnehmung und Verarbeitung von Missbefinden liegen kann, jedoch heben Veröffentlichungen hervor, dass ein Anstieg von Kopf- und Rückenschmerzen sowie psychischen Angst- und Verspannungszuständen auch bei Kindern und Jugendlichen festzustellen ist (Ellert et al., 2007; Bös et al., 2002). Dabei war ein Zusammenhang der (ansteigenden) Schmerzprävalenz mit zunehmendem Alter der Kinder erkennbar.

Eine schlechte Haltung durch eine zu schwache oder müde Rumpfmuskulatur, unökonomische sensomotorische Steuerungsprozesse sowie eine eingeschränkte Beweglichkeit können sich daher auch schon in dieser Zielgruppe bemerkbar machen, selbst wenn sie nicht explizit von den Kindern als Beschwerden benannt werden. Frühzeitige Maßnahmen, Schmerzen und Missbefinden bzw. Unwohlsein entgegenzuwirken, erscheinen daher sinnvoll. Bewegungsprogramme wie »PowerMOVES für fitte Kids« können hierzu einen wichtigen Baustein liefern. Als unterstützend bei der Bewältigung von Beschwerden und Missbefinden werden im Gesundheitssport grundsätzlich zwei sich ergänzende Ansätze angesehen:

1. Die Förderung problembezogener Bewältigungskompetenzen (wie beispielsweise durch praktisches Tun sowie durch die Vermittlung von Handlungs- und Effektwissen in den Informationssequenzen des Programms) zielt auf eine Minderung von physisch verursachten Beschwerden ab. Beispielsweise können sensomotorische Übungen und eine systematische Kräftigung und Mobilisierung der Haltemuskulatur im Bereich des Rumpfs entscheidend zur Reduktion von Haltungsauffälligkeiten und Rückenschmerzen der Kinder beitragen.
2. Bei der Unterstützung und Stärkung emotionsbezogener Bewältigungskompetenzen (wie der Stärkung psychischer Ressourcen durch kooperative Spielformen und sensomotorische Wahrnehmungsübungen) sind Inhalte des Bewegungsprogramms besonders auch auf die Regulation der durch stressige bzw. belastende Situationen ausgelösten Emotionen ausgerichtet. Zwar kann eine Stimmungsverbesserung durch gesundheitssportliche Aktivitäten eine Beschwerde, wie etwa Kopfschmerzen oder Rückenschmerzen, nicht unbedingt lösen, die betroffenen Kinder können sich jedoch nach einer freudigen, sportlichen Betätigung wohler fühlen und ihren Gesundheitszustand deshalb positiver bewerten. Dies wiederum wirkt sich positiv auf das allgemeine gesundheitliche Wohlbefinden der Kinder aus.

1.5.5 Kernziel 5 – (soziale) Bindung an gesundheitssportliche Aktivität

Soziale Bindung, als fünftes Kernziel, bedeutet die regelmäßige Teilnahme an (gesundheits-)sportlichen Aktivitäten sowie das langfristige Dabeibleiben. Gesundheitssportliche Aktivität soll zu einem gesicherten Element eines gesunden Verhaltens bzw. Lebensstils der Kinder werden. Bindung an körperlich-sportliche Aktivitäten ist dabei langfristig eine notwendige Voraussetzung für die Stärkung von physischen Ressourcen (Kernziel 1) und damit auch für eine Prävention von Risikofaktoren (Kernziel 2) und die Bewältigung von Beschwerden und Missbefinden (Kernziel 4). Die bis dato vorliegenden wissenschaftlichen Untersuchungen zu einer längerfristigen Bindung an regelmäßige sportliche Aktivität zeigen, dass unter anderem das Erleben positiver Emotionen, der Aufbau positiver Sinnzuschreibungen des Sports, realistische (Kompetenz-)Erwartungen, eine Konkretisierung von relevantem, kindgerechten Handlungs- und Effektwissen sowie gute soziale Kontakte und Unterstützung durch das eigene Umfeld wichtige Faktoren für das Dabeibleiben sind (siehe Kernziel 3).

Bei Kursgruppen mit recht großer Distanz zu sportlichen Aktivitäten geht es im Zusammenhang mit dem Aufbau von Bindung auch um den Abbau psychosozialer Barrieren durch eine Stärkung der individuellen Kompetenzerwartungen, beispielsweise des Selbstvertrauens (wie etwa: »Ich schaff das!«), oder durch Verminderung von Ängsten, (zum Beispiel: »Ich hab Angst, dass ich der Schlechteste bin!«). Für die Zielgruppe Kinder von 8–12 Jahren spielen für eine langfristige Bindung vor allem der Spaß und die Freude an der Bewegung sowie die Gruppenzugehörigkeit (»Wir-Gefühl«) eine entscheidende Rolle. Diese Faktoren werden in »PowerMOVES für fitte Kids« durch anspruchsvolle, kooperative Spiel- und Übungsformen, die den natürlichen Wettkampfgeist und sportlichen Ehrgeiz der Kinder herausfordern, berücksichtigt. Darüber hinaus wird den Kindern im Kurs geholfen, realistische sportliche Ziele zu setzen und somit Barrieren, die durch zu hohe Erwartungen an die eigene Leistungsfähigkeit entstanden sind, abzubauen. Durch die Tests am Anfang und am Ende des Kurses können die Kinder nicht nur spürbar, sondern auch schwarz auf weiß Verbesserungen erfahren. So erkennen sie, dass durch ein stetes Training Leistungssteigerungen auch tatsächlich erreicht werden können; diese stärken zudem das Vertrauen in die eigenen Fähigkeiten. Dadurch kann sich durch das Gesundheitsprogramm eine hohe Bindung und Motivation zu lebenslangem Sporttreiben aufbauen und Verhaltens- und Lebensstilveränderungen fallen leichter. Abschließend stellen entsprechende Anschlussangebote an das Gesundheitsprogramm einen wichtigen Faktor für eine langfristige, nachhaltige sportliche Aktivität der Kinder dar. Das vorliegende Bewegungsprogramm bereitet die Kinder dabei effektiv auf anschließende gesundheits- oder vereinssportliche Aktivitäten vor. Weitere Informationen hierzu erhalten Sie in Kap. 6.3.

1.5.6 Kernziel 6 – Verbesserung der Bewegungsverhältnisse

Zu guter Letzt ist auch die Qualität der sozial-strukturellen Ressourcen ein notwendiger Faktor für eine langfristige bzw. lebenslange Bindung an gesundheitssportliche Aktivität und wichtig für eine Verbesserung der individuellen Bewegungsverhältnisse. So lassen sich Bewegungsverhältnisse vor allem verbessern durch:

- standardisierte Gesundheitsprogramme mit profilierten Manuals wie dem vorliegenden, qualifizierte Kursleiter (siehe Kap. 5.1),
- adäquate Räumlichkeiten und Geräte/Materialien (siehe Kap. 1.1, 1.2 und 1.6),
- gute Vernetzung der Angebote im Gesundheits- und Vereinssport, wie beispielsweise Turnen in Turnvereinen (siehe Kap. 5.2), wie auch
- kommunale und regionale Vernetzungen und Kooperationen zwischen Sportvereinen und wichtigen Akteuren sowie anderen Institutionen des Gesundheitswesens (Ärzte, Krankenkassen) und kindheitsspezifischen Lebens (Schule, Nachmittagsbetreuung).

»PowerMOVES für fitte Kids« ist ein standardisiertes Kursprogramm, welches durch die Zusammenarbeit des Deutschen Turner-Bundes, der Turn- und Sportvereine sowie der Krankenkassen im Rahmen der Durchführung des Programms gut vernetzt ist. Auch innerhalb der Vereine findet eine enge Vernetzung mit anderen Angeboten statt, da es oberstes Ziel ist, die Teilnehmer des »PowerMOVES für fitte Kids«-Kurses auch langfristig in den Vereinen zu halten. Die Ausbildung der Kursleiter ist ein weiterer Faktor, dem ein wichtiger Stellenwert zukommt. Kursleiter müssen daher eine vorgegebene Ausbildung nachweisen und zudem eine spezielle Schulung durchlaufen. Abgerundet wird das Bewegungsprogramm durch die ansprechenden und kindgerechten Produkte, die neue Bewegungsformen ermöglichen.

Die Beschreibung der Kernziele des »PowerMOVES für fitte Kids«-Gesundheitsprogramms basiert auf Brehm und Mitarbeitern (2002), Breuer und Mitarbeitern (2005), Ellert und Mitarbeitern (2007) sowie Rühl und Mitarbeitern (2008).

1.6 Materialien und Kleingeräte

Bei der Auswahl der Materialien standen vor allem ein hoher Aufforderungscharakter, einfache, aber vielfältige Einsatzmöglichkeiten und die leichte Handhabung im Vordergrund. Zudem sollten die Materialien günstig in der Anschaffung sein, damit trotz des in der Regel geringen Budgets im Bereich Vereinssport und Schule die Durchführung des Programms auch finanziell machbar ist. Dabei ist unsere Wahl, neben einigen klassischen Turngeräten und Alltagsutensilien, auf die vielseitig einsetzbaren Kleingeräte der Firma Ludwig Artzt (www.artzt.eu) gefallen. Hier boten sich insbesondere die Kleingeräte von Thera-Band® an. Positive Erfahrungen mit dem Bewegungsprogramm »Spielerisch Fit« haben zudem gezeigt, dass auch im Bereich Kindergarten und Grundschule, über angegliederte Fördervereine oder Elterninitiativen, die Kosten der Anschaffung problemlos getragen werden können.

Folgende Materialien kommen in den Stundenmodellen zum Einsatz:

Kleingeräte von Thera-Band®

- Elastische Übungsbänder in verschiedenen, ansteigenden Widerständen: gelb, rot, grün, blau
- Große Bälle, Durchmesser: 45 cm (gelb), 55 cm (rot)
- Kleine Gewichtsbälle (Soft Weights): 1,0 kg (gelb), 1,5 kg (rot), 2,0 kg (grün)
- Labile Unterlagen (Stabilitätstrainer) in verschiedenen Härtegraden: grün (hart), blau (weich), schwarz (variierbar, da luftgefüllt)

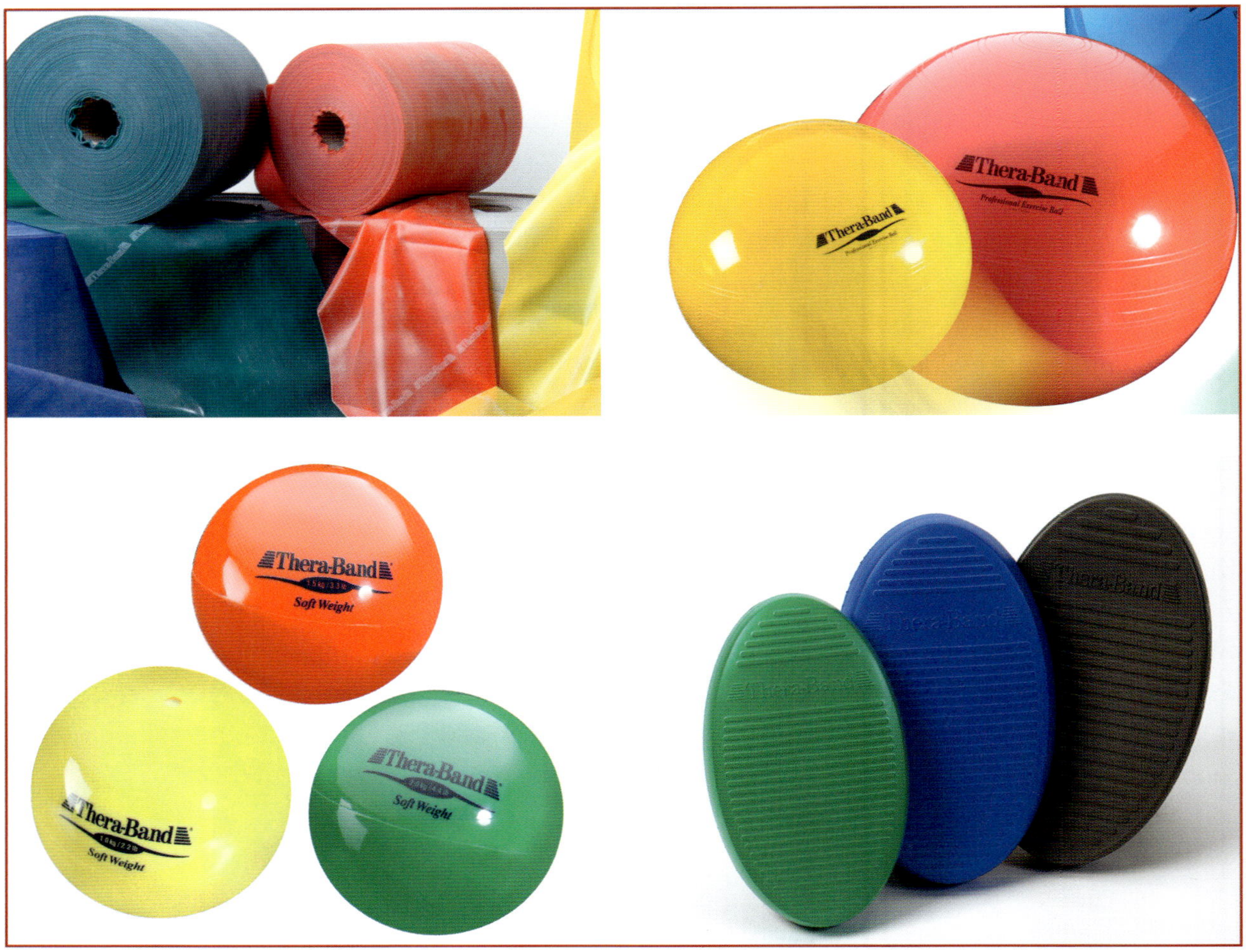

Abb. 3: Kleingeräte von Thera-Band®

Idealerweise sollten bei einer Gruppe von 15 Kindern und einem Kursleiter die folgenden Mengen vorhanden sein:

- 16 gelbe, je 8 rote, grüne und blaue Übungsbänder (Länge 2,0–2,5 m)
- 4 gelbe und 6 rote große Bälle
- 8 gelbe, 4 rote und 2 grüne Gewichtsbälle
- 6 grüne, 8 blaue und 2 schwarze Stabilitätstrainer

Turngeräte (generell in jeder Sporthalle verfügbar)

- Matten
- Bänke
- Kästen
- Sprossenwand

Verschiedenes Zubehör:

- Luftballons
- Servietten
- Zeitungen
- Seile
- Bälle

Hinweis: Das Programm kann weitestgehend, wenn finanziell nicht anders möglich, auch mit klassischen Turngeräten (Seilen, Basket-, Hand-, Medizinbällen sowie Weichboden- und Turnmatten) durchgeführt werden. Allerdings wird an dieser Stelle zu einer Anschaffung der Geräte geraten, da nur dann tatsächlich jede Übung, wie beschrieben, durchgeführt werden kann. Zudem haben die Erfahrungen bei den Fotoaufnahmen und mit dem seit 2008 bestehenden Programm »Spielerisch Fit« gezeigt, dass gerade diese Geräte die Kinder begeistern und zum Dabeibleiben motivieren.

Hier direkt ein Tipp zur Vorstellung der Kleingeräte: Kinder reagieren nach unseren Erfahrungen unterschiedlich auf die Materialien. Einige sind direkt begeistert und testen das neue Gerät, andere halten sich eher zurück und wollen erst einmal beobachten. Daher ist es bei der Einführung der Materialien besonders wichtig, allen Kindern die gleichen Informationen und wichtigen Regeln im Umgang mit den Geräten zu geben. Besonders wichtig ist es aber, dass die Kinder experimentieren können. Dies erleichtert oft den Einstieg in die Stunde. Damit die Thera-Band® Materialien effektiv und sicher eingesetzt werden können, möchten wir Ihnen weitere, wichtige Informationen geben.

1.6.1 Elastische Bänder

Die elastischen Latexbänder* haben ansteigende Widerstände, die farblich gekennzeichnet sind. Je dunkler die Bandfarbe, desto höher ist der Widerstand. Der Widerstand steigt gleichmäßig an, wenn man an dem Band zieht. Die farbcodierten Widerstandsgrößen können der folgenden Tabelle entnommen werden.

Beispiel: Dehnt man ein rotes Band von der Ausgangslänge 30 cm auf 60 cm, d. h. um 100 %, aus, so benötigt man für diese Dehnung eine Kraft von 1,7 kg.

Thera-Band®
Systems of Progressive Exercise

PerformanceHealth

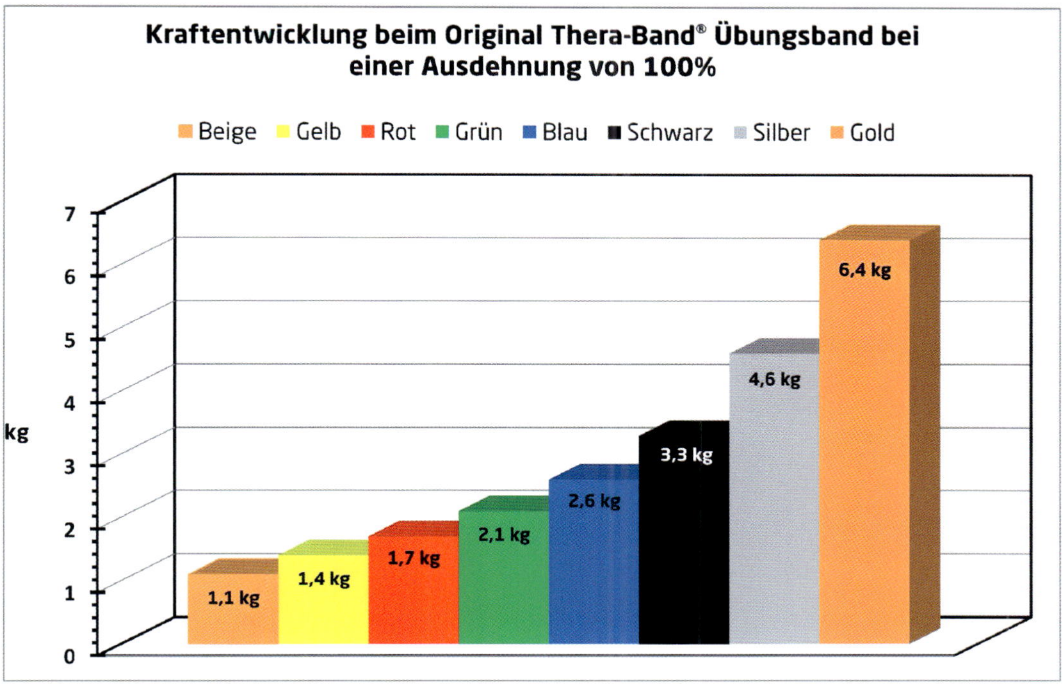

Abb. 4: Kraftentwicklung beim Thera-Band®-Übungsband

* Latex kann allergische Reaktionen hervorrufen!

Nutzungshinweise:
Vermeiden Sie mechanische Einwirkungen (scharfkantige Gegenstände, lange Fingernägel, raue Turnschuhsohlen), da kleine Löcher oder seitliche Risse zum Reißen des Bandes führen können. Kontrollieren Sie daher die Bänder vor jedem neuen Einsatz.

Lagern Sie die Bänder am besten aufgerollt oder gefaltet in einer Kiste oder einem Schrank. So schützen Sie die Bänder vor direktem Sonnenlicht oder Hitze (Heizung), da diese das Naturmaterial austrocknen.

Sollten die Bänder einmal feucht geworden sein (z. B. durch Schwitzen), so müssen diese vor dem Zusammenlegen trocknen, da sie sonst zusammenkleben. Ein flächiges Aufhängen über einen Kasten ist hier ausreichend (keine Heizung!). Ein regelmäßiges Bestäuben mit Talkum kann ein Verkleben langfristig verhindern. Unsachgemäßer oder unvorsichtiger Einsatz der Bänder kann zu Verletzungen führen. Vermeiden Sie daher Übungen/Spiele, die zu einem Zurückschlagen des Bandes in Richtung Kopf führen können, oder tragen Sie bei diesen Übungen eine Schutzbrille.

Übungshinweise:
Bei den Kräftigungsübungen mit dem Band sollte anfangs auf gelbe Bänder zurückgegriffen werden. Nach einer Eingewöhnungszeit kann bei fitten Kindern auch mal ein rotes oder grünes Band zum Einsatz kommen. Bei den Spielen empfehlen wir lange Bänder von 2,5 m.

Die Kinder sollen die Bänder immer 1-2 x um die offene Handfläche wickeln und die Bandenden nicht nur greifen. Wenn die Kinder wickeln, ist ein Greifen des Bandes gar nicht mehr nötig und es kann auch mit offener Handstellung geübt werden. Tendenziell wollen die Kinder lieber greifen, weisen Sie sie daher immer wieder darauf hin, das Band zu wickeln und versuchen Sie, mit offener Handposition zu üben. Zur Sicherheit sollte auch bei Übungen, bei denen die Kinder auf dem Band stehen, das Band 1 x um den Fuß gewickelt werden. Die Wicklungstechniken können den folgenden Abbildungen entnommen werden.

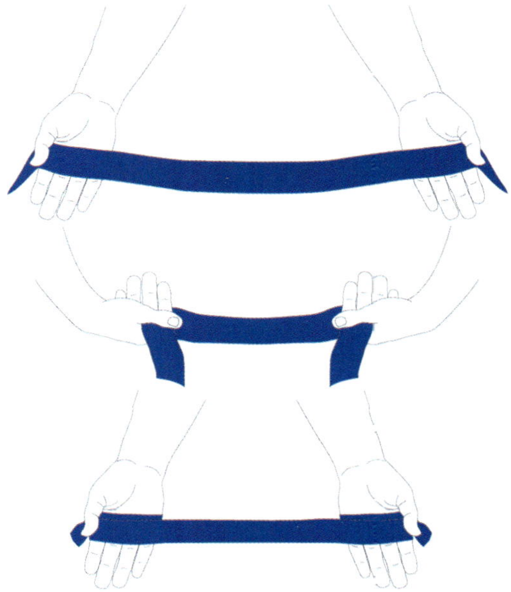

Abb. 5: Beidseitige Wicklung der Hände

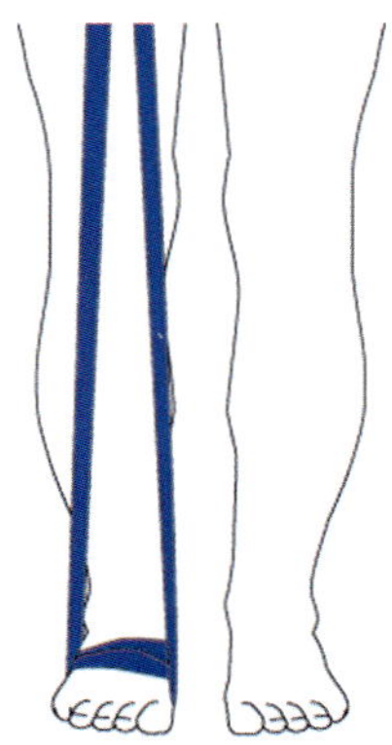

Abb. 6: Wicklung des Fußes

Bei den Kräftigungsübungen sollten die Übungen immer langsam und kontrolliert (auch bei der Rückbewegung!) ausgeführt werden. Zudem sollte das Band für ein effektives Training immer unter Spannung gehalten werden (auch zu Beginn und am Ende der Bewegungsausführung). Dies gelingt den Kindern problemlos nach einer kurzen Übungsphase.

Trainieren Sie bei Kräftigungsübungen immer beide Körperseiten. Pro Übung können 10-15 Wiederholungen durchgeführt werden. Die einzelnen Übungen können 1-3 x ausgeführt werden. Da alle Kinder gerne mit dem Band »schießen«, sollten Sie daraus ein Spiel mit klaren Spielregeln machen: Die Kinder können z. B. im Kreis stehen und auf einen fiktiven Gegenstand oder einen Luftballon an der Decke »schießen«. Da alle Kinder nach oben zielen, kann das Band auch die Hand verlassen. Eine andere Möglichkeit ist das »Schießen« des Bands auf eine am Boden befindliche Linie oder in einen umgedrehten Kastendeckel. Wichtig ist, dass die Kinder von Anfang an wissen, dass sie nicht auf andere Kinder zielen dürfen.

1.6.2 Große Bälle

Die großen Bälle sind aufblasbare Bälle mit einem Durchmesser von 45-85 cm, die überwiegend zur Stärkung der Haltemuskulatur eingesetzt werden. Im Kindersport finden sie allerdings auch vielfältige spielerische Einsätze, die insbesondere die Auge-Hand-Koordination schulen. Die großen farbigen Bälle haben für Kinder - vor allem für Jungen - einen sehr hohen Aufforderungscharakter. Kaum ein Gerät kann so vielseitig verwendet werden: hüpfen, rollen, prellen, schießen, wippen etc. Im Übungsprogramm kommen die gelben (45 cm) und roten (55 cm) Bälle zum Einsatz.

Nutzungshinweise:
Bei Sitzübungen sollten Sie auf die optimale Ballgröße achten. Diese wird bei den jüngeren Kindern 45 cm (gelber Ball) sein. Ab einer Körpergröße von 155 cm wird der rote Ball empfohlen. Um ganz sicherzugehen, sollte das mittig auf dem Ball sitzende Kind einen Hüftwinkel / Sitzwinkel von 90-110° haben. Beide Fußsohlen berühren dabei komplett den Boden. Die Bälle können mit einer Handpumpe oder wesentlich einfacher und schneller mit einem Kompressor mit beiliegendem Adapter aufgepumpt werden. Die Bälle sollten nicht zu hart aufgepumpt werden.

Übungshinweise:
Vielseitige Einsatzmöglichkeiten bieten auch Gefahren, somit setzen Sie auch hier direkt zu Beginn klare Grenzen:

Die Bälle dürfen nur gerollt und geprellt werden.

Schießen und Werfen ist nur in vorgegebenen Spielen erlaubt. Beim Schießen sollten Sie »Hochschüsse« ausschließen. Wenn sich der Ball nur in einer maximalen Höhe von ca. 50 cm über dem Boden bewegt, kann kaum etwas passieren, da der Ball relativ weich ist und federt. Selbst wenn ein Kind mal einen Ball abbekommt, ist das nicht schlimm. Durch die Trägheit des großen Balls ist ein »Fußballspiel« mit unterschiedlichen Altersgruppen problemlos möglich.

Beim Rollen des Körpers über den Ball bzw. beim Balancieren auf dem Ball ist eine ausreichende Absicherung wichtig. Der Übungsraum sollte frei von Gegenständen (Fallabstand zu benachbarten Kästen, Bänken etc.) sein. Am besten legen Sie eine Mattenfläche aus, auf der geübt wird. Zudem können die nicht übenden Kinder absichern.

1.6.3 Gewichtsbälle (Soft Weights)

Die kleinen, mit Stahlkügelchen gefüllten Bälle können bei vielerlei Spielen und Rollübungen, aber auch zur gezielten Kräftigung zum Einsatz kommen.

Nutzungshinweise:
Da die Gewichte relativ gering sind (0,5, 1,0 und 1,5 kg) und alle Bälle eine weiche Außenhülle besitzen, ist der Einsatz im Kinder- und Jugendsport problemlos möglich.

1.6.4 Labile Unterlagen (Stabilitätstrainer)

Die farbcodierten Schaumkissen haben eine Anti-Rutsch-Oberfläche und zwei unterschiedliche Härtegrade (grün: hart/leicht; blau: weich/mittel). Zudem gibt es noch den schwarzen, luftgefüllten Stabilitätstrainer (schwer), der neben der Anti-Rutsch-Oberfläche noch eine Noppenseite zum gezielten Propriozeptionstraining bietet.

Nutzungshinweise:
Trotz der Anti-Rutsch-Oberfläche kann es bei sehr »dynamischen« Spielen (die Kinder springen mit viel Schwung auf die Stabilitätstrainer) zu einem Wegrutschen kommen. Weisen Sie die Kinder darauf hin oder legen Sie die Stabilitätstrainer bei schwierigen Übungen auf eine Turnmatte.

- Trainieren Sie nicht in der Nähe von scharfen oder spitzkantigen Gegenständen, die bei einem Sturz zu Verletzungen führen könnten.
- Lagern Sie die Stabilitätstrainer flach und ohne aufliegende, schwere Gegenstände.
- Vermeiden Sie ein Training mit Schuhen, die scharfe oder spitze Absätze, Spikes oder Stollen haben.
- Die Stabilitätstrainer können mit Wasser und Seife gereinigt werden.

Übungshinweise:
Die Stabilitätstrainer wecken besonders viel Interesse bei den Kindern. Sie laden zu vielfältigen Spielen ein, bei denen sie als Fußunterlage benutzt werden. Jüngere Kinder lieben es insbesondere, mit den Stabilitätstrainern Türme zu bauen und diese zu »besteigen«. Während die grünen und blauen Schaumkissen vollkommen problemlos einsetzbar sind, benötigt das schwarze, luftgefüllte Kissen ein wenig Einweisung. »Warum wackelt das so?«, »Wieso sind auf der einen Seite so komische Pickel?« Lassen Sie die Kinder ausprobieren. Die genoppte Seite am besten barfuß oder mit Socken. Erklären Sie ihnen, dass er mit Luft gefüllt ist und daher je nach Gewicht der Kinder anders »reagiert«. Kinder reagieren unterschiedlich sensibel auf die »Noppenseite«. Manche empfinden sie als sehr unangenehm, ja sogar schmerzhaft, andere könnten die ganze Sportstunde darauf verbringen. Kinder, die diese Seite als unangenehm empfinden, dürfen die schwarzen ST überspringen, sollten diese aber immer wieder mal ausprobieren.

Für alle Stunden gilt: So viel Information und Hilfestellung wie nötig, aber so wenig wie möglich. Lassen Sie die Kinder ausprobieren, bevor Sie eingreifen und geben Sie ihnen so die Möglichkeit, neue Bewegungen auszuprobieren bzw. neue »Kunststücke« zu erfinden.

In diesem Sinne wünschen wir Ihnen viel Spaß und Erfolg bei den folgenden Stundenbildern!

Teil II Das Kursprogramm

Im folgenden zweiten Teil des Kursprogramms geht es um die Struktur der einzelnen Programmsequenzen und deren konkrete Inhalte in Form der Kursstunden.

2.1 Die Sequenzen des Programms

Jede Bewegungsstunde des Kursprogramms »PowerMOVES für fitte Kids« untergliedert sich in Einstiegs-, Erwärmungs-, Haupt-, Ausklang-, Abschluss-, Hausaufgaben- und Informationssequenz, wobei die Reihenfolge relativ frei ist. Natürlich sollte eine Hauptsequenz nach einer Erwärmung und vor dem Stundenausklang stattfinden. Allerdings kann die Informations- oder Hausaufgabensequenz früher oder später in einer Stunde erfolgen, je nachdem, wie es der Kursleiter für sinnvoll hält. Treten zum Beispiel früh in einer Stunde Fragen auf, so kann der Kursleiter die Informationssequenz direkt zu diesem Zeitpunkt einfügen. Außerdem sollte zu Beginn und Ende jeder Stundeneinheit das gleiche Ritual erfolgen.

2.1.1 Einstieg (5-8 min)

Jede Kursstunde beginnt mit einem Einstiegsritual. Das kann von jedem Kursleiter mithilfe der Kinder kreiert werden. Hier nur ein Vorschlag: Alle Teilnehmer finden sich im Kreis zusammen. Es folgt das Begrüßungsritual. So wird die Gruppe direkt zu Beginn aufeinander eingestimmt und es entsteht ein positives Gruppengefühl bzw. ein Gefühl der Gruppenzugehörigkeit. Danach können die Kinder ihre Wünsche, Ideen und eventuelle Probleme äußern, die der Kursleiter, wenn möglich, aufgreifen und in die Stunde aufnehmen sollte. Zudem werden in dieser Sequenz die Hausaufgaben der letzten Woche besprochen bzw. vorgemacht.

Anschließend erfahren die Kinder das Thema der aktuellen Stunde und bekommen einen kurzen Überblick über den Ablauf der Stunde. Dabei sollte berücksichtigt werden, dass sich die Kinder unter einigen Themen, wie »Koordination« oder »Sensomotorik«, nicht unbedingt etwas vorstellen können. Daher sind die einzelnen Stunden mit kindgerechten Namen und einer später folgenden Informationssequenz verbunden, die die Kinder verstehen können. Diese haben Aufforderungscharakter und sollen bei den Kindern weiterführendes Interesse wecken.

Das Ziel der Einstiegssequenz ist es, die teilnehmenden Kinder auf die nachfolgende Bewegungsanforderung einzustimmen und vorzubereiten.

2.1.2 Erwärmung (ca. 10 min)

Das Aufwärmen bzw. Aufwärmspiel umfasst alle Bewegungen zur physischen Vorbereitung auf die nachfolgenden Belastungen. Gleichzeitig bereitet es auch psychisch auf die bevorstehenden Anforderungen vor und steigert die Leistungsbereitschaft der Kinder. Allgemein verbessert das Erwärmen den Ablauf von Stoffwechselprozessen, die Nervenleitgeschwindigkeit, die Sensibilität des Zentralnervensystems und die psychische Einstellung zum Sport (vgl. Marktscheffel, 2004, S. 42-49).

Da eine zu lange Erwärmungsphase zu einer Ermüdung der Kinder führt, sollte diese nicht viel länger als 10 min andauern. Als Aufwärmen dienen dabei anregende, lustige und spannende Spiele oder Bewegungsformen, die alle Kinder mit einbeziehen und kein Kind überfordern. Der Übungsleiter sollte dabei eine einfache, kindgerechte Sprache verwenden und die Spiele vor- oder mitmachen, da er Vorbildfunktion für die Kinder hat.

Die Erwärmungssequenz dient dazu, die Kinder für weitere Aktivitäten zu motivieren. Der Einsatz der Kleingeräte in der Erwärmungsphase kann, muss jedoch nicht erfolgen, da sie eventuell ablenkend wirken. Oft jedoch erleichtern die farbenfrohen Materialien die Phase der Motivationsschaffung, da sie hohen Aufforderungscharakter haben und automatisch die Neugier der Kinder wecken.

2.1.3 Hauptteil (45-50 min)

In der Hauptsequenz stehen in jeder Woche unterschiedliche Themen zur Motorik – speziell Koordination – wie auch Haltung im Mittelpunkt, deren Inhalte im Weiteren vorgestellt werden. In den spezifischen Kursstunden finden Sie weitere Informationen und Anregungen, um die Themen darzustellen oder zu vertiefen. Das Thema Koordination wird zudem sehr detailliert im Kap. »Begrifflichkeiten« besprochen. Nachfolgend finden Sie einen kurzen Überblick über die Themen des kompletten Kursprogramms.

Thema – Gruppenzugehörigkeit und soziales Lernen

Die erste Stundeneinheit »Kennenlernsequenz« soll den Kindern helfen, ein Gruppengefühl und das Gefühl der Gruppenzugehörigkeit zu entwickeln. Partner- und Gruppenspiele stehen jedoch nicht nur in dieser ersten Kursstunde, sondern generell in jeder Stunde im Vordergrund, um das Zusammengehörigkeitsgefühl weiter zu vertiefen. Es entstehen in jeder Woche Situationen, in denen die Kinder Verantwortung für andere Kursteilnehmer übernehmen müssen und lernen, sich gegenseitig zu vertrauen. Vor allem auch die Rituale zu Beginn und Ende jeder Stunde fokussieren noch einmal das »Wir-Gefühl« und die Gruppenidentität. In der Gesamtheit leistet das Kursprogramm also einen wesentlichen Beitrag, die soziale Kompetenz der Kinder zu fördern.

Thema – Ausdauer

Ausdauernde, körperliche Belastungen wirken sich positiv auf den Stoffwechsel und das Herz-Kreislauf-System aus. Zudem machen sie ermüdungsresistenter und helfen, sich länger auf eine Aufgabe zu konzentrieren (vgl. Bös, 1987, S. 94 ff.). Die Kinder sollen in verschiedenen Lauf- und Spielformen, im eigenen Tempo, eine bestimmte Zeit ohne Pause laufen. Dabei sollten Sie darauf achten, dass die Zeit der Belastung jeweils lang genug ist, um einen Reiz im Herz-Kreislauf-System zu setzen. Beispielsweise sollte ein achtjähriges Mädchen 8 min ohne Pause laufen können. Grob rechnet man

1 min pro Lebensjahr! In der Kursstunde »Verrückte Olympiade« sollte der Kursleiter die Spiele somit auf das älteste Kind abstimmen, gleichzeitig jedoch auf das jüngste Kind Rücksicht nehmen. Da Kinder generell lieber schnell als langsam laufen, sind sie meist nach kurzer Zeit schon aus der Puste. Außerdem langweilt sie langes Laufen oft schnell. Aus diesen Gründen sind Laufspiele besonders gut geeignet, um das Herz-Kreislauf-System zu fördern. Sie bereiten den Kindern Spaß und sie sind sich der Anstrengung bzw. Dauer meist wenig bewusst. Das Ziel der »Verrückte Olympiade«-Stunde liegt darin, die Kinder ausdauernd zu belasten, wobei, wie in den anderen Stunden auch, der Spaß an der Bewegung im Vordergrund steht. Weiterhin sollen sie über die richtige Atmung informiert werden. Sie sollen sensibilisiert werden, dass vieles über die Atmung reguliert werden kann und man mit der richtigen Technik und Geschwindigkeit weniger schnell außer Atem kommt. Dieses Gelernte sollen sie in der Hausaufgabe selbst ausprobieren und am besten mit in die Familie nehmen, indem sie ihren Eltern (und Geschwistern) zeigen und erklären, was sie über ihren eigenen Körper herausgefunden haben.

Thema – Schnelligkeit

Unter *Schnelligkeit* wird das Zusammenspiel von Wahrnehmung, Kognition und der Reaktion des Nerv-Muskel-Systems verstanden, um höchstmögliche Bewegungsgeschwindigkeiten unter den jeweiligen Umständen zu erreichen. Die Willenskraft und Konzentrationsfähigkeit ist hier von großer Bedeutung. Man unterscheidet *Reaktionsschnelligkeit, Aktionsschnelligkeit* und *Frequenzschnelligkeit. Reaktionsfähigkeit* bedeutet, in kürzester Zeit auf einen Reiz zu reagieren. Bei der *Aktionsschnelligkeit* führt man eine einmalige Bewegung mit höchster Geschwindigkeit und gegen geringe Widerstände aus. Werden wiederholende Bewegungen mit höchster Geschwindigkeit und gegen geringe Widerstände ausgeführt, so wird die *Frequenzschnelligkeit* beansprucht. Außerdem werden Schnelligkeitsformen wie *Schnellkraft, Schnellkraftausdauer* und *Schnelligkeitsausdauer* unterschieden (vgl. Bös, 1987, S. 94 ff.).

Die Kursstunde »Formel Eins A« beschäftigt sich dabei hauptsächlich mit der Reaktions- und Aktionsschnelligkeit.

Thema – Beweglichkeit

Beweglichkeit umfasst die Dehnfähigkeit von Muskeln, Sehnen, Bändern und Gelenkkapseln. Man unterscheidet dabei *aktive* und *passive Beweglichkeit*, bzw. *dynamische* und *statische Dehnung*. Aktive Beweglichkeitsübungen lassen sich selbstständig ausführen, indem mit Anspannung einer gewissen Muskelpartie (Agonisten) die gegenseitige Muskulatur (Antagonist) aktiv gedehnt wird. Die passive Beweglichkeit erreicht man mit der Hilfe einer anderen Person oder eines Geräts. Sie ist insgesamt meist größer als die aktive Beweglichkeit. Dynamisches Dehnen wiederum meint ein aktives oder auch passives Wippen bzw. Raus- und Reingehen in die Dehnungsgrenze. Statische Dehnung erfolgt durch ein Verharren an der Dehnungsgrenze über einen gewissen Zeitraum (beispielsweise 10 s) (vgl. Spring, Illi, Kunz, Röthlin, Schneider & Tritschler, 1986, S. 116 ff.).

Die Beweglichkeit ist immer in Bezug auf bestimmte Gelenksysteme zu sehen, da Bewegungen erst durch unsere Gelenke ermöglicht werden. Eine gute Beweglichkeit kann man durch Übungen mit großem Bewegungsradius im aktiven und passiven Bewegungsapparat erreichen. Verbesserte elastische Eigenschaften der gelenkumfassenden Muskulatur ermöglichen eine bessere Gelenkbeweglichkeit (Marktscheffel, 2000, S. 46). Dadurch schützt eine gute Beweglichkeit vor Stürzen und Verletzungen (Zerrungen, Bänderrissen, Gelenkverletzungen) und führt zu einer ökonomischeren Ausnutzung von Kraft wie auch Koordination. So kann beispielsweise eine gesunde, aufrechte Haltung problemlos eingenommen und aufrechterhalten werden. Dabei ist vor allem die Rumpfbeweglichkeit sowie die Dehnbarkeit der Hüftbeuger, des unteren Rückens und des Schultergürtels wichtig für eine gute Haltung. Ein Beweglichkeitstraining beugt also Haltungseinschränkungen wie auch Bewegungseinschränkungen und Verletzungen vor. Gleichzeitig verbessert es die intramuskuläre Koordination und somit auch die Bewegungsausführung. Die Einflussmöglichkeit auf die Beweglichkeit ist im Kindesalter am größten, was die Wichtigkeit der Beweglichkeitsstunde »Ma-tricks MOVES« noch einmal betont. In dieser Kursstunde werden in unterschiedlichen Spielen verschiedene Gelenksysteme beansprucht, zudem finden in vielen anderen Kursstunden zum Ausklang Dehn- oder Massageübungen statt, die die Geschmeidigkeit der Muskeln und den Bewegungsradius der Gelenke verbessern.

Thema – Kraft

Kraftfähigkeit ist die Grundvoraussetzung für eine aufrechte und starke Haltung. Dabei ist vor allem die Kraft des Rumpfs ausschlaggebend. Um jedoch nicht einseitig auf den kindlichen Körper einzuwirken, werden in der Kursstunde »Strongboy Stronggirl Contest« nicht nur der Rumpf, sondern auch Arme und Beine beansprucht. Dieses umfassende Krafttraining kann, neben einer grundlegenden Kräftigung, muskulären Dysbalancen, die zu Haltungsschwächen und -schäden führen können, vorbeugen (Marktscheffel, 2000, S. 30). Eine gut ausgebildete Kraft ermöglicht jedoch nicht nur eine gute Haltung, sondern verringert die Beanspruchung für Gelenke und Wirbelsäule. Ein allgemeines Krafttraining steigert zudem die körperliche Leistungsfähigkeit und hilft, die Muskulatur sowohl im Sport als auch im Alltag der Kinder belastbarer zu machen. Bei der Durchführung des Kraftparcours innerhalb des »Strongboy Stronggirl Contests« ist darauf zu achten, dass die Kinder eine Pressatmung während der Anstrengungsphasen vermeiden, sondern in der Belastungsphase ausatmen. Die kontrollierte Atmung sollen sie auch in der Hausaufgabe zu Hause mit den Eltern berücksichtigen.

Thema – Koordination

Da die *Koordinationsfähigkeit*, wie auch die *Sensomotorik*, die eng mit der *Koordination* zusammenhängt, bereits detailliert in Kap. 1.3 »Begrifflichkeiten« besprochen wurde, soll hier nur kurz auf die Koordination eingegangen werden.

Im Kindesalter kann besonders gut Einfluss auf die Entwicklung der koordinativen Fähigkeiten genommen werden. Dabei spielen im Zuge der Haltung vor allem die Sensomotorik, wie auch die Differenzierungsfähigkeit und die Gleichgewichtsfähigkeit eine wichtige Rolle. Das Gleichgewicht meint dabei das ständige Auseinandersetzen des Körpers mit unterschiedlichen Spannungszuständen verschiedener Muskelpartien. Mittels nahezu unmerklicher Bewegungen versucht der Körper stetig, jegliche Haltungsabweichungen auszugleichen und den Körper wieder ins Gleichgewicht zu bringen. Damit hängt die Qualität der Haltung und Bewegung maßgeblich von der Ausprägung der Koordinationsfähigkeit, Gleichgewichtsfähigkeit und Sensomotorik ab. Diese werden in den verschiedenen Kursstunden des Programms mit unterschiedlichen (koordinativen) Schwerpunkten trainiert. Die Kinder sammeln anhand von vielfältigen Bewegungsangeboten, die durch die vielseitig einsetzbaren Kleingeräte und Materialien geschaffen werden, unterschiedliche Bewegungserfahrungen und bauen Vertrauen in ihre eigenen Fähigkeiten auf! Die Bewegungshandlungen in Verbindung mit den Kleingeräten fordern ständig die verschiedenen koordinativen Teilfähigkeiten, die näher in Kap. 1.3 des Manuals erläutert werden. So wird beispielsweise in der Stunde »Dschungelcamp« die Koordination vermehrt mit kognitiven Aufgaben beansprucht, um so das sogenannte *Multitasking* zu fördern, welches insbesondere auch in der Schule wichtig ist. Weitere Hausaufgaben zum Gleichgewicht, zum Ausüben von Alltagshandlungen mit der »schwachen« Hand und zur gezielten Nutzung beider Gehirnhälften helfen, die komplexen koordinativen Teilfähigkeiten untereinander zu verschalten und zu verbessern.

Thema – Haltungsförderung

Haltung ist die »vom Organismus gegen die Schwerkraft selbstgehaltene Stellung des Körpers im Raum« (Liebisch, 1995, S. 28). So müssen für jede Haltung die Schwerkraft und die arbeitenden Muskeln im Gleichgewicht sein, dass es nicht zu Stürzen, Dysbalancen oder langfristig zu Haltungsschwächen kommt. Die Ursachen für Haltungsauffälligkeiten bzw. -schwächen liegen oft im Bewegungsmangel oder einem disharmonischen Wachstum des Körpers. Gezielte Kräftigungsübungen und Dehnungen der Muskulatur beseitigen im Umkehrschluss Funktionsschwächen. Die Haltung hängt dabei von vielerlei Faktoren ab, die sich gegenseitig beeinflussen können. Solche Faktoren sind zum einen anatomische (beispielsweise Wirbelsäulen-, Fuß- und Gelenkformen), physiologische (z. B. Leistungsfähigkeit der Muskulatur, Ernährung), psychische und auch geistige (etwa Körpererfahrung, emotionale Stimmung, Haltungsgefühl), zum anderen soziale Faktoren (wie Vorbilder, Normen, Erziehung, Mode etc.). (vgl. Liebisch, 1995, S. 28 ff.). Somit sollten folgende Punkte in der Haltungsförderung berücksichtigt werden:

- Motorische Grundtätigkeiten üben ausreichende Reize auf die Muskulatur aus.
- Es sollen vielfältige Körpererfahrungen ermöglicht werden, um zu einem bewussten Haltungsgefühl zu gelangen:
- Förderung des Selbstwertgefühls sowie Vermeidung schädlicher Belastungen (vgl. Liebisch, 1995, S. 28 ff.).

Alle Themen sind Bestandteil des vorliegenden Kursprogramms und wiederholen sich immer wieder in den verschiedenen Kursstunden. In der 10. Stundeneinheit werden die Kinder dabei gezielt auf ihre Körperhaltung aufmerksam gemacht und in der Informationssequenz bewusst auf verschiedene rückengerechte Haltungen und Trageweisen hingewiesen. In den verschiedenen Spielen der Stunde erleben sie weiterhin verschiedene Haltungen und Spannungszustände und lernen so, bewusster auf ihre Haltung zu achten.

2.1.4 Ausklang (ca. 5 min)

Die Ausklangsphase rundet jede Kursstunde ab und unterstützt die physische und psychische Entspannungsfähigkeit der Kinder. Neben einfachen Lockerungs- und Dehnungsübungen kommen dabei auch Abschlussspiele zum Einsatz, die erneut das positive Gruppengefühl der Kinder in den Vordergrund rücken, was zu einer gelockerten Atmosphäre und damit auch zu entspannteren Kindern führt. Außerdem werden kindliche Klopf- und Massageeinheiten durchgeführt, die den Kindern helfen sollen, vom Stress der Schule, Familie oder Freizeit abzuschalten und nur in sich und ihrem Körper zu ruhen.

2.1.5 Information (5-10 min)

In der Informationssequenz erhalten die Kinder wichtige bewegungs- und gesundheitsrelevante Kenntnisse. Der theoretische Hintergrund der Bewegungsstunde wird in dieser Phase aufgearbeitet und soll einen Transfer in die alltägliche Lebenswelt der Kinder leisten. Sie lernen, verschiedene motorische Grundfähigkeiten in ihrem Alltag zu üben und wie wichtig die Wege zwischen ihren Alltagsinseln (z. B. zwischen Schule und ihrem Zuhause) sind, um sich motorisch und gesundheitlich weiterzuentwickeln bzw. zu verbessern. Zudem werden ihnen komplexe Verknüpfungen von psycho-kognitiven und physiologischen Zusammenhängen nähergebracht und Anregungen für eine aufrechte und starke Haltung im Alltag gegeben. So wird in der jeweiligen Informationssequenz einer Stunde die Wirkung und Notwendigkeit von Bewegung und einem aktiven Alltag vermittelt und der Zusammenhang zwischen Bewegungsmangel bzw. Fehlbelastung und einer schlechten Haltung wird hergestellt. Die Informationssequenz hat dabei keinen fest vorgeschriebenen Platz in einer Bewegungsstunde, sondern kann, je nach Gruppendynamik und Leistungsfähigkeit der Gruppe, nach der Aufwärmungsphase, im oder nach dem Hauptteil oder auch nach der Ausklangsequenz erfolgen. Es ist darauf zu achten, dass die jeweiligen Informationen altersgemäß und in kindgerechter Sprache erläutert werden und auf Fragen der Teilnehmer eingegangen wird.

2.1.6 Hausaufgaben (ca. 3 min)

Gegen Ende jeder Stunde erläutert und zeigt der Kursleiter den teilnehmenden Kindern die Aufgaben, die sie bis zur nächsten Woche zu Hause erledigen sollen. Meist ist dies ein Arbeitsblatt, was verschiedene Bewegungs- oder Beobachtungsaufgaben beschreibt, die die Kinder aktiv erledigen und dann notieren oder malen sollen. Beispielsweise das Nutzen von alltäglichen Gegenständen zum Verbessern ihrer Kraftfähigkeit oder das Beobachten ihrer Atmung bei verschieden schnellem Gehen. Die Hausaufgaben dienen dazu, dass die Kinder das Erlernte zu Hause vertiefen bzw. weiter verinnerlichen und am besten mit den anderen Familienmitgliedern besprechen. Oft sind auch die Eltern mit in die Hausaufgaben eingebunden. Dies stärkt das Vertrauen der Kinder in die Unterstützung der Eltern und in die familiären Beziehungen und stärkt zugleich den Familienverbund.

In der Folgestunde wird die Hausaufgabe besprochen und vorgemacht, wenn es praktische

Aufgaben zu erledigen gab. Der Kursleiter sollte den Kindern klarmachen, dass die Hausaufgaben wichtig sind für den Kursverlauf, aber besonders für die Kinder selbst. Er kann beispielsweise vorgeben, dass die Eltern die Arbeitsblätter der Kinder grundsätzlich unterzeichnen müssen, damit keine Hausaufgabe vergessen wird. Das ausbleibende Mitwirken der Eltern aufgrund beruflicher Einbindung oder anderer Gründe sollte sich aber keinesfalls negativ auswirken. Hier gilt es, direkt zu Beginn gemeinsame Alternativen zu finden. Vielleicht können befreundete Kinder zusammen die Hausaufgaben durchführen oder Großeltern oder ältere Geschwisterkinder können die »Begleitung« übernehmen.

2.1.7 Abschluss (ca. 2 min)

Die Abschlusssequenz rundet die jeweilige Übungsstunde ab und verhindert ein unkontrolliertes Auflösen der Stunde. Die Kinder kommen wieder in einem Kreis zusammen, es werden Erfahrungen ausgetauscht, Fragen geklärt, das Abschlussritual durchgeführt und dann zusammen aufgeräumt. Erst dann verlassen die Kinder gemeinsam die Halle. Zudem sollte der Kursleiter mit einigen wenigen Fragen überprüfen, ob die Kinder den Inhalt der Stunde verstanden haben.

2.2 Das Ritual

Ein Ritual ist für jeden Kurs und jede Gruppe wichtig, um ein Gemeinschaftsgefühl und Gruppenzugehörigkeit zu erlangen. Dabei sollte sich der Gruppenleiter gemeinsam mit den Kindern ein Anfangs- und Abschlussritual ausdenken, was in jeder Stunde durchgeführt wird, um die Kinder so auf die Stunde einzustimmen bzw. einen gelungenen Ausklang zu schaffen. Damit die Kinder eine Idee bekommen, wie ein solches Ritual aussehen könnte, kann der Gruppenleiter einen Ritualvorschlag machen. Als Begrüßungsritual kann beispielsweise ein »Schlachtruf« (z. B. »Heyho, let's go!!!«) oder ein Reimritual (etwa: »Jiha, jetzt sind wir alle da. Kunterbunt, geht es jetzt rund.«) eingeführt werden.

Ebenso auch als Ausklangritual, wobei sich hier das Ritual auf den Abschluss der Stunde ausrichten sollte. Beispielsweise halten alle Kinder ihre Hände in die Mitte des Kreises und rufen: »Tschüss und auf Wiedersehen – nächstes Mal kann's weitergehen!« Dann führen sie alle gleichzeitig die Hände nach oben und klatschen sich gegenseitig ab.

2.3 Tabellarische Übersicht der Kursstunden

ÜE	Thema	Information	Material
1	DKT und Elterninfo	DKT-Ablauf und -Durchführung. Informationen für die Eltern über Kursinhalte und Ablauf sowie deren Einbindung.	Stoppuhren / Handys mit Stoppuhrfunktion für jeden 4 Gymnastik- bzw. Turnmatten 1 Maßband Kreppklebeband 2 Sprungseile »Sit-and-Reach«-Apparatur: etwa eine Langbank mit Skala / Maßband 6 kleine Kästen bzw. Hütchen Je ein Protokollbogen pro Kind Urkunde Infomaterial für Eltern Elternvertrag
2	MOVEquiz – Kennenlernen	Motorische Grundfähigkeiten und -fertigkeiten werden anhand von Memory®-Karten und Alltagsbeispielen kennengelernt.	Poster / Plakat (für Regeln) + Stift Gewichtsbälle Memory®-Karten (Kopiervorlagen aus Manual) Eieruhr Kleiner Kasten / Kastendeckel MOVES-Kursplakat Hausaufgabe 1 MOV(I)E-Stars-Arbeitsblatt Ordner
3	Verrückte Olympiade Ausdauer	Ausdauerspiele und Laufübungen sowie verschiedene Atemrhythmen werden besprochen und ausprobiert.	Gymnastikbälle Gewichtsbälle Gymnastikbänder Stabilitätstrainer Zettel mit Laufarten Hütchen Zeitung Eieruhr Regelplakat MOVES-Kursplakat Hausaufgabe 1 und 2 Ordner

ÜE	Thema	Information	Material
4	Formel Eins A – Schnelligkeit	Anspannung, »Nervenkitzel« und Stress werden im Zusammenhang mit (Reaktions-)Schnelligkeitsspielen und Zeitdruck erklärt und auf den Schulalltag bezogen.	Gymnastikbänder Gewichtsbälle Gymnastikbälle Stabilitätstrainer Eieruhr Regelplakat MOVES-Kursplakat Hausaufgabe 2 und 3 Ordner
5	Ma-tricksMOVES – Beweglichkeit	Im Zusammenhang mit der Beweglichkeit der Kinder wird erklärt, was ein gutes und weniger gutes Körpergefühl ist und dass Entspannungsfähigkeit, wie auch Beweglichkeit, wichtig sind für eine gute Körperwahrnehmung und Haltung.	Gymnastikbälle Gewichtsbälle Gymnastikbänder Stabilitätstrainer Wahlweise auch: Turnschuhe, Plastikwasserflaschen, Handtücher, Stifte Kastendeckel Turnmatten Sprossenwand Regelplakat MOVES-Kursplakat Hausaufgabe 3 und 4 Ordner
6	Strongboy Stronggirl Contest – Kraft	Mithilfe der Bildkarten an den Kraftstationen werden die Kinder auf die Kraft verschiedener Muskelpartien aufmerksam. Die Wichtigkeit der Rumpfmuskulatur für eine gesunde Haltung wird herausgestellt.	Gymnastikbänder Gewichtsbälle Gymnastikbälle Bänke Turnmatten und Weichbodenmatte Sprossenwand Bildkarten mit Übungen (am besten laminiert) Non-Permanent Marker (10 St.) Laufzettel für die Kinder Stifte Regelplakat MOVES-Kursplakat Hausaufgabe 4 und 5 Urkunde für den Contest Ordner

ÜE	Thema	Information	Material
7	Starmove Wars – Koordination Teil I	Die Einseitigkeit vieler alltäglicher Bewegungen wird herausgestellt und erklärt, dass es für eine gute Koordination und Verschaltung im Gehirn wichtig ist, Bewegungen auch mit der schwachen Seite auszuführen und zu üben.	Gewichtsbälle Gymnastikbälle Stabilitätstrainer (Hütchen) (evtl. Turnmatten) Langbänke Kastendeckel Weichbodenmatte Servietten Regelplakat MOVES-Kursplakat Hausaufgaben 5 und 6 (Zahnbürste, Haarbürste, Stifte) Ordner
8	Dschungelcamp – Koordination Teil II	Das Konzept »Multitasking« wird erläutert und in Verbindung mit der kindlichen Lebenswelt gebracht. Geübt werden kann es durch Verknüpfung von koordinativen mit kognitiven Aufgaben.	Gewichtsbälle Gymnastikbälle Gymnastikbänder Stabilitätstrainer Weichbodenmatte Turnmatten (Luftballons) Regelplakat MOVES-Kursplakat Hausaufgaben 6 und 7 Ordner
9	Parcouring – Koordination Teil III	Sensomotorik in Abgrenzung zu Sensorik und Motorik wird erläutert und in einen Zusammenhang mit komplexen, koordinativen Bewegungsaufgaben gebracht.	Stabilitätstrainer Gymnastikbänder Gymnastikbälle Basketball / kleiner Gymnastikball Langbänke Weichbodenmatte Turnmatten Kästen Regelplakat MOVES-Kursplakat Hausaufgaben 7 und 8 Ordner

ÜE	Thema	Information	Material
10	Feel the Rhythm – Koordination Teil IV	Rhythmusgefühl und Kopplungsfähigkeiten innerhalb von Bewegungsaufgaben, aber auch im Sinne von einer Kopplung von kognitiven Inhalten mit Bewegung und Musik werden positiv in den Vordergrund gestellt.	Gymnastikbälle Gewichtsbälle Stabilitätstrainer Luftballons (groß) Eventuell Turnmatten Eventuell Musikanlage/Trommelmusik Tabelle Hirnhemisphären Regelplakat MOVES-Kursplakat Hausaufgaben 8 und 9 Ordner
11	Der aufrechte Hulk – Haltung	Tipps und Infos über eine aufrechte und gesunde Haltung und Sitzposition werden gegeben und gemeinsam ausprobiert.	Stoppuhr/Eieruhr Gymnastikbälle Gymnastikbänder Gewichtsbälle Stabilitätstrainer (Alltagsutensilien, wie Stuhl, Schulranzen ...) Regelplakat MOVES-Kursplakat Hausaufgaben 9 und 10 Ordner
12	DKT und Familienfest	Informationen über den Verlauf des Kurses werden besprochen, dann wird die erfolgreiche Teilnahme der Kinder geehrt und praktische Übungen und Informationen zu einer aufrechten und starken Haltung gegeben, bevor es zum feierlichen Teil kommt.	Je nach Spiel: die Kleingeräte von Thera-Band® (Gewichtsbälle, Gymnastikbälle, Gymnastikbänder, Stabilitätstrainer) Urkunden zum DKT und Kursabschluss (Ordner)

2.4 Die Stunden des Bewegungsprogramms im Einzelnen

In diesem Kapitel werden die 12 Kursstunden des Programms »PowerMOVES für fitte Kids« detailliert beschrieben. Die Inhalte jeder Stunde werden zunächst tabellarisch samt angedachter Zeiteinteilung für die jeweiligen Sequenzen dargestellt, um dem Kursleiter eine Idee des Stundenablaufs zu verschaffen. Natürlich sollte der Kursleiter – immer unter Berücksichtigung des Leistungsstands der Gruppe – wenn Fragen aufkommen oder ein Spiel besonders gerne gespielt wird, nicht auf einer strikten Zeiteinteilung bestehen. Es ist jedoch wichtig, dass die einzelnen Stundeninhalte ausreichend dargestellt bzw. vermittelt werden.

2.4.1 Stunde »0« – DKT und Elterninfoabend

Übersichtstabelle Stunde »0« – DKT und Elterninfoabend

min	Sequenz	Inhalt	Anmerkung	Material
5	Einstieg	Begrüßung der Eltern und Kinder, Erläuterung des weiteren Ablaufs.	Bieten Sie den Eltern und Kinder das »Du« an. Schaffen Sie eine motivierende Atmosphäre.	
10	Erwärmung	Die Kinder sollen durch einen abgegrenzten Hallenteil traben bzw. Fangen spielen, während der Kursleiter den Eltern den Ablauf des DKT erklärt.	Gehen Sie mit den Eltern für den DKT von Station zu Station. Wichtig: die didaktisch-methodischen Hinweise (Kap. 4.1 und 4.3)	Stoppuhren/Handys mit Stoppuhrfunktion für jedes Elternpaar 4 Gymnastik- bzw. Turnmatten 1 Maßband Kreppklebeband (2 m oder 3 m) 2 Seile »Sit-and-Reach«-Apparatur: etwa eine Langbank mit Skala/Maßband 6 kleine Kästen bzw. Hütchen Für jedes Kind ein Protokollbogen (Anhang S. 230+231)
75-90	Hauptteil	Durchführung des DKT, wie in Kap. 3 beschrieben.	Beobachten Sie aktiv den Ablauf und greifen Sie helfend ein, wenn nötig.	(siehe Sequenz Erwärmung)
45-60	Information	Der Elterninfoabend, wie in Kap. Stunde »0« und Kap. 4.3 beschrieben.	Warten Sie, bis alle Kinder in der Dusche/Umkleide sind.	Kopierte Arbeitsblätter bzw. Folien (Anhang S. 208-214) zum Elternabend (Beamer oder Overheadprojektor)

min	Sequenz	Inhalt	Anmerkung	Material
5	Ausklang	Der Elternvertrag soll unterschrieben werden. Eltern können sich in eine Telefonliste eintragen.	Kopieren Sie die Liste bis zur nächsten Stunde. Machen Sie die Eltern (und Kinder) auf den zu bastelnden Ordner aufmerksam!	Elternvertrag (Anhang S. 196) Leeres Blatt und Stift
2	Abschluss	Der Kursleiter bedankt sich für die Mitarbeit der Eltern und zeigt seine Freude für eine weitere Zusammenarbeit.	Schaffen Sie ein harmonisches, freudiges Ende. Nennen Sie Zeit und Ort für die erste praktische Kursstunde.	

Dieses Kapitel befasst sich mit der Kursstunde »0«, die sich vor dem eigentlichen Kursprogramm befindet. Der Kursleiter stellt sich und die bevorstehende Stunde kurz vor und sollte den Zuhörenden das »Du« anbieten, um eine positive Atmosphäre zu schaffen und unnötige Distanz zu vermeiden. Die Stunde umfasst dabei die erste motorische Testung der teilnehmenden Kinder, die mithilfe ihrer Eltern den »Dordel-Koch-Test« (DKT) durchlaufen und einen anschließenden Elternabend. Dieser kann mit oder auch ohne die Kinder durchgeführt werden und schließt sich direkt nach der ersten Durchführung des DKT an.

Um den Eltern in den kommenden Minuten in Ruhe den Ablauf des DKT erklären zu können, sollen sich die Kinder mit einem Fang- oder Laufspiel in der anderen Hallenhälfte aufwärmen. Da der DKT 2 x, zu Beginn und nach Beendigung des Kursprogramms, durchgeführt wird, ist der Ablauf des Motoriktests in einem Extrakapitel (Teil III) beschrieben, auf den wir hier verweisen möchten. Es sollte jedoch erwähnt werden, dass die Eltern rechtzeitig, bei Anmeldung für das Bewegungsprogramm, auf die Elterneinbindung in den Testungen hingewiesen werden, um (terminliche) Missverständnisse zu vermeiden und eine positive Atmosphäre zu schaffen. Der Kursleiter erklärt dann zu Beginn des Tests etwa 10 min, wie der Test durchzuführen ist und verteilt die notwendigen Stoppuhren und Utensilien an die Eltern.

Der Testparcours wird dabei vom Kursleiter aufgebaut, bevor die Eltern und Kinder in der Halle eintreffen. Dazu werden nochmals etwa 15-20 min benötigt. So verkürzt sich die Wartezeit der Eltern und Kinder und es kann direkt mit einer bewegungsintensiven Stunde begonnen werden. Besonders zu beachten sind dabei die didaktisch-methodischen Hinweise aus Kap. 3, die der Kursleiter an die Eltern vermitteln sollte und die wiederum an die Kinder weitergetragen werden sollen. Danach schließt sich wie folgt der Elterninfoabend an.

Der Elterninfoabend

Der Kursleiter stellt die Themen vor, die mit den Eltern in der nachfolgenden Stunde besprochen werden. Dazu befinden sich im Anhang Informationsblätter, die Sie für den Elternabend vorab kopieren können, oder als Folien auf einem Overheadprojektor bzw. mit dem Beamer an der Wand zeigen können, um so die Wissensvermittlung zu erleichtern. Da der Elternabend im Anschluss an die erste motorische Testung der teilnehmenden Kinder stattfindet und die Eltern bei der Durchführung des DKT selbst Testleiter sind, sollte das Datum des DKT und Elternabends frühzeitig und am besten in schriftlicher Form an die Eltern übermittelt werden. Je nachdem, wie viele Wochen Ihnen als Kursleiter für das Kursprogramm zur Verfügung stehen (beispielsweise in den Wochen zwischen Oster- und Sommerferien), können Sie den DKT und Elterninfoabend eine Woche vor dem Beginn der praktischen Kursstunden oder in der Woche, in der der Kurs beginnt, durchführen. Wichtig dabei ist, dass Sie den Eltern einen groben Zeitablauf der Testung und des Elternabends zukommen lassen, damit sie sich ein Bild über den Zeitrahmen machen können und genügend Zeit einplanen. Zudem ist es ratsam, die Eltern darauf hinzuweisen, sportlich gekleidet und zumindest mit Hallenschuhen zur Testung zu kommen.

Da der DKT bereits auf etwa 90 min ausgelegt ist, sollte der anschließende Elternabend nicht länger als 45-60 min dauern. Es ist sinnvoll, dass der Elternabend nach der Testdurchführung in einem benachbarten Raum oder in der zuvor genutzten Turnhalle stattfindet. So können sich die Kinder in Ruhe duschen und umziehen, während die Eltern vom Kursleiter Informationen über Kursablauf, Inhalt und Elterneinbindung erhalten. Sobald alle Kinder umgezogen sind, können sie an der Elterninformation teilnehmen.

Das Ziel des Elternabends lautet, die Eltern der teilnehmenden Kinder über Bewegungsmangel, Haltungsschwächen und deren Folgen bzw. Prävention aufzuklären. Gleichzeitig soll den Eltern vermittelt werden, wie wichtig es für die Motivation der Kinder und einen gesunden Lebensstil ist, dass sie ihre Kinder tatkräftig unterstützen und am besten selbst ein gesundes »Bewegungsvorbild« sind. Am Ende des Abends wird der Elternvertrag von den Eltern unterschrieben.

Tipp: Die Eltern sollten sich in eine Telefonliste eintragen. So können sie Fahrgemeinschaften bilden oder gegenseitig ihre Kinder entschuldigen, falls diese den Kurs einmal nicht besuchen können. Außerdem können so neue Freundschaften und Interessengruppen entstehen, die nachhaltig auch nach Beendigung des Kursprogramms an gemeinsamen Aktivitäten teilnehmen möchten.

2.4.2 »MOVEquiz« – Kennenlernstunde

Übersichtstabelle »MOVEquiz« – Kennenlernstunde

min	Sequenz	Inhalt	Anmerkung	Material
5-8	Einstieg	Begrüßung der Kinder Erläuterung des Kursablaufs Regeln auf das Plakat schreiben Einstieg in die Stunde mit einem Quiz	Nehmen Sie den Kindern die Angst vor den bevorstehenden Wochen. Fragen Sie nach den selbstgemachten Ordnern. Schaffen Sie eine motivierende Atmosphäre.	Teilnehmerliste Gewichtsball Kleiner Kasten Regelplakat MOVES-Kursplakat Ordner
10	Erwärmung	»Namen buzzern«-Kennenlernspiel	Machen Sie die Klatschrhythmen ein paar Mal vor.	
45-50	Hauptteil	»Speedquiz« »Buzzerbombe« »Ratefangen« »Motorik-Memory®«		Gewichtsball Memory®-Karten (Anhang S. 178–182) Eieruhr
5	Ausklang	»Buzzermassage«		Gewichtsball
5-10	Information	Motorische Grundfähigkeiten und -fertigkeiten		Memory®-Karten
2-3	Hausaufgabe			Hausaufgabe 1 (Anhang S. 215)
2	Abschluss	Fragen, Wünsche, Eindrücke werden besprochen. Abschlussritual	Erwähnen Sie, dass die Kinder ihre Ordner immer mitbringen sollen.	

Einstieg

Der Kursleiter stellt sich wie ein Quizmaster im TV vor, erzählt den Kindern kurz was über sich, um so Vertrauen und ein persönliches Verhältnis aufzubauen. Dann erklärt er den Kindern den Ablauf des 12-stündigen MOV(I)E-Kurses und stellt das Kursübersichtsplakat vor. Dabei nennt er Beispiele der Stundentiteln, und Themeninhalte, sodass sich die Kinder einen ersten Überblick machen können. Die Kinder sollen weiterhin verstehen, was Sinn und Ziel des Programms ist und warum sie daran teilnehmen. Zudem teilt er den Kindern ihr »MOV(I)E-Stars für jeden Tag«-Arbeitsblatt aus, auf dem die Kinder aus jeder Kursstunde ihr Lieblingsspiel aufschreiben können und aus denen sie am Ende ihre drei absoluten »MOV(I)E-Blockbuster« benennen.

Damit das Spielen und Üben miteinander funktioniert, halten die Kinder und der Kursleiter anschließend gemeinsam vier Regeln fest, die auf ein Plakat geschrieben werden und in jeder nachfolgenden Stunde an die Hallenwand gehängt werden. Danach teilt der Quizmaster die Kinder in Zweiergruppen als Kandidatenpaar ein und stellt allen Kandidaten gleichzeitig als »Quizmaster« Fragen, die er wie im TV auf Karteikarten aufgeschrieben hat. Etwa: »Ist Sport wichtig im Leben und wenn ja, warum?«, »Was macht Sport mit dir und deinem Körper?«, »Wie geht es einem oft nach dem Sport?«, »Warum fühlt man sich nach dem Sport oft gut?« etc.

Dabei sollen die Kinder wie im Quiz erst »buzzern«, bevor sie antworten dürfen. Der »Buzzer« ist ein Gewichtsball, der in einen kleinen, umgedrehten Kasten geworfen werden muss. Derjenige, der als Erster mit dem »Buzzer« in den Kasten trifft, darf antworten. Jede gute und richtige Antwort gibt einen Punkt. Durch diese Fragen und Antworten sollen die Kinder einführend etwas über den positiven Einfluss von Bewegung auf die psychische, physische, emotionale und soziale Entwicklung erfahren. Dabei sollen sie auch langsam an die Kerninhalte des Programms (Sensomotorik, Koordination und Haltungsschulung) herangeführt werden. Zudem entsteht ein erster Kontakt zwischen den Kindern und durch die Einteilung in Zweiergruppen werden Hemmschwellen und Berührungsängste abgebaut. Das Kandidatenpaar, welches die meisten Punkte gesammelt hat, darf das erste Spiel in der Hauptsequenz eröffnen.

Erwärmung

Die Kinder lernen die Namen der anderen Kursteilnehmer mit dem nachfolgenden Aufwärmprogramm kennen und fördern gleichzeitig ihre Koordination und Feinmotorik.

Namen buzzern

Die Namen der Kinder werden durch ein Klatschspiel »gebuzzert«. Die Kinder stehen in einem Kreis. Der Gruppenleiter fängt an, in einem bestimmten Rhythmus zu klatschen (erst mit beiden Händen

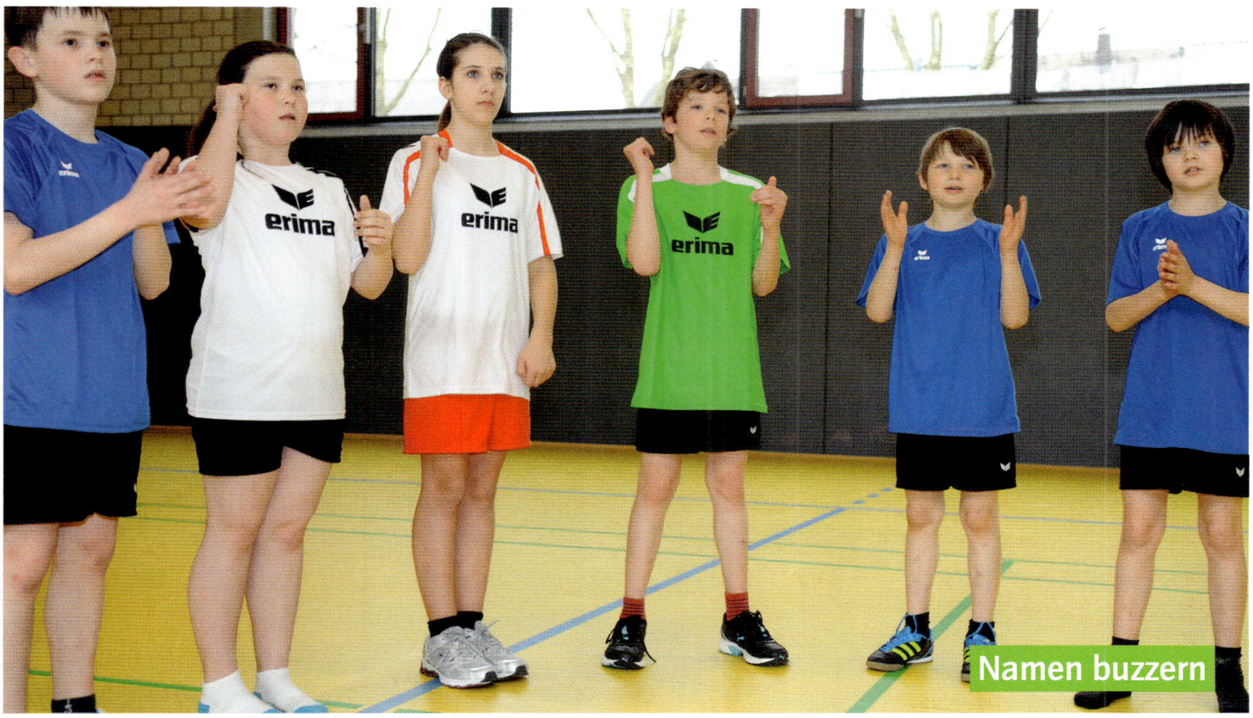

Namen buzzern

1 x auf die Oberschenkel, dann 1 x in die Hände klatschen, dann mit dem rechten Daumen über die linke Schulter zeigen, dann mit dem linken Daumen über die rechte Schulter zeigen). Bei jeder Bewegung/ Klatschen sagt der Spielleiter dabei ein Wort und stellt sich so vor: »Ich (klatschen auf Oberschenkel) – bin (klatschen in die Hand) – X (rechter Daumen über linke Schulter) Y (linker Daumen über rechte Schulter.« Danach macht er die gleichen Bewegungen noch einmal und stellt seinem Nebenmann die Frage: »Und (klatschen auf die Oberschenkel) – wer (klatschen in die Hand) – bist (rechter Daumen über linke Schulter) – du (linker Daumen über rechte Schulter)?«

Die Überkreuzbewegung stellt eine zusätzliche, kognitive und koordinative Herausforderung dar. Falls dies die Gruppe überfordert, kann die Bewegung auch anfänglich linear, also linker Daumen über die linke Schulter und rechter Daumen über die rechte Schulter, ausgeführt werden.

Dann fängt der Nächste an, erst seinen Namen mit Bewegung bzw. Klatschen zu rhythmisieren und fragt dann wiederum das nebenstehende Kind nach seinem Namen.

Nachdem die Gruppe 1 x rundum gespielt hat, laufen die Kinder kreuz und quer durch die Halle. Jedes Mal, wenn sie dabei ein anderes Kind treffen, klatschen sie den zuvor erlernten Rhythmus und nennen den eigenen und dann den Namen des Gegenübers.

Variation: Die Kinder können nun im Weiteren versuchen, mit den gleichen einstudierten Bewegungen dem Gegenüber eine Frage zu stellen, wobei jede Bewegung wieder einem Wort entspricht. Beispielsweise: »Was (klatschen auf Oberschenkel) – isst (klatschen in die Hand) – du (rechter Daumen über rechte Schulter) – gerne (rechter Daumen über linke Schulter)?« etc.

Hauptteil

Die folgenden Spiele sollen das Kennenlernen und Namensgedächtnis der Kinder vertiefen und somit das Gruppengefühl stärken. Dabei werden vor allem Reaktionsgeschwindigkeit und Ausdauerfähigkeit der Kinder gefördert.

Speedquiz

Die Kinder stehen verstreut in der Halle auf einem festen Platz. Die beiden Kinder, die das Einstiegsspiel gewonnen haben, dürfen nun beide einen Namen eines beliebigen Kindes der Kursgruppe rufen. Der Zweitgenannte muss dabei den Erstgenannten fangen, während die anderen Kinder ruhig auf ihren Plätzen stehen bleiben. Das Kind, welches verfolgt wird, kann sich retten, indem es ganz schnell zu einem anderen Kind läuft, ihm auf die Schulter tippt und den richtigen Namen sagt. Der Angetippte wird nun zum Fänger, bis er das andere Kind gefangen hat oder dieses ein anderes Kind antippt, welches dann wiederum zum Fänger wird. Die Kinder dürfen dabei nicht das gleiche Kind 2 x hintereinander antippen/ nennen. Wird ein Kind gefangen, beginnt das Spiel wieder von vorne. Der Kursleiter gibt dann zwei neue Namen vor.

Variation: Das gefangene Kind scheidet aus und das Spiel endet, wenn nur noch vier Kinder übrig sind.

Buzzerbombe

Die Kinder stehen in einem Kreis, wobei ein Kind einen »Buzzer« (in diesem Fall den Gewichtsball) in den Händen hält – der jede Sekunde explodieren kann. Auf das »die Bombe tickt!« des Spielleiters stellt dieser einen Countdown an (am besten durch eine Eieruhr/ Küchenuhr, die er blind stellt) und das Kind rennt nun mit der »Buzzerbombe« zu einem anderen Kind, nennt ihm den eigenen Namen und ein Hobby und übergibt dann den Ball schnell dem anderen. Dieses Kind rennt daraufhin wieder mit der »Buzzerbombe« los zu einem anderen, nennt den Namen des Vorgängers und dessen Hobby, dann den eigenen Namen und ein Hobby und übergibt dann den Ball dem nächsten Kind. Dies passiert so lange, bis die Eieruhr klingelt und die »Buzzerbombe« explodiert. Danach beginnt das Spiel von vorne. Ziel ist es, dass die »Buzzerbombe« nicht bei einem selbst explodiert.

Ratefangen

Die Kinder stehen paarweise eng in einem Kreis Rücken an Rücken. Der Spielleiter startet das Spiel mit einer Frage, indem er ein Kind anspricht und ihm eine Frage stellt über ein anderes Kind. Etwa: »Jörn, wer in der Gruppe spielt gerne Flöte?« oder: »Sophie, wer aus der Gruppe hat rote Turnschuhe an?«. Daraufhin soll das angesprochene Kind dieses Kind beim Namen nennen und dann versuchen, es zu fangen, bevor es sich an eine Hallenwand gerettet hat. Danach kommen die beiden wieder zurück in den Kreis und eine neue Frage wird gestellt.

Motorik-Memory®

Die Kinder sollen bei diesem Spiel an Begriffe und Inhalte der Motorik herangeführt werden. Dazu legt der Spielleiter die 10 Memory®-Karten (s. Anhang S. 178–182) offen vor sich hin und zeigt, welche Paare zusammengehören. Beispielsweise: »Schnelligkeit« und »Rennen«, »Koordination« und »Choreografie tanzen«, »Kraft« und »Liegestütz«, »Ausdauer« und »Fußball spielen«, »Beweglichkeit« und »Rumpfbeuge« etc. Danach dreht er die Karten um, mischt sie gut und legt sie nebeneinander hin. Nun darf jedes Kind nacheinander zwei Karten aufdecken, liest vor, was darauf steht und erklärt, ob die Begriffe zusammenpassen oder nicht. Passen die Begriffe zusammen, darf das Kind, das die Karten aufgedeckt hat, diese behalten und die gesamte Gruppe muss das, was aufgedeckt wurde, zusammen ausführen. Beispielsweise Liegestütze müssen gemacht werden, wenn die Karte »Kraft« und »Liegestütze« aufdeckt wurden, oder 1 x von einer zur anderen Hallenseite rennen und zurück, wenn jemand die Karten »Schnelligkeit« und »Rennen« aufdeckt.

Ausklang

Durch die Massage mit und ohne Ball wird die Sensomotorik / Körperwahrnehmung geschult und gleichzeitig dient sie als Belohnung für die Anstrengungen während der Spiele. Das gegenseitige Massieren baut zudem weiteres Vertrauen zwischen den Kindern auf und dient der Entspannung sowie der Durchblutung der Schulter- und Rückenmuskulatur.

Buzzermassage

Die Kinder sitzen in einem Kreis, mit Blick in eine Richtung, sodass jedes Kind auf den Rücken des Vordermannes blickt. Jedes zweite Kind bekommt nun einen Buzzer (einen Gewichtsball) in die Hand und massiert dabei den Rücken des Vordermannes. Die Kinder ohne Buzzer versuchen, die gleichen Bewegungen, die sie auf ihrem Rücken mit dem Ball spüren, ohne Ball dem Vordermann weiterzugeben. Ein Kind im Massagekreis beginnt dabei mit einer bestimmten Massagebewegung auf dem Rücken des Vordermannes. Diese Bewegung soll nun von Rücken zu Rücken mit und ohne Ball weitergegeben werden, bis sie bei dem anfängt, der die Bewegung gestartet hat. Ist die Bewegung

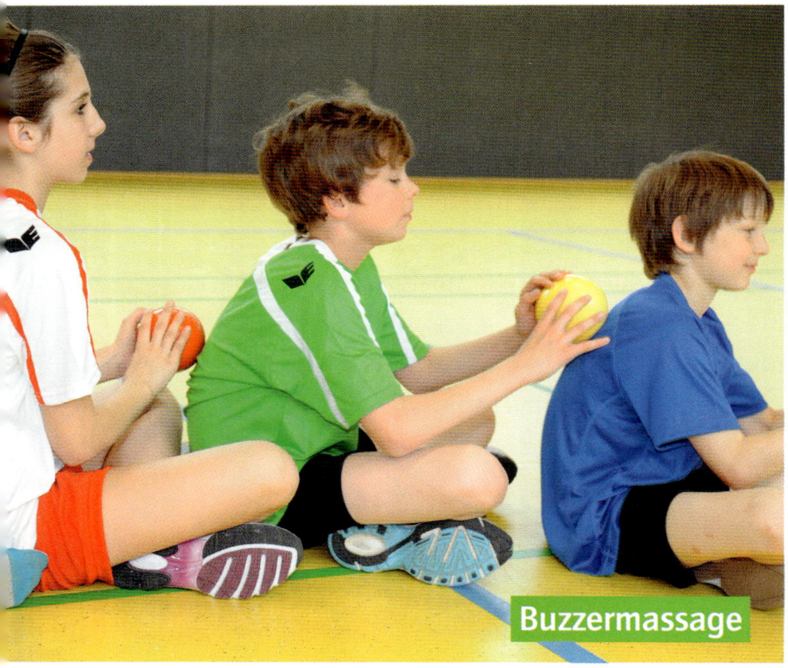

nicht korrekt beim Initiator angekommen, soll dieser versuchen, diese so zu verändern, dass sie genauso auf dem eigenen Rücken wieder ankommt. Danach geben die Kinder den Buzzer weiter und ein anderes Kind darf noch einmal eine Massagebewegung initiieren.

Information

Die Informationssequenz wird am besten in einem Sitzkreis durchgeführt. Die Kinder sollen weitere Sport-, aber auch Alltagsbeispiele nennen, die den fünf motorischen Fähigkeiten zugeordnet werden können. Dazu legt der Kursleiter nochmals die fünf Memory®-Karten mit den Grundfähigkeiten und den jeweiligen Fertigkeitsbeispielen in die Mitte, sodass die Kinder eine Gedächtnisstütze haben. Hat jeder noch ein Beispiel für eine motorische Fähigkeit genannt, fragt der Quizmaster, wer welches Bewegungsbeispiel denn auch tatsächlich selbst (und wie oft) in einer Woche macht. Beispielsweise wurde von einem Kind: »ein Instrument« als Alltagsbeispiel für Koordination genannt, der Kursleiter fragt nun, wie oft welches Kind in der Woche ein Instrument spielt, oder etwa im Haushalt hilft (staubsaugen) und sich dabei viel bewegen muss.

Hausaufgaben

Die Kinder erhalten das erste Arbeitsblatt mit der Bewegungsstrichliste, die sie bis zur nächsten Stunde ausfüllen sollen (s. Anhang S. 215).

Abschluss

Eindrücke der Stunde werden ausgetaucht. Der Kursleiter fragt die Kinder, wie sie sich nach der Bewegungsstunde fühlen, ob es ihnen Spaß gemacht hat und nimmt dabei Bezug zu seinen Fragen am Beginn der Stunde. Dabei kann er vergleichen, wie die Kinder beim theoretischen Einstieg antworteten und wie sie jetzt nach der praktischen Stunde antworten. Er lenkt das Gespräch dahin, dass es gut getan hat, sich zu bewegen. Es folgt das Abschlussritual.

Benötigte Materialien

- Poster/ Plakat (für Regeln) + Stift
- Gewichtsbälle
- Memory®-Karten
- Eieruhr
- Kleiner Kasten/ Kastendeckel
- MOVES-Kursplakat
- Hausaufgabe 1
- MOV(I)E-Stars-Arbeitsblatt
- Ordner

2.4.3 »Verrückte Olympiade« – Ausdauerstunde

Übersichtstabelle »Verrückte Olympiade« – Ausdauerstunde

min	Sequenz	Inhalt	Anmerkung	Material
5-8	Einstieg	Begrüßung der Kinder Einstieg in die Ausdauerstunde	Fragen Sie alle Kinder nach den Hausaufgaben und lassen Sie sich ihre fertigen Ordner zeigen.	Hausaufgabe 1 Teilnehmerliste Regelplakat MOVES-Kursplakat Ordner
3-5	Sensomotorik	Körperwahrnehmung im Liegen	Achten Sie darauf, dass die Kinder die Augen geschlossen haben.	Turnmatten
10	Erwärmung	»Kugelstoß-Abwerfen«		Übungsbänder Zeitung
45-50	Hauptteil	»Eisschnelllaufen« »Unendlicher Riesenslalom« »Sprint-Hüpf-Staffel« »Verrückter Triathlon« »Fußballtanz«	Der Kursleiter sollte die Stunde und Spiele auf die Kinder ausrichten und kann diese auch leicht verändern.	Stabilitätstrainer Gymnastikbänder Gymnastikbälle Gewichtsbälle Zettel mit Laufarten (Anhang S. 183–185) Eieruhr Evtl. Hütchen
5	Ausklang	»Völkerball«		Gymnastikbälle
5-10	Information	Atemtechnik bei Ausdauerübungen	Machen Sie gemeinsam mit den Kindern die Atem-Lauf-Übungen.	
2-3	Hausaufgabe			Hausaufgabe 2 (Anhang S. 216)
2	Abschluss	Fragen, Erfahrungen, Eindrücke werden ausgetauscht. Abschlussritual		

Einstieg

Das Regelposter aus der Kennenlernstunde wird noch einmal eingeführt und in der Halle aufgehängt. Die Hausaufgabe der letzten Woche wird besprochen. Dabei werden die Bewegungszeiten verglichen. Wer bewegt sich besonders viel? Wer eher wenig? Was ist am anstrengendsten bewertet worden und warum?

Der Kursleiter macht den Kindern klar, dass die alltäglichen Dinge, die sehr anstrengend sind, oft auch ungern und weniger häufig getan werden, dabei würden genau diese Übungen weniger anstrengend werden, wenn die Kinder mehr Luft und Power, also Ausdauer und Kraftausdauer hätten. Denn bei den Aktivitäten, bei denen die Kinder viel Luft brauch(t)en, benötig(t)en sie nicht nur Kraft, sondern vor allem auch Ausdauer, um die Belastung durchzuhalten.

Der Kursleiter vergleicht dazu Alltagssituationen, in denen die Kinder viel (Kraft-)Ausdauer brauchen (wie etwa Fußball spielen, Treppen steigen, toben und Fangen spielen ...) und bei welchen Aktivitäten sie ganz wenig Luft und damit (Kraft-) Ausdauer brauchen (wie Fernsehen, Computerspielen, Schlafen, Sitzen, Lernen ...). Dann fragt er die Kinder, wie viel Zeit sie an einem Tag ungefähr sitzen und damit »wenig Luft« brauchen. Dazu nennt er als Hilfspunkte: Schulzeit, Fernsehen und Computerspielen.

Nachdem der Kursleiter einige Einschätzungen der Kinder gesammelt hat, macht er deutlich, dass bei wenig Bewegung die Ausdauer immer schlechter wird und man dann für einfache Dinge immer weniger Luft und Kraft hat, was sehr ungesund für den Körper ist. Deswegen sollen die Kinder in der folgenden Stunde viele Spiele zum Thema »Kraftausdauer« machen, um ihren Körper und ihre Lunge zu stärken.

Zum Abschluss des Einstiegs klebt er das Plakat mit den vier Regeln wieder an die Hallenwand und verweist noch einmal auf diese, bevor dann die Sensomotorikübung den nachfolgenden, praktischen Teil der Stunde einleitet.

Sensomotorikübung

Mit dieser ersten sensomotorischen Übung sollen die Kinder mit geschlossenen Augen lernen, ihrem Körper nachzufühlen und ihn zu spüren. Dabei sollen sie darauf aufmerksam gemacht werden, dass der Körper Rundungen, Krümmungen und Asymmetrien hat, die man verändern kann – und dass, wenn man eine bestimmte Muskelgruppe anspannt (Agonisten), der Körper auch gleichzeitig andere, ausgleichende Partien entspannt (Antagonisten).

Die Kinder liegen mit dem Rücken auf dem Hallenboden bzw. Turnmatten. Die Beine, Arme und Hände sind seitlich neben dem Körper ausgestreckt, die Augen sind geschlossen, der Körper entspannt und unbewegt. Der Kursleiter fragt dann verschiedene Auflagepunkte des Körpers auf dem Hallenboden ab:

1. An welchem Körperteil fühlt sich der Hallenboden am kältesten an?
2. Ist etwas an eurer Körperlage unbequem?

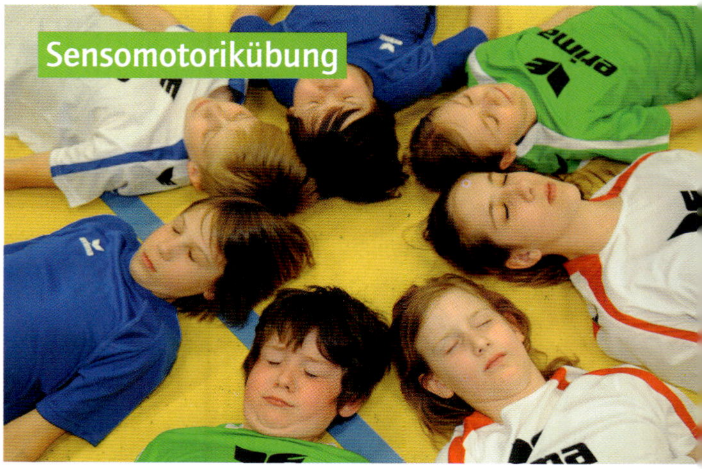

3. Fühlt ihr, dass eure Waden den Boden berühren?
4. Liegen eure Kniekehlen auch auf dem Boden auf?
5. Merkt ihr, ob eure Füße, wie sie jetzt liegen, gleichweit nach außen gedreht sind?
6. Wie berühren eure Hände den Boden? Mit dem Handballen? Mit einer Handseite? Oder etwa mit den Fingerspitzen?
7. Wie liegt euer Kopf auf dem Boden auf? – Ist er etwas mehr zu einer Seite geneigt?
8. Berühren beide Schulterblätter den Boden gleich stark?

Danach folgen verschiedene kleine Aufgaben:

1. Versucht, mit den Schulterblättern gleichmäßig und stärker gegen den Boden zu drücken, ohne aber euren Po anzuheben. Was passiert dabei mit dem Rücken? (Er wird gestreckt.)
2. Löst die Anspannung in den Schulterblättern und hebt nun euren Kopf so weit an, dass er nur noch ganz leicht den Boden berührt, ohne dass sich dabei die Füße anheben. Was spannt sich dabei automatisch noch an? (der Bauch)
3. Dann legt den Kopf wieder ab und dreht ihn ganz langsam 1 x nach rechts und 1 x nach links. Fühlt nach, ob euer Kopf rund ist und sich problemlos drehen lässt, oder ob er einige »Ecken und Kanten« hat.
4. Kann man den Kopf auch nach oben (Blick zur hinteren Wand) und unten (Kinn zur Brust) bewegen? Wie weit geht das und wie fühlt es sich an?
5. Drückt eure Arme fest gegen den Boden, sodass sie komplett von der Schulter bis zu den Fingerspitzen aufliegen, ohne dabei den Atem anzuhalten. Was spannt sich dabei noch an, wenn man die Arme nach unten/hinten drückt? (der Rücken)
6. Dreht eure Füße ganz weit nach außen – und dann ganz weit nach innen, ohne die Knie zu beugen. Was ist einfacher? (nach außen zu drehen)

Dann sollen die Kinder die Augen öffnen und kurz ihre Erfahrungen miteinander austauschen. (»Was ist euch aufgefallen bei dieser kurzen Übung?«)

Erwärmung

Die Erwärmungssequenz soll, wie die anschließende Hauptsequenz auch, vor allem die Ausdauerfähigkeit der Kinder fördern. Nach der Erwärmungssequenz fragt der Kursleiter, wie viel Luft sie gerade für das Spiel brauchten – von einer Skala von 1 bis 5 (1 = wenig Luft; 5 = so viel Luft wie nur möglich).

Kugelstoß-Abwerfen

In einem abgegrenzten Feld (etwa halbes Volleyballfeld) verstreut liegen mindestens 10-15 Seiten Zeitungspapier. Es werden drei Kinder bestimmt, die sich ein elastisches Übungsband diagonal, wie eine Schärpe, um den Oberkörper legen, damit sie als Fänger erkannt werden. Sie müssen nun einzelne Zeitungsseiten zu Kugeln zusammenknüllen und damit versuchen, die anderen Kinder abzuwerfen. Die anderen Kinder können herumliegende Kugeln wieder entknittern, sodass die Fänger sie erst wieder zu einer Kugel formen müssen, bevor sie sie werfen können.

Abgeworfene Kinder müssen schnell eine Runde um das (Volleyball-)Feld herumlaufen, bevor sie wieder zurück ins Spielfeld dürfen. Wenn alle Kinder, außer die drei »Kugelstoßer«, abgeworfen sind und gleichzeitig um das Feld herumlaufen, haben die »Kugelstoßer« gewonnen. (Sind die 10 min nicht um, können schnell drei neue »Kugelstoßer« bestimmt werden und das Spiel beginnt erneut.)

Hauptteil

Im Hauptteil werden die Kinder weitere (Kraft-) Ausdauerspiele durchführen, die unterschiedlich stark belasten sollen. Um herauszufinden, wie anstrengend die Kinder die Übungen finden, fragt der Kursleiter immer wieder, wie viel Luft sie brauchen. Auch hier gilt die Skala von 1 bis 5 (1 = wenig Luft; 5 = so viel Luft wie nur möglich). Wenn fast alle Kinder dauerhaft 5 angeben, sollte der Spielleiter die Spiele etwas entschärfen, um zu gewährleisten, dass die Kinder im Bereich der aeroben Ausdauer bleiben. Geben die meisten Kinder eine 1 an, kann der Kursleiter die Spiele etwas anstrengender gestalten, indem er die Kinder/ Gruppen beispielsweise unter Zeitdruck setzt.

Eisschnelllaufen

Die Kinder sind in Fünfer- bis Achtergruppen aufgeteilt und haben unter jedem ihrer Füße einen Stabilitätstrainer. Sind nicht genug Stabilitätstrainer vorhanden, können auch Zeitungen verwendet werden. In der Halle werden drei Kreise abgesteckt (mit Hütchen oder mit elastischen Bändern) und bei jedem Kreis ein Startpunkt festgelegt. Jede Gruppe steht an einem anderen Kreis und hat eine Schärpe (Gymnastikband einer bestimmten Farbe) um die Schultern gelegt, um die Gruppenzugehörigkeit deutlich zu machen. Nach der Startankündigung »Auf-die-Plätze. Fertig. Los« soll jede Gruppe, so schnell es geht, 1 x um den Kreis herumlaufen, wobei die Bewegungen denen der Eisschnellläufer ähneln.

Nach der Umrundung wechselt die Gruppe in Uhrzeigerrichtung direkt zum nächsten Kreis und umrundet auch diesen schnellstmöglich, um wiederum zum nächsten Kreis zu gelangen. Nach der Umrundung des dritten Kreises wird wieder beim ersten Kreis begonnen. Dies passiert so lange, bis eine Gruppe eine andere eingeholt und ein Gruppenmitglied »abgeschlagen« hat.

Unendlicher Riesenslalom

Es wird ein Slalomparcours ohne Anfang und Endpunkt, sondern als Rundparcours in der gesamten Halle aufgestellt, sodass alle Kinder durchweg in

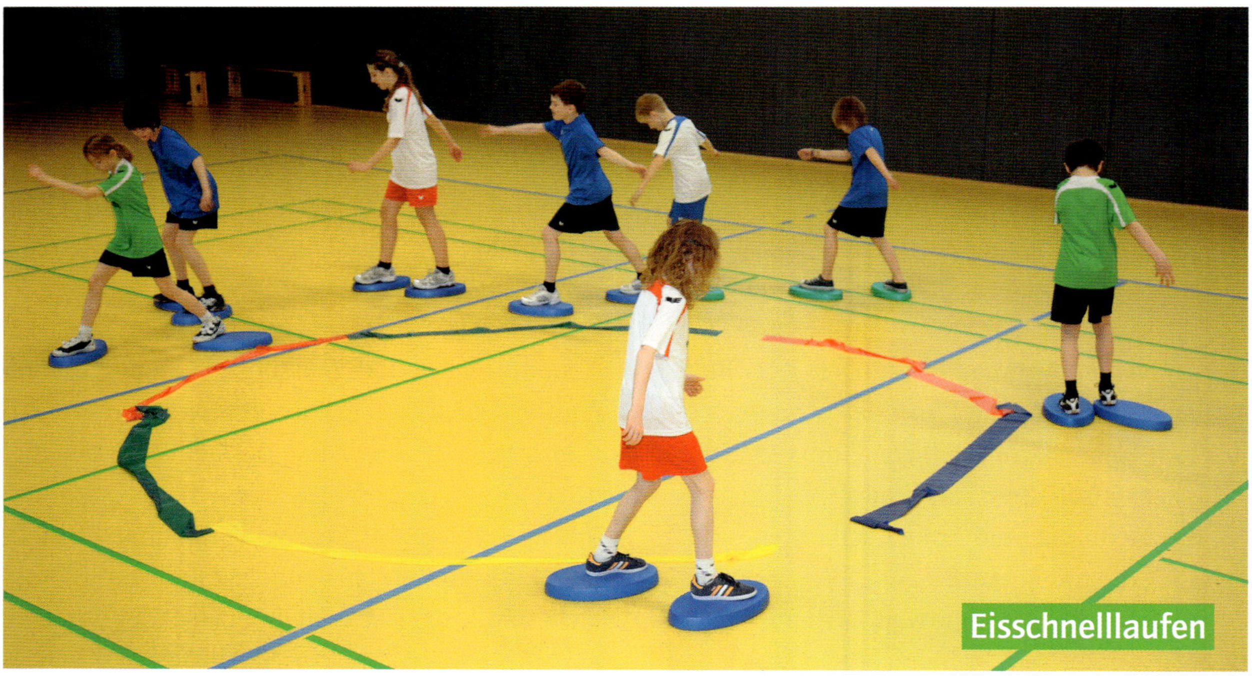

Eisschnelllaufen

Bewegung sein können. Als Slalommarkierungen dienen dabei Hütchen oder Zeitungsknäuel oder Stabilitätstrainer aus dem vorherigen Spiel. Jedes sechste Hütchen wird dann durch einen Zettel (siehe Anhang S. 183-185) ersetzt, auf dem eine spezielle Laufart notiert ist (Beispiel: Froschhüpfen; Krabbeln, Robben, Einbeinhüpfen; Krebsgang seitlich; Spinnenlauf rücklings ...). Die Kinder beginnen den Parcours an einer beliebigen Stelle. Wann immer sie dann einen Zettel kreuzen, müssen sie zu der entsprechenden Bewegungsart wechseln, bis sie zu einem neuen Zettel gelangen. Die Kinder sollen bei diesem Spiel möglichst viele Fortbewegungsarten kennenlernen und dabei ihre Ausdauer fördern.

Sprint-Hüpf-Staffel

Die Kinder werden in drei Gruppen eingeteilt, die sich jeweils in einer Reihe aufstellen. Das vordere Kind sitzt auf einem Gymnastikball. Auf Signal des Kursleiters hüpfen die vorderen Kinder auf dem Gymnastikball los, bis zu einer Markierung oder bis zur gegenüberliegenden Hallenwand, drehen dort um und hüpfen wieder zurück. Dann klatschen sie den nächsten Mitspieler ab, geben ihm den Gymnastikball und derjenige hüpft los. Welche Gruppe nach drei Gruppendurchgängen als Erste wieder im Ziel ist, hat gewonnen.

Variation: Um die Belastung deutlich zu erhöhen und den Kindern keine Pause zu geben, kann das Spiel auch so durchgeführt werden, dass das erste Kind auf dem Gymnastikball hüpft, dann das zweite Kind abschlägt, welches dann hinter dem erneut hüpfenden Kind hinterherläuft und dabei einen Gewichtsball mit dem Fuß vorwärtskickt. Beim nächsten Abschlagen folgt ein drittes Kind den beiden Kindern im Rückwärtslauf usw. Bei dieser Variation sollten die ausdauerstarken Kinder nach vorne gestellt werden, da sie am längsten / stärksten belastet werden.

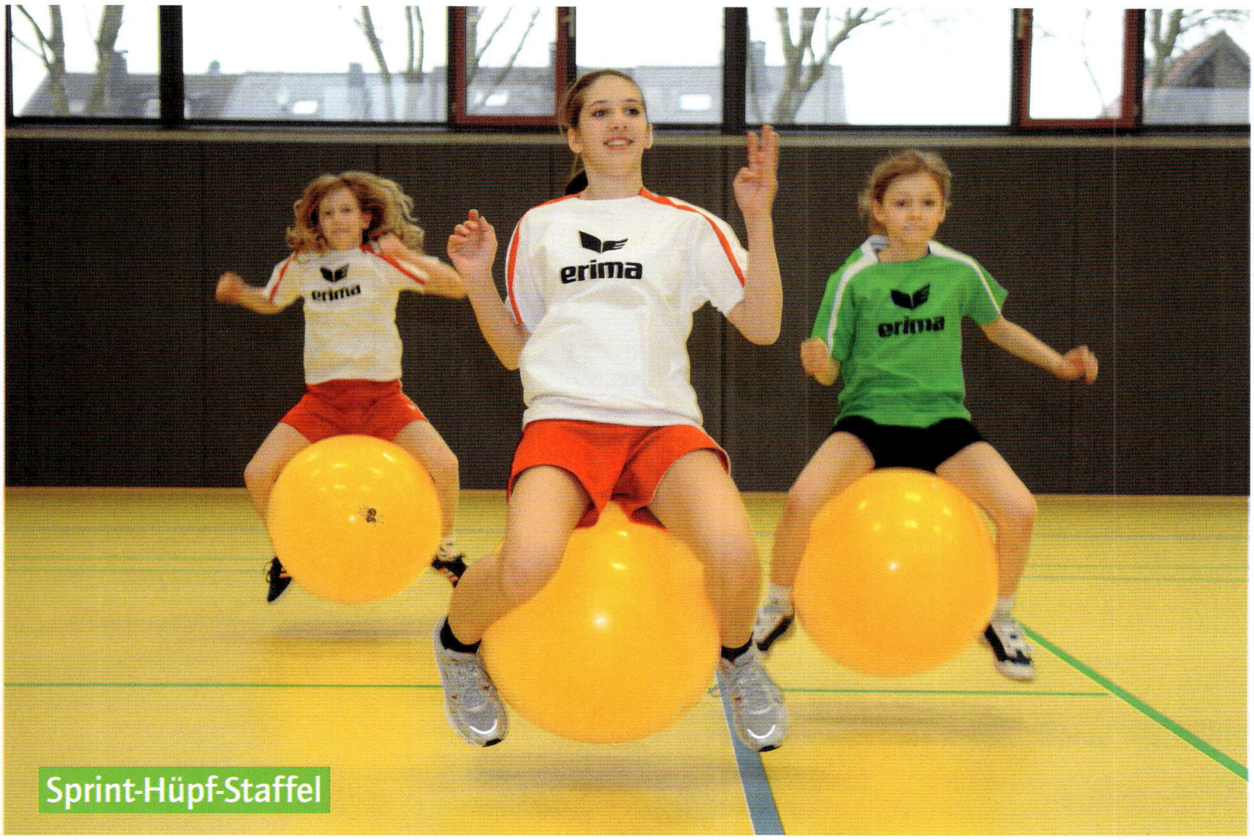

Sprint-Hüpf-Staffel

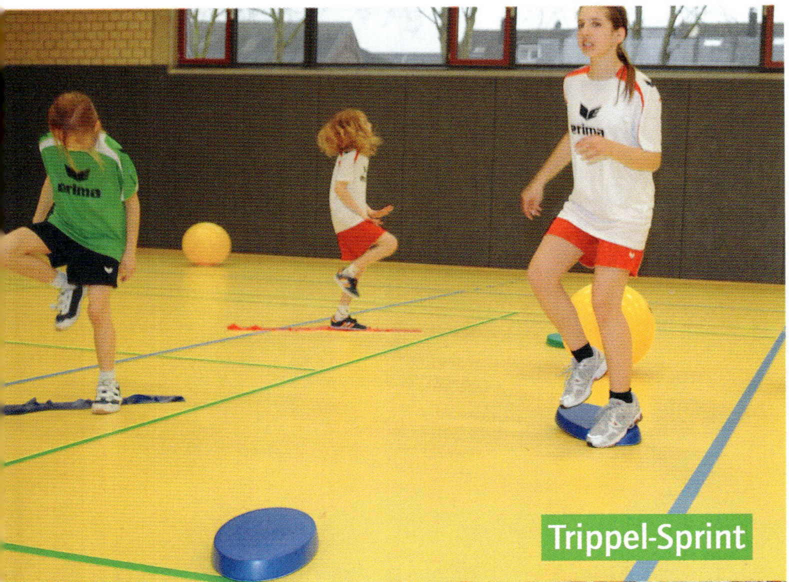

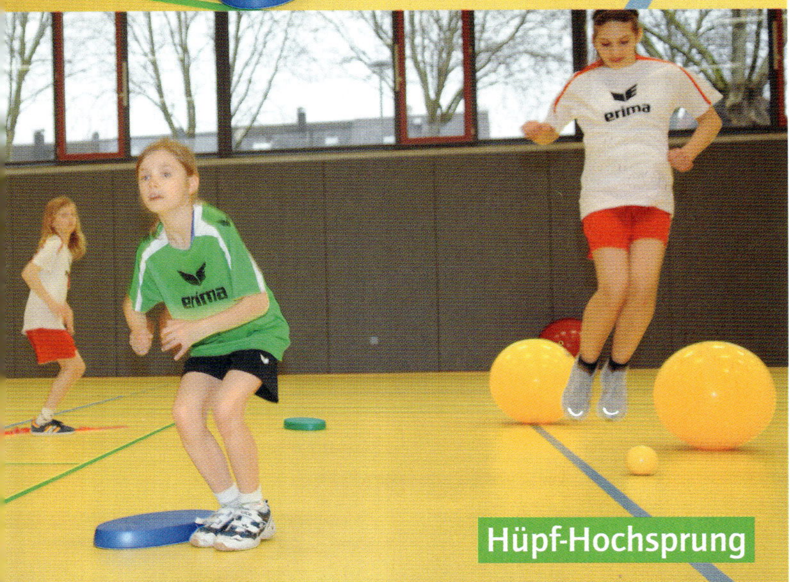

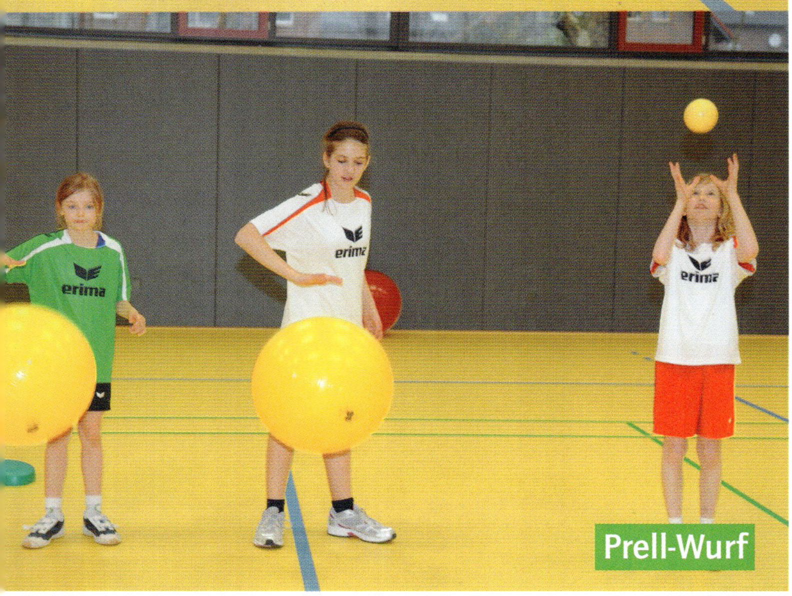

Verrückter Triathlon

Die Kleingeräte (Gymnastikbälle, Gewichtsbälle, Bänder, Stabilitätstrainer) werden in der Halle verteilt. Dabei sollte die Anzahl der Kleingeräte mindestens der Anzahl der Kinder entsprechen. Die Kinder laufen um und über die Geräte. Der Kursleiter ruft dann immer wieder einen von drei verschiedenen Begriffen des »Verrückten Triathlons«. Die Signalwörter sind »Trippel-Sprint«, »Hüpf-Hochsprung«, »Prell-Wurf«. Fällt das Wort »Trippel-Sprint«, so müssen die Kinder schnell zu den Stabilitätstrainern oder Gymnastikbändern laufen und mit vielen schnellen, kleinen Schritten auf den Geräten trippeln (Kniehebelauf auf der Stelle), bis der Kursleiter sagt, dass es weitergeht. Bei dem Wort »Hüpf-Hochsprung« müssen sich die Kinder ein Kleingerät (außer Gymnastikball) aussuchen und dieses immer wieder beidfüßig seitlich überspringen, bis auch hier der Spielleiter ein Signal zum Weiterlaufen gibt. Bei dem Signal »Prell-Wurf« laufen die Kinder schnell zu einem Gymnastik- oder Gewichtsball. Den Gymnastikball prellen sie, so schnell es geht, auf den Boden, der Gewichtsball hingegen wird so schnell wie möglich über Kopf in die Luft geworfen und wieder gefangen. Das wird so lange ausgeführt, bis auch hier der Kursleiter ein Kommando zum Weiterlaufen gibt.

Tipp: Anstelle des Kursleiters kann auch der Schüler, der als Letzter oder als Erster richtig auf die Signalwörter reagiert hat, das nächste Signalwort geben.

Variation: Bei älteren Gruppen kann der Kursleiter nach jedem Signalwort eine andere Laufart fordern, mit denen er das Signalwort aufhebt. Beispiel: Nach dem Signal »Prell-Wurf« ruft der Kursleiter »Seitwärts!«. Daraufhin müssen die Schüler seitwärts weiterlaufen bzw. seitliche Nachstellschritte machen, bis ein nächstes Signalwort kommt.

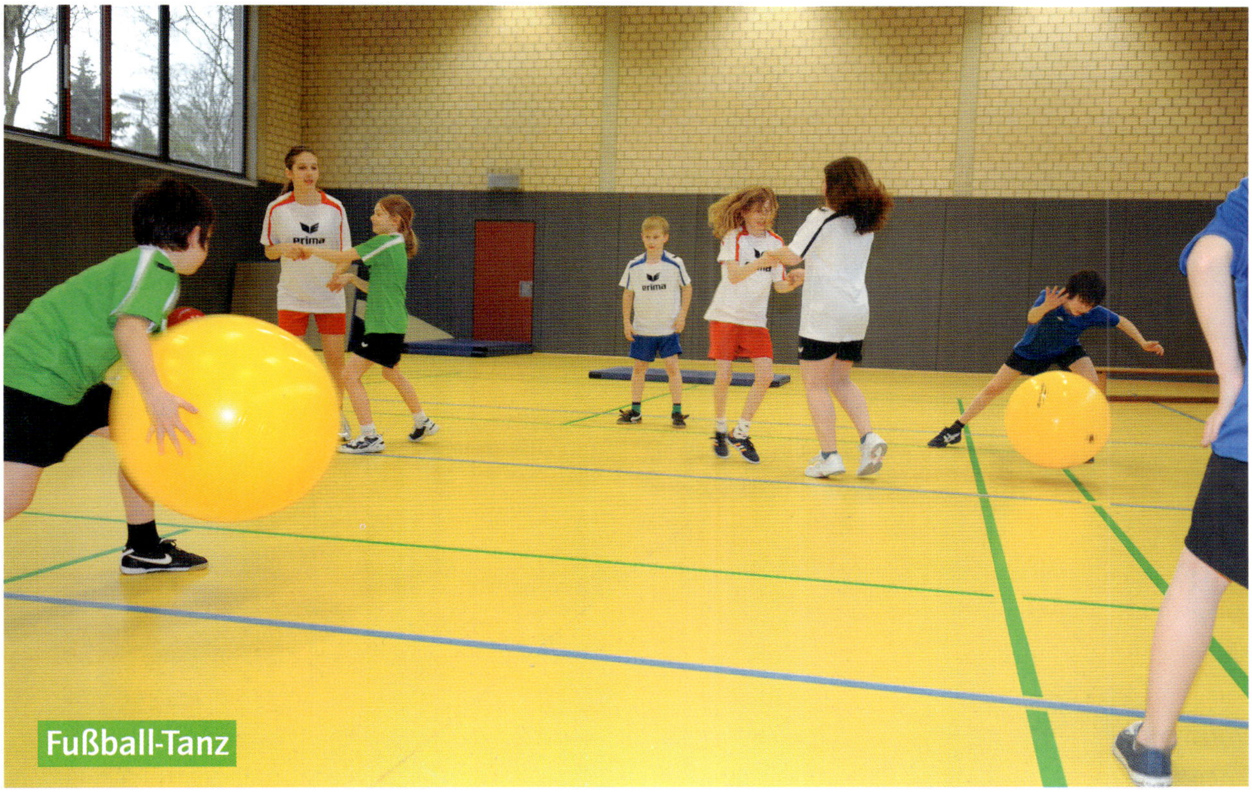

Fußball-Tanz

Fußball-Tanz

Mädchen stehen sich in der Mitte der Halle in Paaren gegenüber und »tanzen«, d. h., sie machen Seitwärtshüpfer, während sie sich an den Händen halten. Dabei bewegen sie sich von einer zur anderen, seitlichen Hallenwand. Die Jungs verteilen sich gleichmäßig an die Kopfseiten der Halle, sodass ein Jungenpaar (Abstand ca. 6-10 m) immer durch die Mädchen in der Mitte der Halle getrennt ist. Die Jungs kicken oder rollen sich nun Gymnastikbälle flach zu und dürfen dabei die in der Mitte tanzenden Mädchen nicht treffen. Tun sie dies doch, bekommen sie einen Minuspunkt, der für alle Jungs gilt. Die getroffenen Mädchen müssen daraufhin die Tanzrichtung wechseln.

Wenn die Jungs in 10 Spielminuten 20 Gruppenminuspunkte erreicht haben, haben sie verloren. Ansonsten gewinnen sie. Der Kursleiter zählt die Punkte laut mit.

Wichtig: Die Mädchen können die Minuspunkte teilweise beeinflussen, indem sie mal langsamer oder schneller seitlich hin- und hertanzen. Generell muss aber immer von einer zur anderen Wand getanzt werden.

Ausklang

Als Ausklang dieser Stunde soll »Völkerball« die Stunde mit Spiel und Spaß beenden. Dabei wird auch bei diesem Spiel die Ausdauer gefördert und gleichzeitig das Gruppengefühl weiter gestärkt.

Völkerball

Die Kinder werden in zwei Mannschaften aufgeteilt und spielen im Volleyballfeld gegeneinander mit einem Gymnastikball. Die Mannschaften versuchen, sich gegenseitig abzuwerfen. Gleichzeitig können Wurfversuche auch gefangen werden, allerdings darf der Gymnastikball während des Fangversuchs nicht aus der Hand fallen, sonst ist man abgeworfen.

Ist man abgeworfen, muss man aus dem eigenen Feld hinaus und steht seitlich oder hinter dem gegnerischen Feld. Dort kann man versuchen, die Bälle, die nicht gefangen werden oder ins Aus gerollt sind, aufzunehmen und ein Kind aus der gegnerischen Mannschaft abzuwerfen. Gelingt dies, darf man wieder zurück in das eigene Feld. Ist nur noch ein Kind aus einer Mannschaft übrig, so erhält dieses drei Leben. Ist es abgeworfen, bevor ein anderer Mitspieler wieder mit im Feld ist, hat die Mannschaft verloren.

Variation: Es können zwei oder mehr Gymnastikbälle auf einmal im Spiel sein. Dies schult die Spielübersicht und Orientierungsfähigkeit der Kinder.

Information

Der Kursleiter fragt, welches Spiel am anstrengendsten war. Dann macht er die Kinder darauf aufmerksam, dass das richtige Atmen auch einen großen Einfluss auf die Anstrengung und Leistung haben kann. Er übt mit den Kindern dann Atemrhythmen: Er zeigt den Kindern, dass es falsch ist, schnell ein- und auszuatmen oder lange ein- und kurz auszuatmen und erklärt, dass mit diesen Atemtechniken nicht genug Sauerstoff / Luft in die Muskeln gelangt, weil nicht genug CO_2 / schlechte Luft aus dem Körper herauskommen kann.

Dann übt er die »gute« Atemtechnik bei Belastungen, nämlich immer kurz ein- und lang auszuatmen, dann eine Pause zu machen, bevor man wieder einatmet. Um dies zu testen, laufen sie noch einmal hintereinander in einer Art Schattenlauf (5 min) mit dem Kursleiter durch die Halle, wobei der Kursleiter immer wieder Kommandos zum »Ein-« und »Ausatmen« und »Pause« gibt. Abschließend kommen sie alle noch einmal zusammen und der Leiter erläutert die Hausaufgaben.

Hausaufgabe

Der Kursleiter verteilt das Hausaufgabenblatt und erklärt kurz die Übung, die den Atem-Lauf-Übungen aus der Informationsphase ähnelt.

Abschluss

Erfahrungen werden kurz ausgetauscht. Die Kinder berichten, welches Spiel sie am meisten aus der Puste gebracht hat und welches sie mit Freunden zu Hause noch einmal nachspielen werden. Anschließend folgt das Abschlussritual.

Benötigte Materialien

- Gymnastikbälle
- Gewichtsbälle
- Gymnastikbänder
- Stabilitätstrainer
- Zettel mit Laufarten
- Hütchen
- Zeitung
- Eieruhr
- Regelplakat
- MOVES-Kursplakat
- Hausaufgabe 1 und 2
- Ordner

2.4.4 »Formel Eins A« – Schnelligkeitsstunde

Übersichtstabelle »Formel Eins A« – Schnelligkeitsstunde

min	Sequenz	Inhalt	Anmerkung	Material
5-8	Einstieg	Begrüßung der Kinder Einstieg in die Schnelligkeitsstunde	Fragen Sie alle Kinder nach den Hausaufgaben und den »Atemerfahrungen«.	Hausaufgabe 2 Teilnehmerliste Regelplakat MOVES-Kursplakat Ordner
3-5	Sensomotorik	Gleichgewichts- und Wahrnehmungsübung		
10	Erwärmung	»Schneller Reifenwechsel«	Die Kinder sollen die Bänder nicht festhalten. Es soll fair gespielt werden!	Gymnastikbänder
45-50	Hauptteil	»Boxenstopp« »Kurvenkommando« »Raus aus der Boxengasse« »Fahrerstaffel« »Start-Countdown«	Der Kursleiter sollte die Stunde und Spiele auf die Kinder ausrichten und kann diese auch leicht verändern.	Gymnastikbälle Gewichtsbälle Gymnastikbänder Stabilitätstrainer Eieruhr
5	Ausklang	»Fixe Farben«		Gymnastikbänder
5-10	Information	Schnelligkeit, Nervenkitzel, Anspannung und Stress im Zusammenhang mit körperlichen Reaktionen	Lassen Sie die Kinder von Stresssituationen erzählen.	
2-3	Hausaufgabe	Anti-Stress-Pro-Bewegung		Hausaufgabe 3 (Anhang S. 217–218)
2	Abschluss	Fragen, Erfahrungen, Eindrücke werden ausgetauscht. Abschlussritual		

Einstieg

Die Hausaufgaben der letzten Stunde werden besprochen. Die Kinder berichten kurz, welche Atmung sie beim Laufen am längsten durchhalten konnten und gleichzeitig am angenehmsten fanden. Dann fragt der Kursleiter, als Überleitung zur heutigen Stunde, was wohl mit der Atmung passieren würde, wenn die Kinder bei Laufaufgaben schneller gerannt wären. Der Kursleiter greift einige Antworten auf und erklärt, dass die Atmung schneller und tiefer wäre, da der Körper mehr Sauerstoff für die Muskeln bräuchte. Um schneller und mehr Sauerstoff aufzunehmen und die gebrauchte Luft einfacher ausatmen zu können, öffnet man beim schnellen Laufen meist den Mund, da so die Atmung erleichtert wird.

Der Übungsleiter erklärt, dass es nicht nur die Schnelligkeit beim Laufen gibt, sondern auch bei allen anderen Bewegungen. Um dies zu verdeutlichen, macht der Übungsleiter eine beliebige Armbewegung in Zeitlupe und danach in schneller Geschwindigkeit vor. Als weitere Schnelligkeit gibt es die Reaktionsschnelligkeit, wie beispielsweise beim Start eines 100-m-Laufs. All diese Schnelligkeitsformen sollen die Kinder durch verschiedene Fang- und Laufspiele, die an die Formel 1 angelehnt sind, ausprobieren und verbessern.

Sensomotorikübung

Die Kinder sollen durch verschiedene Lauf- und Gehübungen ihren Körper und ihre Körperhaltung deutlicher wahrnehmen lernen.

1. Zuerst sollen die Kinder einfach nur durcheinander laufen – ohne auf etwas Bestimmtes zu achten.

2. Danach sollen sie immer langsamer und langsamer gehen, bis sie in sehr langsamem Zeitlupentempo gehen. Dabei leitet der Kursleiter die Kinder an, auf folgende Dinge zu achten:

   Erstens: Dass ihre Arme zu den Beinen auch beim langsamsten Gehen noch koordiniert im Wechsel mitgeschwungen werden.

   Zweitens: Dass sie trotz Zeitlupengehen den Fuß von der Ferse hin zum Ballen abrollen.

   Drittens: Dass sie ihren Oberkörper aufrecht halten und den Blick nach vorne richten.

   Diese Übung verlangt zusätzlich eine lange einbeinige Standphase, in der das freie Bein nach vorne gebracht wird. Dadurch wird der Gleichgewichtssinn der Kinder geschult.

   Eine noch größere Herausforderung ist die Übung, wenn die Kinder im Passgang (einen Fuß direkt vor den anderen setzen) oder auf Zehenspitzen gehen. Dabei kann auch mal die Gangrichtung (vorwärts, rückwärts) gewechselt werden.

3. Danach sollen die Kinder wieder in normaler Geschwindigkeit durch die Halle gehen, bevor der Kursleiter verschiedene Ansagen macht bzw. vormacht, die die Kinder nachmachen sollen:

   Erstens: »Hohlkreuz!« Dabei sollen die Kinder versuchen, beim Gehen ein extremes Hohlkreuz zu machen.

   Zweitens: »Katzenbuckel!« Hierbei sollen die Kinder beim Laufen ihren Oberkörper, so weit es geht, nach vorne krümmen bzw. beugen.

   Drittens: »Schultern hoch!« Die Kinder sollen nun im Laufen ihre Schultern bis an die Ohren hochziehen und dabei weiterhin versuchen, die Arme zu schwingen.

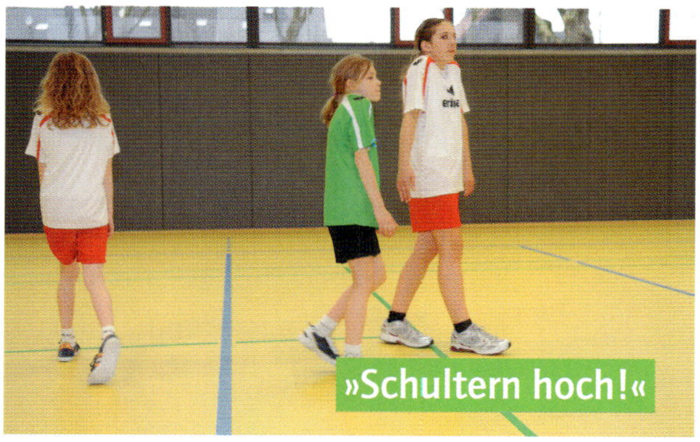
»Schultern hoch!«

Viertens: »Kerzengerade!« Hierbei sollen die Kinder sich vorstellen, jemand würde sie am Hinterkopf nach oben ziehen wollen, so sollen sie ihren Hals strecken, so weit es geht. Dabei werden die Schultern automatisch abgesenkt und die Haltung ist aufrecht.

Dann tauschen sie sich ganz kurz darüber aus, wie sich welches Gehen angefühlt hat, bevor es zum weiteren Teil der Stunde geht.

Erwärmung

Das Spiel »Schneller Reifenwechsel« dient der Erwärmung des Körpers und schult gleichzeitig die Reaktions- und Aktionsgeschwindigkeit.

Schneller Reifenwechsel

Jedes Kind bekommt ein Gymnastikband, was es sich in den Hosenbund steckt, sodass ein Teil des farbigen Bands gut sichtbar an einem Bein herunterhängt. Dabei sollten möglichst alle Bandfarben etwa gleichmäßig verteilt werden. Dieses Band soll den Ersatzreifen darstellen, welcher zu beschützen ist, vor den anderen »Formel Eins A«-Fahrern.

Die Kinder rennen dabei durcheinander durch die Halle, bis der Spielleiter ein Farbkommando gibt, etwa: »Grün!«. Dann müssen alle Kinder, die keinen grünen Ersatzreifen haben, versuchen, die Kinder, die einen grünen besitzen, zu fangen und ihnen den Reifen abzunehmen – so lange, bis der Spielleiter ruft: »Weiter« und die Kinder wieder ruhig durch die Halle traben, ohne sich ein Band zu klauen.

Hat jemand zuvor einen Ersatzreifen der richtigen Farbe ergattert, wird dieser zu dem anderen Reifen/Band in den Hosenbund gesteckt. Dieses Kind hat nun zwei verschiedene Reifen, auf die es achten muss. Das andere Kind hat keinen Ersatzreifen mehr, kann also keinen Reifenwechsel mehr

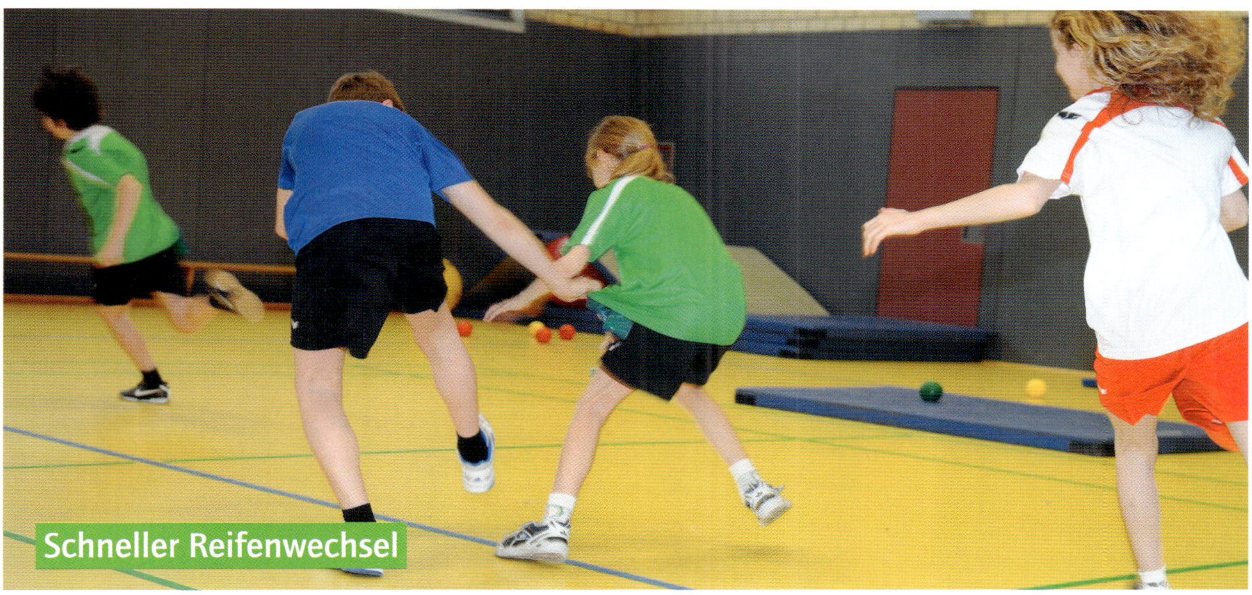
Schneller Reifenwechsel

vornehmen und muss dringend bei der nächsten Farbansage einen Reifen ergattern, sonst scheidet es aus dem Rennen aus. Wer am Ende des Spiels (etwa 10 min) die meisten Wechselreifen / Bänder besitzt, hat gewonnen.

Hauptteil

Die Kinder werden nachfolgend bei verschiedenen Lauf-, Abwehr- und Reaktionsspielen ihre Aktions-, Reaktions- und Frequenzschnelligkeit fördern. Gleichzeitig kommt es auch zu einer deutlichen Förderung der Ausdauerfähigkeit. (etwa 45 min)

Boxenstopp

Alle Kinder bis auf zwei stehen in Paaren nebeneinander und haken ihren Arm beim Partner ein. Die zwei freien Kinder haben jeweils einen großen Gymnastikball vor sich, den sie durch die Halle und an den anderen, stehenden Paaren vorbeirollen müssen. Dabei ist ein Kind mit Ball der Verfolger, der den anderen mit Ball versucht einzuholen bzw. zu fangen. Derjenige, der gefangen wird, kann sich jedoch schützen, indem er mit dem Ball zu einem der stehenden Paare rollt und sich bei einem der beiden Kinder einhakt. Das andere Kind des Paares muss sich daraufhin vom Partner lösen, nimmt den Ball und wird zum Verfolger, der versucht, den ehemaligen Verfolger zu fangen.

Dieses Spiel schult nicht nur die Reaktions- und Aktionsschnelligkeit, sondern hat auch eine kognitive Komponente, die die Umstellungsfähigkeit, nämlich vom Verfolgten zum Verfolger, fördert.

Kurvenkommando

Bei diesem Spiel stehen je zwei Kinder im Abstand von etwa 1 m hintereinander. Das hintere Kind hält einen Gewichtsball in der Hand und ruft dem vorderen Kind ein Kurvenkommando zu. Etwa: »Linkskurve!« Der Vordermann muss sich dann über die linke Schulter umdrehen und den vom Hintermann geworfenen Gewichtsball mit der rechten Hand fangen. Ruft der Hintermann: »Rechtskurve!«, so dreht sich der Vordere über die rechte Schulter, muss den Ball aber mit links fangen.

Wenn die Ausgangsübung einigermaßen funktioniert, sollte das Spiel insofern verschärft werden, als dass die Kinder sich bei dem Kommando »Linkskurve« nun nicht mehr über die linke Schulter drehen, sondern über die rechte, jedoch dann mit der linken Hand den Ball fangen! Nach jeweils

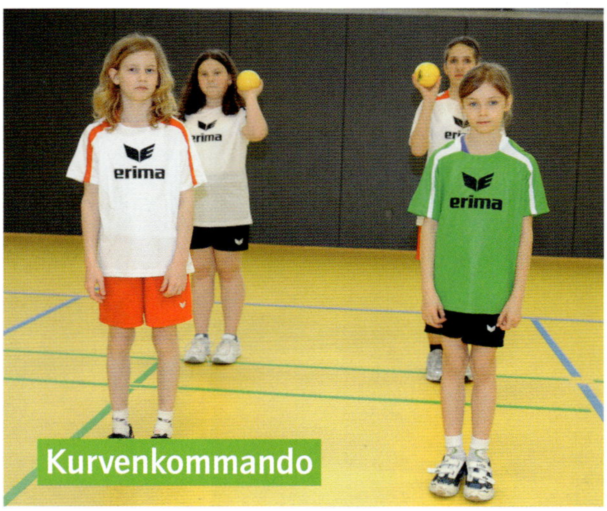

Kurvenkommando

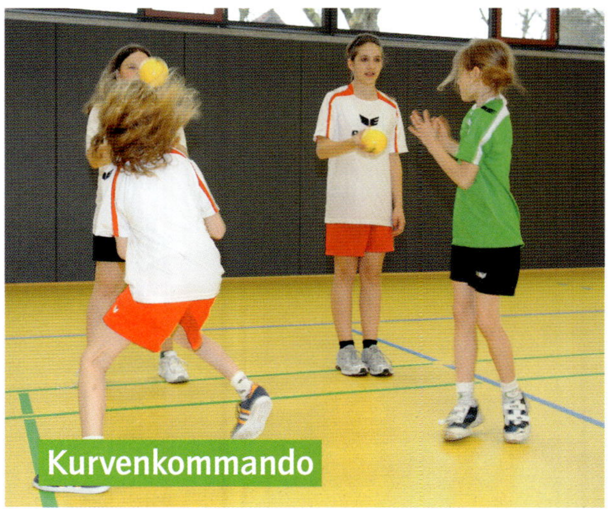
Kurvenkommando

10 Versuchen wechseln die Partner die Aufgaben. Diese kognitive Überkreuzübung fördert die Zusammenarbeit der beiden Gehirnhälften und die Reaktionsgeschwindigkeit.

Raus aus der Boxengasse

Die Kinder stehen sich in zwei »Formel Eins A«-Mannschaften getrennt an der Mittellinie der Halle gegenüber und kehren sich gegenseitig den Rücken zu. Eine Mannschaft ist dabei »Team Ferrari«, die andere »Team McLaren«. Zwischen ihnen auf der Mittellinie liegen Gymnastikbälle. Ruft der Kursleiter nun »McLaren«, so muss diese Gruppe, so schnell es geht, raus aus ihrer »Boxengasse«, bevor Team Ferrari sie eingeholt hat. Das heißt, die Kinder im »Team McLaren« nehmen sich einen Gymnastikball und prellen diesen so schnell wie möglich an die gegenüberliegende Hallenwand, ohne dass sie von einem Kind des »Teams Ferrari« den Ball abgenommen bekommen. Die Kinder, die dennoch einen Ball an das andere Team verloren haben, wechseln zur gegnerischen Mannschaft und der Boxenstopp geht von vorne los.

Dieses Spiel kann nachfolgend auch mit Gewichtsbällen gespielt werden, die auf der Linie zwischen den Mannschaften liegen und zur gegenüberliegenden Hallenwand getrippelt werden müssen, während die andere Mannschaft versucht, die getrippelten Bälle mit dem Fuß abzunehmen.

Zusätzlich sollte der Kursleiter die Startposition bei jedem Durchgang verändern, beispielsweise:

Durchgang 1: Sich auf den Rücken legen, wobei die Köpfe der beiden Mannschaften zueinander zeigen.
Durchgang 2: Sich auf Rücken legen, wobei die Füße der beiden Mannschaften zueinander zeigen.
Durchgang 3: In Bauchlage, wobei die Köpfe der beiden Teams wieder voneinander weg zeigen.

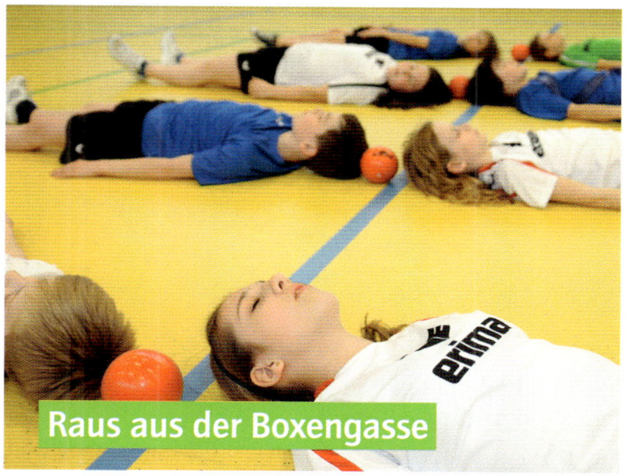

Raus aus der Boxengasse

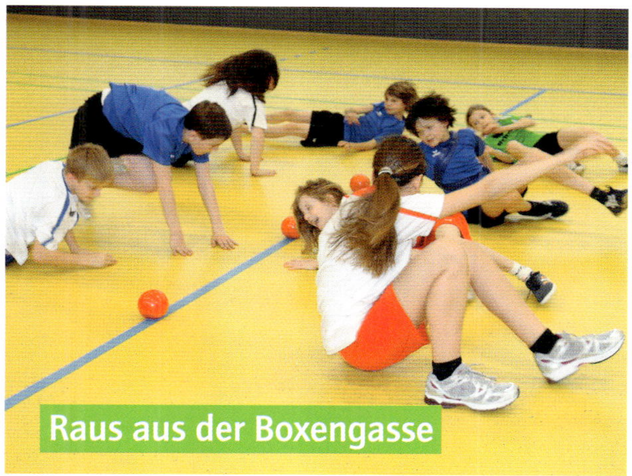
Raus aus der Boxengasse

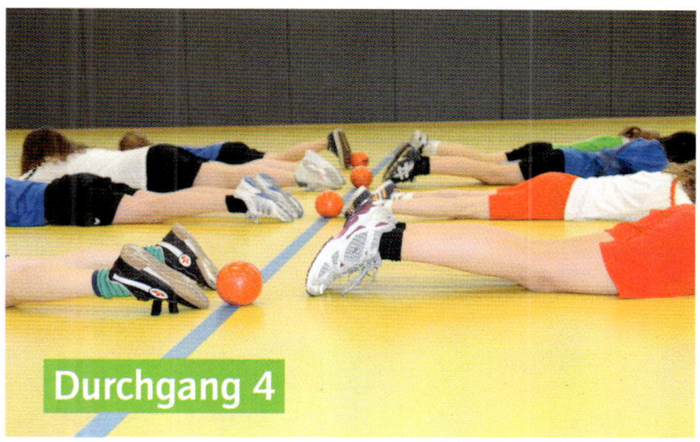
Durchgang 4

Durchgang 4: In Bauchlage, wobei die Füße der Mannschaften zueinander zeigen.
Durchgang 5: Im Schneidersitz, Gesicht zueinander gewandt.
Durchgang 6: Im Schneidersitz, Gesichter voneinander abgewandt.
Durchgang 7: Im Vierfüßlerstand rücklings, die Köpfe zueinander gerichtet.

Durchgang 8: Im Vierfüßlerstand vorlings, die Füße zueinander gerichtet.
Etc.

Dieses Spiel fördert die Reaktionsgeschwindigkeit, Laufschnelligkeit, wie auch die Ballgeschicklichkeit und kann ebenso auch als Ausdauertraining genutzt werden.

Anschließend schiebt der Kursleiter zur körperlichen Erholung die Informationssequenz ein, bevor es danach noch einmal zu weiteren (Reaktions-) Schnelligkeitsspielen kommt.

Information

Der Kursleiter fragt die Kinder, ob sie bei den bisherigen (Reaktions-)Schnelligkeitsspielen besonders angespannt waren und eine Art »Nervenkitzel« verspürten, beispielsweise weil sie unter Zeitdruck standen oder auf ein Signal bzw. Abschlagen warten, um dann selbst loszulegen. Er erklärt dann, dass dieses Gefühl der Anspannung dadurch kommt, dass viel Adrenalin, Noradrenalin und Cortisol ausgeschüttet wird, Hormone, die dem Körper helfen, leistungsfähiger zu sein, schneller zu reagieren.

Dann fragt er die Kinder, ob sie sich vorstellen können, bei welchen Situationen diese Hormone oft noch ausgeschüttet werden. Der Kursleiter lenkt die Kinder Richtung Schultests und Klausuren und macht dann klar, dass Angst vor Klausuren und Leistungsdruck oft dazu führt, dass diese Hormone ausgeschüttet werden. Diese Hormone schärfen die Sinne und Reaktionsfähigkeit, um damit eigentlich eine körperliche (Re-)Aktion auf die mögliche Gefahr hervorzurufen.

An dieser Stelle sollte der Kursleiter fragen, was die Kinder am liebsten machen würden in solchen schulischen Stresssituationen. Er erklärt, dass die normale körperliche Reaktion auf Stress und Stresshormone, Kampf oder Flucht ist. In der heutigen Zeit jedoch verlangen die meisten Stress- und Angstsituationen, wie beispielsweise in der Schule, keine körperliche Reaktion, sondern, im Gegenteil, sie verlangen, die Situationen sitzend auszustehen (Klausuren, Abfragen etc.) Da dies aber nicht der eigentlichen Natur des Körpers entspricht, ist es für die Kinder wichtig, sich oft und viel zu bewegen, gerade nach nervenaufreibenden Situationen, wie Tests, Klausuren etc. – so wie es auch bei den Spielen in dieser Stunde ist.

Die Kinder sind angespannt, können diese Anspannung aber direkt in Bewegung umsetzen und loswerden – und fühlen sich dadurch nach den Spielen nicht mehr annähernd so gestresst wie davor.

Zudem gibt der Kursleiter den Tipp, bei Denkblockaden in Klausuren oder beim Lernen eine kurze Bewegungseinheit/-pause (Spaziergang, Toilettengang, Auf- und Abbewegen der Füße bei geschlossenen Augen etc.) einzulegen. Der Kursleiter bittet die Kinder, dies in den nachfolgenden Spielen bei sich zu beobachten. Außerdem erklärt er, dass diese Anti-Stress-Erkenntnis für den Alltag der Kinder bedeutet, dass die Kinder in den Pausen und auch nach der Schule körperlich aktiv sein sollten, um Stress und andere negative Gefühle abbauen zu können.

Fahrerstaffel

Die Kinder werden in Vierergruppen aufgeteilt und stehen in jeweils einer Reihe hinter einer Startlinie, wobei jeder der vier Gruppenmitglieder ein anderes Kleingerät zugeteilt bekommt. Auf das Startkommando des Kursleiters nimmt der Erste seinen Gymnastikball, prellt diesen bis zu einer Markierung und wieder zurück zu seiner Mannschaft, wo er den Zweiten abschlägt. Dieser kickt seinem Gewichtsball mit den Füßen zur Markierung und zurück und schlägt den Nächsten ab, der mit dem um die Beine gewickelten Band im Seitgalopp zur Markierung und zurück läuft und den letzten Spieler abschlägt. Dieser balanciert freihändig einen Stabilitätstrainer auf dem Kopf und läuft, so schnell es geht, zur Markierung und wieder zurück. Verliert er den Stabilitätstrainer, so muss er an Ort und Stelle anhalten, ihn erst wieder auf dem Kopf platzieren und dann weiterlaufen.

In einem letzten Durchlauf müssen alle vier Gruppenmitglieder mit ihren jeweiligen Geräten gemeinsam zur Markierung und zurück laufen. Erst wenn alle Gruppenmitglieder über der Start-/Ziellinie sind, hat die Mannschaft gewonnen, die am schnellsten war. Danach sollten die Aufgaben innerhalb der Mannschaft gewechselt werden und die Staffel von vorne beginnen. Dieses Spiel fördert die Aktionsschnelligkeit und Frequenzschnelligkeit und schult gleichzeitig verschiedene koordinative Fähigkeiten.

Hinweis: Sind nicht alle Kleingeräte von Thera-Band® vorhanden, so können die Gymnastikbälle beispielsweise durch Basketballbälle, die Gewichtsbälle durch Fuß- oder Handbälle, die Gymnastikbänder durch Gummiseile und die Stabilitätstrainer durch einen anderen Gegenstand (z. B. Frisbee®), der auf dem Kopf balanciert werden kann, ersetzt werden.

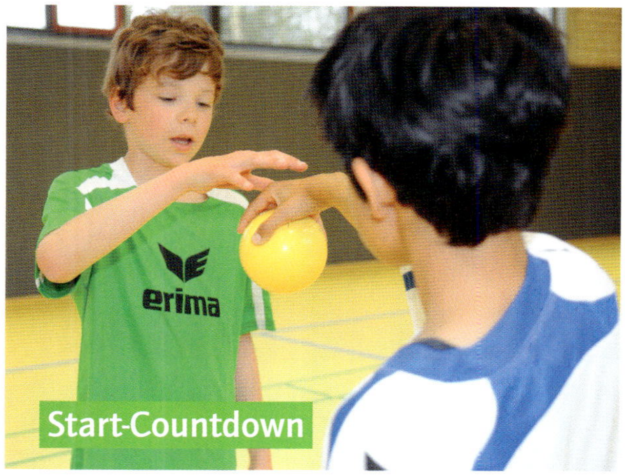

Start-Countdown

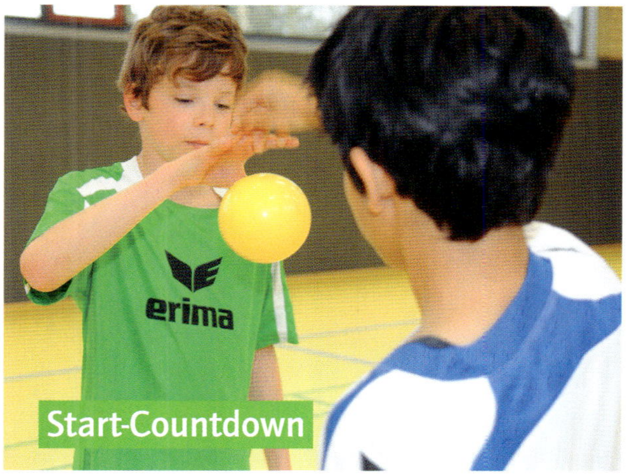

Start-Countdown

Start-Countdown

Die Kinder stellen sich in einem großen Kreis auf, sodass sich die Hände der benachbarten Kinder bei ausgestreckten Armen berühren. Jedes zweite Kind hält einen leichten Gewichtsball in einer Hand und zwar so, dass der Handrücken nach oben zeigt und der Ball Richtung Boden zeigt. In einer anderen Ecke der Halle wird ein Kreis mit Gymnastikbändern gelegt. Dann startet der Lehrer den Countdown und dreht die Eieruhr. Der »Countdown läuft!«

Nun müssen die Kinder den Gewichtsball schnell an einen benachbarten Schüler weitergeben, ohne sich dabei vom Platz zu bewegen. Dabei soll der Ball mit gestrecktem Arm, nach dem Kommando »1-2-3«, aus Brusthöhe Richtung Boden fallen gelassen werden. Der andere Schüler muss den fallenden Ball dann ganz schnell von oben ergreifen. Hat er diesen gefangen, wird er wieder, mit dem Handrücken zur Hallendecke, an den nächsten Nebenmann weitergegeben. Dies passiert so lange, bis die Eieruhr klingelt! Der »Start-Countdown« ist damit abgelaufen und alle Kinder müssen nun, so schnell es geht, mit ihrem aktuellen Ballnachbar zum markierten Kreis rennen. Das Kinderpaar, das zuerst im Kreis ankommt, ist der Rennsieger. Dieses Spiel fördert die Reaktionsgeschwindigkeit der Kinder und die Hand-Auge-Koordination.

Hinweis: Nach jedem Durchgang müssen die Schüler sich einen neuen Standplatz und einen anderen Nebenmann suchen, so müssen sie sich immer auf einen neuen Nachbarn und einen neuen Standort zum Kreis einstellen.

Ausklang

Als Ausklang soll »Fixe Farben« die Stunde mit Spiel und Spaß beenden. Dabei wird auch bei diesem Spiel die Reaktions- und Umstellungsfähigkeit gefördert, indem die Kinder auf verschiedene Signale reagieren und schnell frei gewordene Plätze erkennen müssen.

Fixe Farben

Alle Kinder haben Gymnastikbänder um ihre Füße gewickelt und halten die Enden in ihren Händen. Dabei ist es wichtig, dass alle Gymnastikbänder in den verschiedenen Farben mindestens 2 x vorkommen. Die Kinder stellen sich im Kreis auf, und ein Kind steht in der Kreismitte. Der Kursleiter denkt sich nun eine Geschichte aus (beispielsweise über ein Formel-1-Rennen) und nennt dabei immer mal wieder die verschiedenen Farben der Gymnastikbänder. Wann immer eine Farbe genannt wird, müssen die Kinder mit dieser Bandfarbe mit seitlichen Nachstellhüpfern den Platz im Kreis tauschen. Das Kind in der Mitte versucht dabei, einen der frei gewordenen Plätze zu erwischen, bevor diese wieder besetzt sind.

Tipp: Der Kursleiter kann auch zwei Farben kurz hintereinander nennen, um das Spiel schneller und aufregender zu gestalten.

Variation: In nachfolgenden Durchläufen, oder um das Spiel schwieriger zu gestalten, kann der Spielleiter eine genannte Farbe anders belegen. Das heißt, wenn er seine Geschichte erzählt und nennt z. B. die Farbe Rot, müssen alle Kinder loslaufen, die ein grünes Gymnastikband haben. Auch denkbar ist, dass die Kinder oslaufen, deren Farbe gerade NICHT genannt wurde. Das heißt, wenn der Kursleiter in seiner Geschichte die Farbe Blau nennt, rennen alle anderen Kinder los und tauschen die Plätze, nur die Kinder mit dem blauen Band nicht.

Hausaufgabe

Die Kinder sollen in der Anti-Stress-Tabelle aufführen, wann und wie viel Stress sie in verschiedenen Situationen empfinden und sich nach jeder Stresssituation 5-10 min aktiv bewegen (toben, laufen, Fangen spielen, aufräumen etc.).

Abschluss

Der Kursleiter fragt bei den Kindern nach, wie sie sich vor und nach den Spielen im zweiten Teil gefühlt haben und ob sie weniger angespannt waren, nachdem sie sich im Spiel austoben konnten. Danach erfolgt das Abschlussritual, bevor die Kinder nach Hause gehen.

Benötigte Materialien

- Gymnastikbänder
- Gewichtsbälle
- Gymnastikbälle
- Stabilitätstrainer
- Eieruhr
- Regelplakat
- MOVES-Kursplakat
- Hausaufgabe 2 und 3
- Ordner

2.4.5 »Ma-tricksMOVES« – Beweglichkeit, Dehnung und Muskelentspannung

Übersichtstabelle »Ma-tricksMOVES« – Beweglichkeit, Dehnung und Muskelentspannung

min	Sequenz	Inhalt	Anmerkung	Material
5-8	Einstieg	Begrüßung der Kinder Einstieg in die Beweglichkeitsstunde	Fragen Sie die Kinder nach den Anti-Stress-Hausaufgaben.	Hausaufgabe 3 Teilnehmerliste Regelplakat MOVES-Kursplakat Ordner
3-5	Sensomotorik	Gleichgewichts- und Wahrnehmungsübung		(Turnmatten)
5-10	Information	Sensomotorik bzw. Propriozeption und Körpergefühl im Zusammenhang mit Beweglichkeit und Dehnbarkeit		
10	Erwärmung	»In Deckung, die Agenten kommen!«	Sagen Sie den Kindern immer wieder »Hüfte hoch!«	Gymnastikball
45-50	Hauptteil	»Ma-tricks Limbomoves« »Schluchtenlauf« »Gefangen im Ma-tricks Netz« »Schneller als die Agenten« »Neos Tricks in Zeitlupe« »Ma-tricks Kette«	Der Kursleiter sollte die Stunde und Spiele auf die Kinder ausrichten und kann diese auch leicht verändern.	Sprossenwand Gymnastikbänder Stabilitätstrainer Gewichtsbälle Gymnastikbälle
6	Ausklang	»Entspannen in der Realität«		Turnmatten
2-3	Hausaufgabe	Beweglichkeitsübungen		Hausaufgabe 4 (Anhang S. 219–220)
2	Abschluss	Fragen, Erfahrungen, Eindrücke werden ausgetauscht. Abschlussritual		

Einstieg

Die Anti-Stress-Hausaufgaben der letzten Stunde werden besprochen. Der Kursleiter erklärt daraufhin noch einmal, wie wichtig Bewegung ist, um Stress abzubauen, aber auch, um den Körper zu kräftigen und für anstrengende Aufgaben geistig wie körperlich widerstandsfähig und ausdauernd zu machen. Dann fragt er die Kinder, was denn noch wichtig ist, wenn man eine Bewegung ausführt. Er nennt noch einmal: Ausdauer, Kraft, Schnelligkeit (wie in den letzten drei Stunden gezeigt) und fragt die Kinder, ob sie noch wissen, was noch fehlt.

Wenn die Kinder nicht darauf kommen, kann der Kursleiter eine Bewegung mit unterschiedlichem Bewegungsradius ausführen, um so den Kindern zu zeigen, dass der Körper auch eine gewisse Beweglichkeit braucht, um eine Bewegung ökonomisch, geschmeidig und auch schmerzfrei durchführen zu können.

Beispielbewegung: Er schnürt sich die Schnürsenkel seiner Schuhe und streckt dabei, so weit es geht, die Beine durch. Danach versucht er noch einmal, die Schuhe zu schnüren, beugt sich aber nur so weit, dass seine Hände die Knie berühren und fragt dann die Kinder: »Was fehlt mir jetzt, um meine Schuhe binden zu können?«. Dann leitet er so zur Stunde über und erklärt, dass Beweglichkeit aktiv, dynamisch oder auch passiv, statisch trainiert werden kann. Dies sollen die Kinder in den nachfolgenden Spiel- und Übungsformen erfahren.

Sensomotoriküburg

Die Kinder gehen paarweise zusammen. Abwechselnd schließt jeweils ein Partner die Augen bzw. bekommt die Augen verbunden, während der andere mit ihm folgende kurze Übungen durchführt:

1. Der sehende Partner steht vor dem Blinden, nimmt dessen Hände und führt diese langsam nach vorne oben, etwa in Kinnhöhe. Dort lässt er die Hände des Blinden kurz los. Nun führt er dessen Hände wieder zurück neben die Hüfte, lässt dort wieder los, bevor er sie nochmal vor den Körper in Kinnhöhe führt. Beim dritten Versuch hält der Sehende seine eigenen Hände in Kinnhöhe des Partners. Der blinde Partner soll nun versuchen, beide Arme erneut anzuheben und kurz unterhalb der Kinnhöhe und somit so knapp wie möglich unterhalb der Hände des Partners zu stoppen.
2. Die gleiche Übung wird nun mit den Beinen des Blinden durchgeführt, während dieser auf dem Rücken liegt. Dazu führt der Sehende erst ein Bein in etwa 50 cm Höhe, lässt kurz los und wieder holt den Vorgang noch einmal. Dann soll der Blinde es selbst versuchen und dabei wieder kurz vor der Hand des anderen stoppen. Danach das andere Bein.
3. Als letzte Aufgabe soll das sehende Kind irgendeine beliebige Körperhaltung im Stehen einnehmen und verharren. Das Kind mit verbundenen Augen soll diese Körperhaltung ertasten und dann versuchen, sie genauso bzw. spiegelverkehrt nachzustellen. Erst wenn der Blinde sagt: »Fertig«, soll der Kursleiter die Augenbinden entfernen bzw. das Kind die Augen öffnen.

Anschließend an diese drei Übungen wechseln die Partner die Aufgaben. Nachdem beide Kinder die Übungen durchgeführt haben, fragt er nach, wer es geschafft hat, wirklich ganz knapp vor der Hand des anderen anzuhalten und wer relativ weit davon entfernt war oder die Hand sogar berührt hat. Zudem fragt er, wer es geschafft hat, die Figur genauso nachzuahmen, wie sie vom Partner dargestellt wurde.

Daran schließt sich direkt die Informationssequenz an:

Information

Der Kursleiter erklärt, dass die Kinder, die es geschafft haben, die Bewegungen präzise und geschmeidig durchzuführen, eine gute Feinsteuerung und ein gutes Körpergefühl bzw. Sensomotorik besitzen. Sie spüren direkt und exakt, wie die Gelenke bei der jeweiligen Bewegung »stehen« und wie angespannt oder locker verschiedene Muskeln für eine gewisse Bewegungsausführung sein müssen. All diese Signale kann der Körper bewusst, aber vor allem auch unbewusst wahrnehmen und schickt sie zum Gehirn, wo sie verarbeitet werden und immer wieder mit der gerade auszuführenden Bewegung abgeglichen werden, sodass die Bewegung möglichst genau ist und der Zielbewegung entspricht. Dieser sogenannte »Soll-Ist-Vergleich« erfolgt mithilfe von *Kinästhetik* und *Propriozeption*, die man umgangssprachlich auch mit einem guten *Körpergefühl* (*Tiefenwahrnehmung*) beschreibt.

Damit der Körper eine gute Propriozeption und Kinästhetik hat, ist es wichtig, dass die Muskeln klar den Unterschied zwischen Anspannung und Entspannung lernen, denn verspannte, verkürzte oder verhärtete Muskeln führen zu einer schlechteren Tiefenwahrnehmung. Deswegen sind auch Dehn- und Beweglichkeitsübungen sehr wichtig für eine gesunde und gute Haltung und ein sensibles Körpergefühl.

Durch nachfolgende Beweglichkeitsübungen und Spiele sollen die Kinder aktiv und bewusst sehen, wo die Dehngrenzen ihrer Muskeln und Sehnen sind und wie groß der Bewegungsradius ihrer Gelenke ist. Außerdem helfen abschließende Dehn-, Entspannungs- und Massageübungen, ihre Muskeln zu lockern und sie in einen entspannten Ausgangszustand zu bringen. Dann bittet der Kursleiter die Kinder, bei den nächsten Übungen darauf zu achten, wann eine Bewegung in den Muskeln, Sehnen oder Gelenken einen unangenehmen Zug verursacht und diese so abzuwandeln, dass sie zwar eine deutliche Spannung, aber keinen unangenehmen Zug verspüren. Umgekehrt, wenn die Kinder das Gefühl haben, eine Übung sei zu einfach oder »bringe nichts«, sollen sie den Dehnungs- bzw. Bewegungsradius vergrößern, die Übung bzw. das Spiel schneller durchführen oder mit etwas größerem Kraftaufwand arbeiten.

Erwärmung

Das Spiel »In Deckung, die Agenten kommen!« dient der körperlichen Erwärmung und fördert die Beweglichkeit des Rumpfs. Zudem sollen die Kinder durch Beuge-, Druck- und schnelle Ausweichbewegungen auf die nachfolgenden Spiele und Übungen vorbereitet werden.

In Deckung, die Agenten kommen!

Bei diesem Fangspiel müssen die Kinder in der »Ma-tricks« den bösen Agenten entkommen. Dabei hat ein Kind, getarnt als böser Agent, einen Gymnastikball zum Abwerfen und ein weiteres Kind,

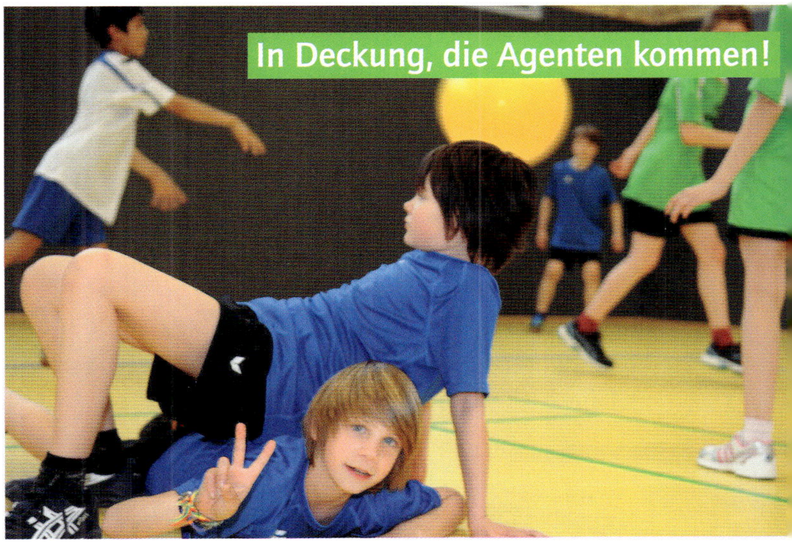
In Deckung, die Agenten kommen!

als Agent, versucht, die anderen zu fangen – ohne einen Ball. Die freien Kinder müssen versuchen, in der gesamten Halle dem Agenten mit Ball durch Ducken oder Bücken auszuweichen und gleichzeitig nicht in die Hände des Fänger-Agenten zu geraten. Die Kinder können sich dabei vor dem Fänger in Sicherheit bringen, wenn sie sich, ähnlich wie es der Hauptdarsteller im Film »Matrix« tut, schnell in den Spinnenstand »setzen«. Dann muss der Fänger ein anderes Kind verfolgen und das Kind im Spinnenstand muss warten, bis ein noch freier Mitspieler unter ihm durchkrabbelt, um ihn zu befreien. Das heißt für das wartende Kind: Hüfte oder Gesäß hoch! Wird ein Kind abgeworfen, so wird dieses Kind zum neuen Werfer. Wird ein Kind gefangen, wird dieses Kind zum neuen Fänger.

Wichtig: Die Kinder im Spinnenstand dürfen dabei nicht abgeworfen werden und weder der Abwerfer noch der Fänger dürfen bei diesen Kindern warten, bis ein anderer kommt und versucht, es zu befreien. Sie müssen sich sofort ein neues Ziel suchen.

Hauptteil

Im folgenden Hauptteil sollen die Kinder in verschiedenen Spielen ihre Dehnfähigkeit und Beweglichkeit durch hauptsächlich dynamische Übungen austesten und verbessern.

Ma-tricks Limbomoves

Der Kursleiter befestigt ein elastisches Band an einer Sprosse der Sprossenwand und hält das andere Ende in der Hand, sodass das Band gespannt ist und drei Kinder gleichzeitig unter dem Band hindurchtanzen können. So können alle Kinder mitmachen und es wird viel Bewegung ermöglicht. Die Kinder sollen verschiedene »Ma-tricksMOVES« ausprobieren und so in mehreren Durchgängen mit unterschiedlicher Körperhaltung und Bewegungen unter dem Band hindurchgehen, ohne dieses zu berühren.

Der Kursleiter kann den Kindern dabei vorgeben, wie sie sich unter dem Band hindurchbewegen sollen oder der Fantasie der Kinder freien Lauf lassen – je nach Dynamik der Gruppe. Diese Übung

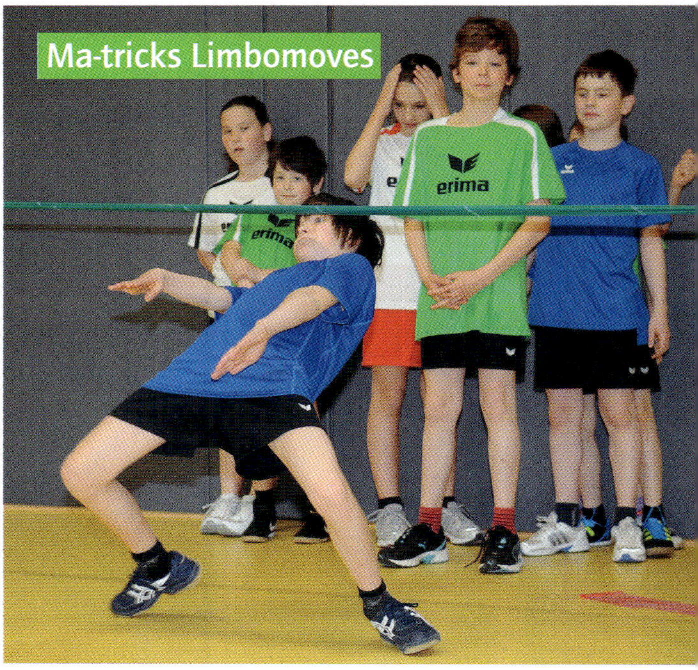

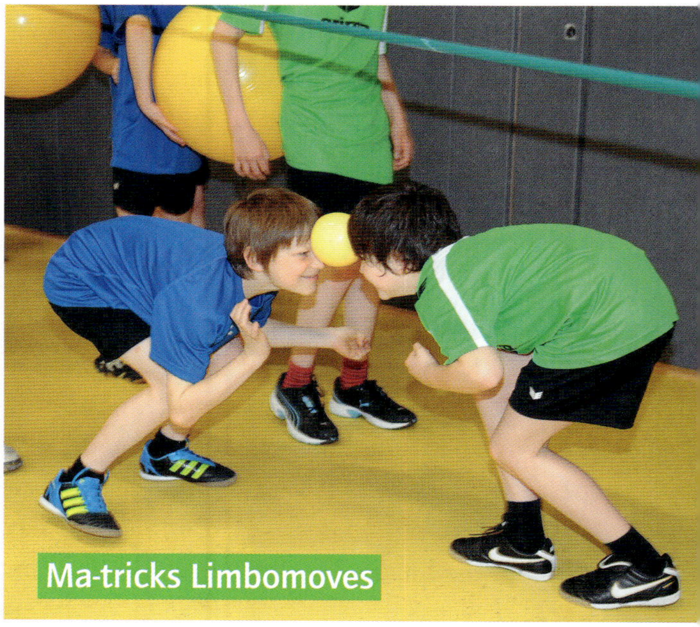

trainiert vor allem die Rumpfbeweglichkeit und dehnt, je nach Bewegungsart und -radius der Kinder, verschiedene Muskelpartien.

Variation: Nachfolgend sollen immer zwei Kinder gemeinsam unter dem Band hindurchtanzen, während sie gleichzeitig ein frei gewähltes Kleingerät (Gymnastikball, Gewichtsball, Gymnastikband, Stabilitätstrainer) zwischen ihren Körpern transportieren. Wie und wo sie das Gerät einklemmen, ist den Kindern überlassen, sie müssen lediglich zu zweit, ohne das Kleingerät zu verlieren, unter dem Band hindurchkommen. Dabei darf das Band nicht berührt werden und die Hände dürfen nicht zu Hilfe genommen werden.

Tipp: Sind nicht genug Kleingeräte vorhanden, können die Kinder auch Sportbälle oder kleine Alltagsgegenstände unter dem Band hindurchtransportieren. Beispielgegenstände: Turnschuhe, Plastikwasserflaschen, Handtücher, Stifte etc.

Weitere Variation: Die Gruppen können gegeneinander »Limbotricksen«. Dazu spannt der Kursleiter das Band, so weit es geht (max. 5 m), um den vier Gruppen à vier Kinder möglichst viel Platz zu geben. Immer zwei Kinder einer Gruppe transportieren wieder gleichzeitig ein Kleingerät ohne Einsatz der Hände unter dem Band hindurch bis zum Kastendeckel, der etwa 10 m weit entfernt steht. Dort legen sie das Gerät hinein und rennen unter dem Band zurück zum nächsten Gerät – ohne dabei die anderen Kinder zu behindern.

Jede Gruppe hat dabei acht gleiche Geräte, die sie möglichst schnell und ohne sie fallen zu lassen in den Kastendeckel transportieren müssen. Sieger ist die Gruppe, die am schnellsten und fehlerfrei alle Materialien im Kastendeckel legen kann. Wird ein Kleingerät beim Transport fallen gelassen, müssen die Kinder mit dem Gerät zurück zum Startpunkt.

Schluchtenlauf

Es werden elastische Bänder quer (parallel wie ein Zebrastreifen) und in immer größeren Abständen auf den Boden gelegt, sodass 8-10 Bänder hintereinanderliegen und der größte Abstand fast 2 m beträgt. Die Kinder gehen (!) nun nacheinander über jedes einzelne Band und versuchen, die immer größer werdenden Abstände durch immer größere Ausfallschritte zu überwinden. Sie dürfen dabei nicht von einem zum nächsten Band springen oder hüpfen. Außerdem dürfen die Kinder den Boden zwischen jeweils zwei Bändern mit keinem Körperteil (also auch nicht mit dem Fuß) berühren, sonst haben sie verloren und müssen es beim nächsten Mal erneut versuchen. Wer schafft es bis zum letzten Band? Das Spiel fördert die Beweglichkeit der Hüfte und dehnt die Hüftbeugemuskulatur (hinteres Bein beim Ausfallschritt).

Tipp: Es können immer zwei Kinder nebeneinander über die Bänder gehen und einen Partnerwettkampf daraus machen. Je nach Menge der Bänder können mehrere »Schluchtenlaufstationen« in der Halle aufgebaut werden, so können mehrere Kinder gleichzeitig agieren.

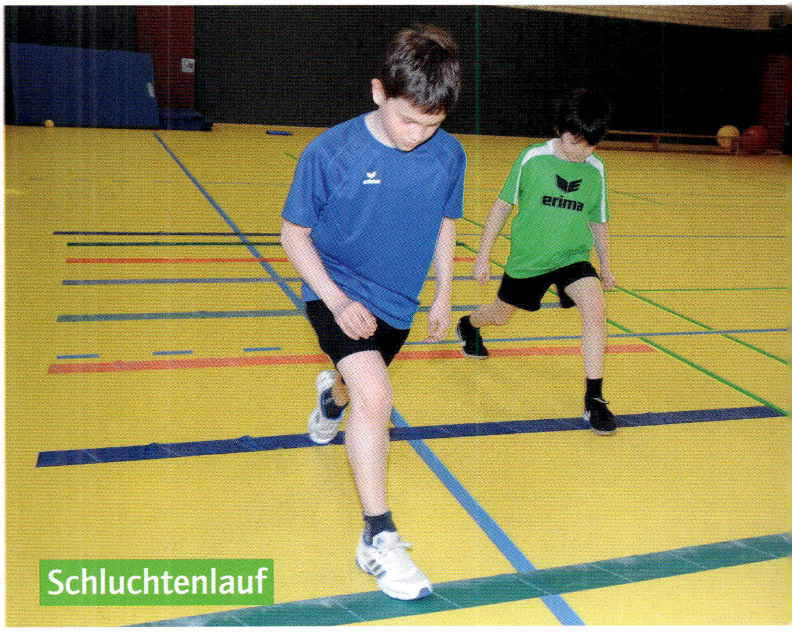

Schluchtenlauf

Variation: In nachfolgenden Durchgängen können die Kinder versuchen, die Abstände zwischen den Bändern durch seitliches Gehen bzw. seitliche Ausfallschritte und später durch Rückwärtsschreiten zu überwinden.

Gefangen im Ma-tricks Netz

Die Kinder stellen sich im Kreis auf, schließen die Augen und gehen ganz langsam aufeinander zu, ergreifen die Hände zweier anderer Kinder und halten diese fest. Dann öffnen alle wieder die Augen. Nun sollen die Kinder versuchen, das entstandene »Ma-tricks Netz« aufzulösen, indem sie, ohne die Hände loszulassen, die »Knoten« im Netz auflösen. Dieses Spiel fördert die Beweglichkeit des ganzen Körpers, durch Übersteigen, Ducken, Beugen und Drehen der Arme, Beine und des Rumpfs, sodass das Netz entwirrt wird.

Variation:
Das Gleiche machen die Kinder dann noch einmal, nur dass sie die Enden eines Bands in ihren Händen halten. Treffen die Kinder aufeinander, wird je ein Ende mit einem anderen Kind der Gruppe ausgetauscht. Erneut müssen sie versuchen, das »Ma-tricks Netz« aufzulösen.

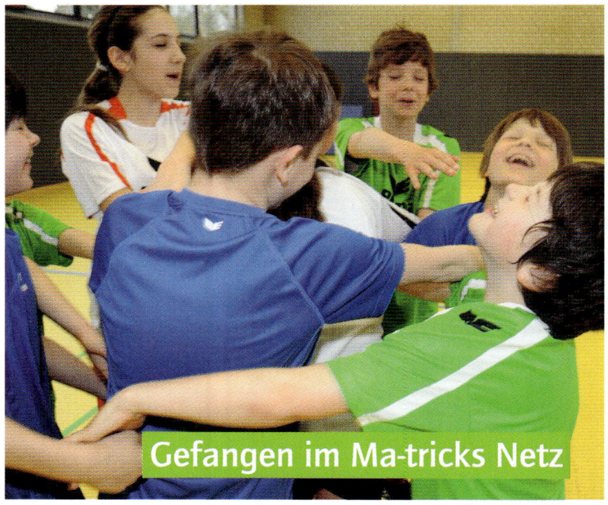
Gefangen im Ma-tricks Netz

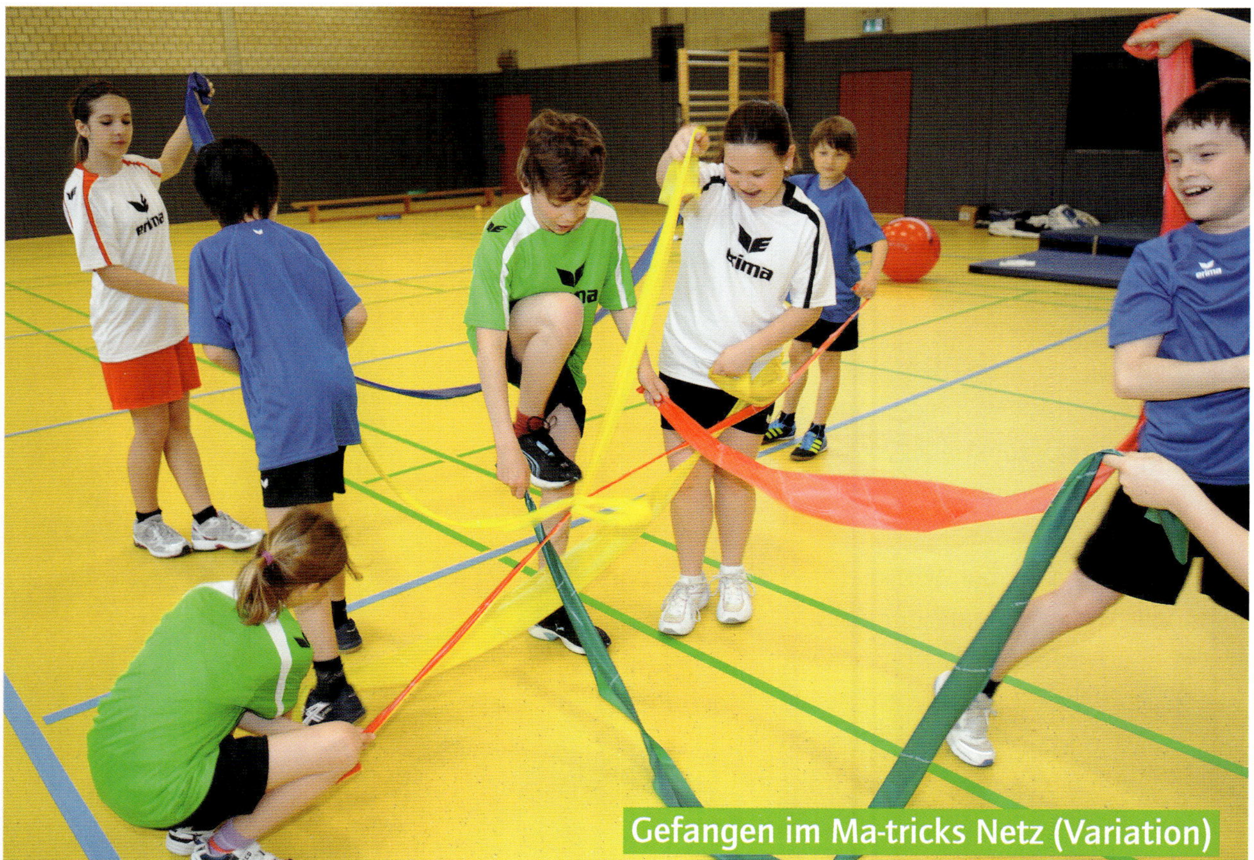
Gefangen im Ma-tricks Netz (Variation)

Schneller als die Agenten

Die Kinder werden in zwei Gruppen eingeteilt, die einen sind die Agenten, die anderen die Menschen in der »Ma-tricks«. Jedes Kind bekommt ein elastisches Übungsband und stellt sich beidbeinig auf die Bandmitte. Die Enden des Bandes werden vor dem Körper überkreuzt und dann um die Hände gewickelt, sodass sie bei nach unten hängenden Armen eine leichte Spannung aufweisen. (Sind nicht genug Bänder vorhanden, können die Kinder die Übung aber auch ohne Band ausführen und die Bänder nach einem Durchlauf untereinander tauschen.)

Die Gruppen stellen sich in je einer Reihe hintereinander auf und halten dabei etwa 0,5 m Abstand zum Vordermann. Vor den beiden Gruppen liegen je 10 gleiche Kleingeräte bzw. Gegenstände auf dem Boden. Auf das Kommando des Spielleiters werden nun einzeln die Kleingeräte vom vorderen zum hinteren Kind durchgereicht.

Im ersten Durchgang werden die Gegenstände dabei so nach hinten gegeben, dass die Kinder ihren Oberkörper seitlich rotieren müssen, um dem Hintermann das Kleingerät zu überreichen. Dabei dreht sich immer ein Kind nach links und das nächste nach rechts. Das elastische Übungsband, was jeder Schüler um seine Hände gebunden hat, ist dabei unter erhöhter Spannung, da die Geräte in Brusthöhe weitergegeben werden sollen. Wer gewinnt – die Agenten oder die Menschen? Dieses Spiel fördert die seitliche Rumpfbeweglichkeit und kräftigt dabei gleichzeitig die Arme und die Rückenmuskulatur.

Variation:
Im nächsten Durchlauf sollen die Kinder die Kleingeräte nun nicht mehr seitlich rotierend nach hin-

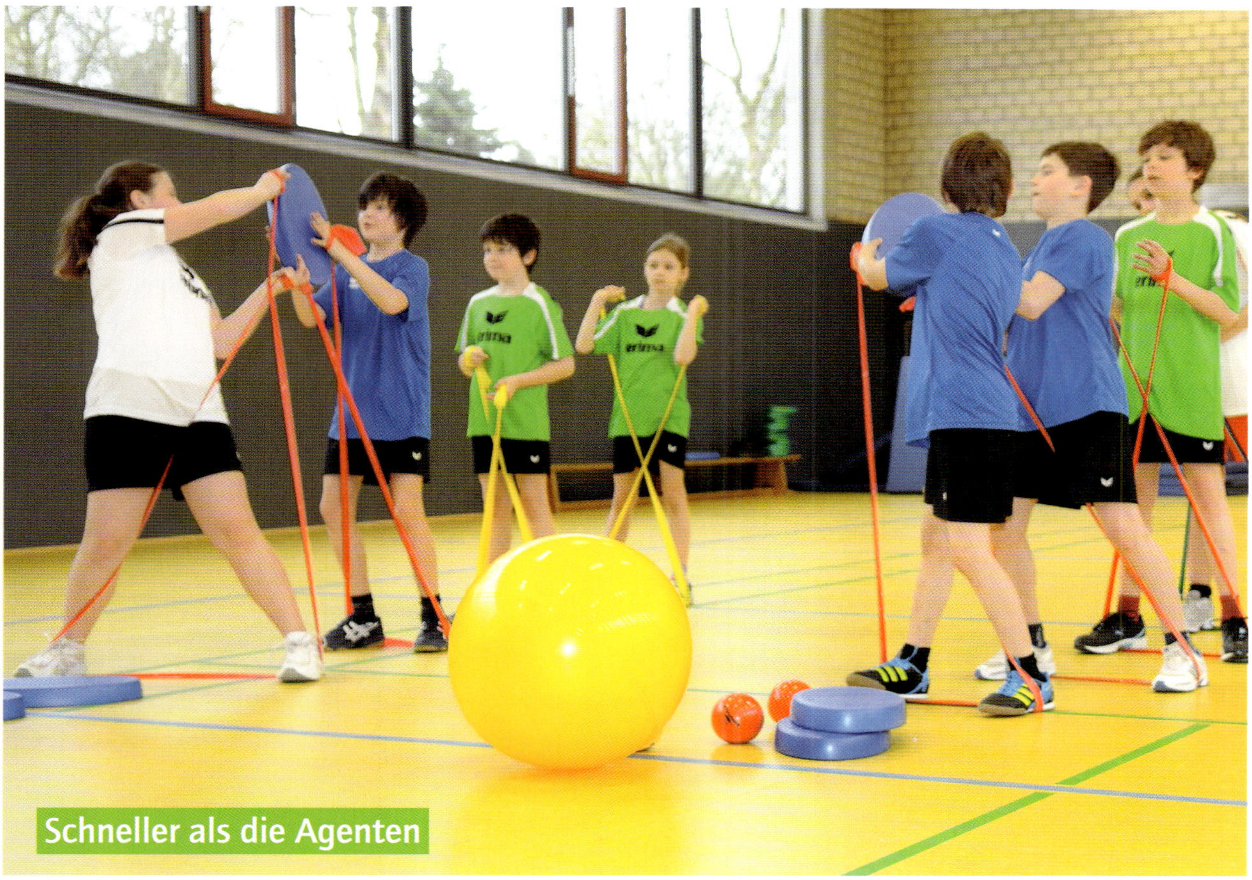

Schneller als die Agenten

ten weitergeben, sondern abwechselnd über Kopf und unter den Beinen hindurch. Auch dabei müssen sich die Kinder gegen den Widerstand des Gymnastikbandes strecken bzw. bewegen. Dieses Spiel fördert die Rumpfbeweglichkeit in der Frontalebene, kräftigt die Arm- und Rückenmuskulatur und dehnt je nach Beweglichkeit der Kinder, die Hüft- und Rumpfbeugemuskulatur (Bauchmuskulatur).

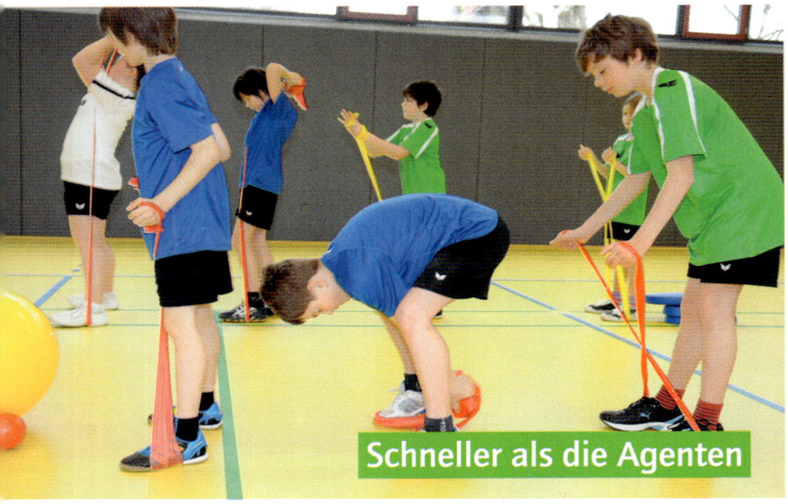

Schneller als die Agenten

Variation: Die Kinder müssen abwechselnd das erste Gerät seitlich nach hinten weitergeben, das zweite Gerät dann über Kopf bzw. unter den Beinen hindurch, das dritte wieder seitlich etc.

Neos Tricks in Zeitlupe

Jedes Kind erhält wieder ein Band. Der Kursleiter macht nun verschiedene Dehn- und Beweglichkeitsübungen vor, die er mit dem Band in Zeitlupentempo ausführt und die von einer in die nächste Bewegung fließen. Die Kinder machen die gezeigte Übung mit. Dabei sollte der Kursleiter – und die Kinder – darauf achten, eine Übung in immer größer werdendem Bewegungsradius auszuführen, sodass er immer etwas weiter in die Dehnung hineinkommt.

Die Bewegungen sollten sich dabei an »Martial Arts« bzw. Kampfsportarten orientieren, um den Kindern einen Ansporn zu geben, diese nachzumachen. Wenn der Kursleiter einige Bewegungen mehrmals in Zeitlupentempo und mit verschiedenem Bewegungsausschlag wiederholt hat, führt er sie 2 x schnell aus und die Kinder sollen es ihm nachtun. Dabei soll der Kursleiter immer wieder das Band unter Spannung setzen.

Dadurch dehnt und kräftigt die Übung die verschiedenen Körpersegmente und Muskeln und fördert die Beweglichkeit der einzelnen Gelenke durch wiederholend größer werdende Bewegungsausführungen.

Beispielbewegungen: Capoeira-Grundschritt; Jabb- und-Punch-Schläge mit deutlichem Schultereinsatz und Oberkörperdrehung; Sidekick, Backkick, Roundhousekick, Thyson-Rolle, Duckbewegungen bis hinunter zu den Zehen greifend etc. (Beispielliteratur: Delp, 2006).

»Ma-tricks Kette«

Die Kinder werden in zwei Gruppen eingeteilt und stellen sich hintereinander an einer Startlinie auf. Immer zwei Kinder einer Gruppe laufen nun nach dem Startsignal des Kursleiters gleichzeitig los. Dabei umfasst das hintere Kind mit den Händen die Fußgelenke des vorderen Kindes, während das vordere Kind einen Gewichtsball mit den Händen am Boden entlangrollt. Beide Kinder müssen bei diesem Spiel, so gut es geht, ihre Beine strecken, um möglichst schnell zu sein, zudem braucht der Hintermann Platz für seinen Kopf und Schultern, wenn er die Fußgelenke des Vordermanns umgreift. Wenn das Duo um eine Markierung herum wieder bei der Gruppe angelangt ist, löst sich das vordere Kind ab und der hintere Partner wird nun Vordermann. Der Nächste aus der Gruppe greift nun die Fußgelenke des neuen Vordermanns und läuft mit ihm los, während dieser einen Gewichts-

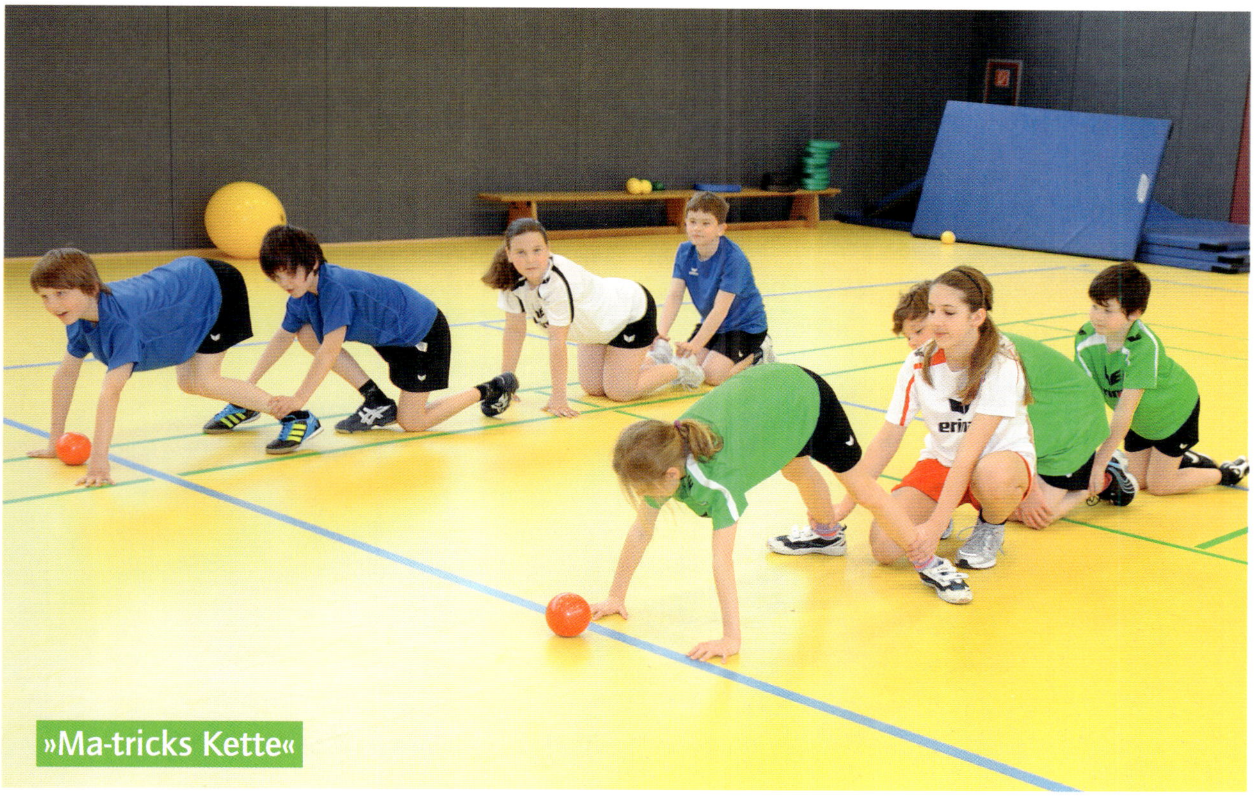

»Ma-tricks Kette«

ball vor sich herrollt, um eine Markierung herum und wieder zurück zur Gruppe. Welche Gruppe ist am schnellsten? Diese Übung dehnt die Rückseite der Oberschenkel und fördert die Rumpfbeweglichkeit.

Variation: Alle Kinder jeder Gruppe umgreifen die Fußgelenke des Vordermanns und laufen auf Signal des Kursleiters los, um eine Markierung herum und zurück zur Start-/Ziellinie.

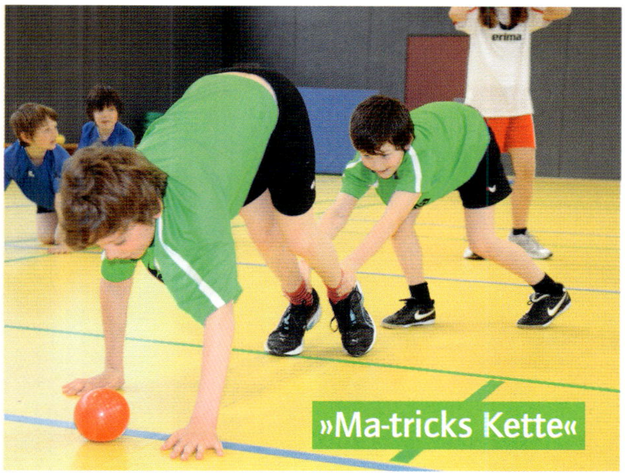

»Ma-tricks Kette«

Ausklang

In der nachfolgenden Massageeinheit leitet der Kursleiter die Kinder gezielt mit Massageübungen an, sodass die Kinder sich und ihre Muskeln entspannen können.

Entspannen in der Realität

Die Kinder massieren sich gegenseitig je 3 min. Der Kursleiter macht dabei die Massagebewegungen stehend vor der Gruppe etwa an einem aufgehängten T-Shirt vor und gibt nach 3 min den Massagewechsel an. Dabei ist wichtig, dass der Kursleiter bei der Massage auch immer wieder erwähnt, wann er den Druck der Hände an den Muskeln verstärkt oder abschwächt.

Hausaufgabe

Der Kursleiter teilt die Hausaufgabe für die kommende Woche aus. Das Arbeitsblatt erklärt verschiedene Übungen, die die Kinder (mit Eltern, Geschwistern, Freunden) durchführen sollen. Dabei soll notiert werden, wie viel cm bei welcher Dehn- und Beweglichkeitsübung fehlen oder sogar zusätzlich erreicht werden.

Abschluss

Zum Abschluss tauschen die Kinder Erfahrungen aus der Stunde aus und erzählen, bei welcher Übung sie gespürt haben, dass sie noch etwas an ihrer Beweglichkeit tun sollten. Dann werden eventuelle Fragen beantwortet und es erfolgt wieder das Abschlussritual.

Benötigte Materialien

- Gymnastikbälle
- Gewichtsbälle
- Gymnastikbänder
- Stabilitätstrainer
- Wahlweise auch: Turnschuhe, Plastikwasserflaschen, Handtücher, Stifte
- Kastendeckel
- Turnmatten
- Sprossenwand
- Regelplakat
- MOVES-Kursplakat
- Hausaufgabe 3 und 4
- Ordner

2.4.6 »Strongboy Stronggirl Contest« – Kräftigungsstunde

Übersichtstabelle »Strongboy Stronggirl Contest« – Kräftigungsstunde

min	Sequenz	Inhalt	Anmerkung	Material
5-8	Einstieg	Begrüßung der Kinder Einstieg in die Kräftigungsstunde	Fragen Sie die Kinder nach den Beweglichkeitshausaufgaben	Hausaufgabe 4 Teilnehmerliste Regelplakat MOVES-Kursplakat Ordner Laufzettel (S. 194) + Stifte Urkunde (für Abschluss S. 193) Bildkarten für Stationen (Anhang S. 186–190) Non-permanent Marker (10)
3-5	Sensomotorik	Koordinations- und Wahrnehmungsübung		Verschiedene Bälle (Gewichtsbälle, Gymnastikbälle etc.) Weichbodenmatte Sprossenwand
10	Erwärmung	»Catch me if you can«	Die Kinder dürfen die Bänder nicht festhalten! Es soll fair gespielt werden.	Gymnastikbänder
45-50	Hauptteil	»Kettensäge anwerfen« »Halte-Alarm« »Car Flip« »Hit it« »Up and down« »Power halten« »Touch Ball« »Roll down« »Müllpresse« »Strong Run«	Erklären Sie noch einmal kurz jede Station oder machen Sie sie vor. Passen Sie die Übungszeiten an die Leistungsstärke der Gruppe an!	Sprossenwand Gymnastikbänder Stabilitätstrainer Turnmatten Markierung an der Wand Gewichtsbälle Gymnastikbälle Laufzettel + Stifte Bildkarten + Non-permanent Marker (10)
5	Ausklang	»Feierabendstretching«		
5-10	Information	Verschieden starke Muskelgruppen und Anstrengungsgrad werden besprochen auch hinsichtlich der Haltung.		
2-3	Hausaufgabe	Kräftigende Alltagsübungen mit Familie		Hausaufgabe 5 (Anhang S. 221)
2	Abschluss	Fragen, Erfahrungen, Eindrücke werden ausgetauscht. Abschlussritual		Urkunde

Einstieg

Die Hausaufgaben zur Beweglichkeitsstunde werden verglichen und die Kinder zeigen, ob und wie viel sie sich innerhalb der Woche verbessert haben. Der Kursleiter erklärt noch einmal, dass Beweglichkeitsübungen wichtig sind, um den Körper und die Bewegungen geschmeidig zu machen und diese in unterschiedlich großen Radien auszuführen sind. Dabei macht der Kursleiter darauf aufmerksam, dass es besonders wichtig ist, nach kräftigenden, anstrengenden Übungen zu dehnen, damit die Muskeln sich wieder entspannen und sich nicht verkürzen. Denn verkürzte Muskeln können leichter zu Verletzungen, wie Zerrungen, oder einer krummen Körperhaltung führen.

Weiter erklärt er, dass Muskelkraft und Kräftigungsübungen unabdingbar sind, um den Körper aufrecht zu halten und zu bewegen, denn für jede Bewegung braucht man mehr oder weniger viel »Power«. Die Kinder lernen, dass in Armen, Beinen, Bauch, Rücken, Nacken, Gesicht, sowie in Händen und Füßen Muskeln sind, die in unterschiedlicher Weise dabei helfen, den Körper fortzubewegen und aufrecht zu halten.

Als Beispiel macht er vor, dass er nicht aufrecht sitzen oder gehen könnte, wenn seine Rückenmuskeln nicht angespannt wären und lässt seinen Oberkörper dabei vornüberkippen. Damit leitet der Kursleiter zum »Strongboy Stronggirl Contest« über und erklärt, dass die Kinder in Paaren verschiedene, kräftigende Aufgaben durchführen werden und dabei Punkte sammeln können, die sie auf ihren Laufzetteln notieren. Jede Übung dauert, je nach Leistungsfähigkeit der Kinder, zwischen 45 s und 1 min pro Kind. Danach ist der Partner dran. Am Ende bekommen die Siegerin und der Sieger eine Urkunde.

Tipp: Die 10 Übungen sollten als Stationen eines Zirkeltrainings in der Halle aufgebaut werden.

Sensomotorikübung

Die Kinder werfen mit kleinen Gymnastikbällen bzw. leichten Gewichtsbällen oder auch Tennisbällen/Handbällen gegen die Wand, dann gegen eine aufgestellte Weichbodenmatte, gegen eine Sprossenwand und auf den Boden. Ziel dabei ist es, die vier Würfe zielgenau so auszuführen, dass die Kinder den Ball von einer Stelle werfen und auch wieder fangen, ohne sich dabei wegbewegen zu müssen. Die Übung schult dabei das reaktive Werfen und Fangen. Die Sensorik wie auch die Motorik muss sich dabei auf unterschiedliche Wurfkurven und Beschaffenheiten einstellen lernen.

Tipp: Nehmen Sie ruhig auch andere Bälle hinzu, wie Basketbälle, Tennisbälle etc.

Erwärmung

Das Spiel »Catch me if you can« dient der Erwärmung des Körpers, kräftigt die Arm-, Schulter-, Rumpf-, Bauch- und Beinmuskulatur und schult gleichzeitig die Umstellungsfähigkeit und Reaktionsschnelligkeit der Kinder. Außerdem werden durch dieses Spiel Paare gebildet, die für den Rest der Stunde erhalten bleiben.

Catch me if you can

Die Hälfte der Kinder bekommt ein Gymnastikband in die Hosentaschen oder in den Hosenbund gesteckt. Die andere Hälfte agiert als Fänger und versucht, innerhalb eines abgesteckten Feldes (beispielsweise im Volleyballfeld), den Kindern das Gymnastikband zu stehlen. Die Verfolgten bewegen sich dabei auf allen vieren rücklings, also mit dem Gesäß zum Boden zeigend, fort, während die Fänger sich auf allen vieren vorlings, also mit dem Bauch zum Boden zeigend, vor den anderen weglaufen. Hat ein Fänger es geschafft, einem anderen Kind das Band zu stehlen, ist dieser nun der Verfolgte, während das Kind ohne Band nun den Fänger bildet. Nach etwa 5 min gibt der Kursleiter ein Signal, als »letzten Durchgang«. Wird nun ein Kind von einem Fänger gefangen, bilden diese beiden das Paar für die nachfolgenden Übungen und sind raus aus dem Fangspiel. Um nicht zu erkalten, traben sie zu zweit so lange um das Spielfeld herum, bis alle anderen auch gefangen sind und Paare gebildet haben.

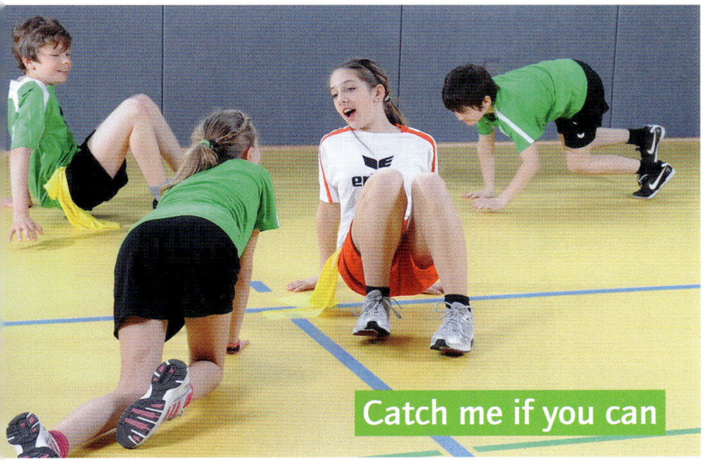

Catch me if you can

Hauptteil

Im nachfolgenden Contest durchlaufen die Kinder in Paaren nacheinander 10 Stationen, wobei jede Station andere Muskelpartien kräftigt. Dabei liegt der Hauptaspekt auf der Kräftigung des Rumpfs, um so positiv auf die aufrechte Haltung der Kinder einzuwirken. An jeder Station wird die Übung 1 min lang pro Kind durchgeführt und die gesammelten Punkte werden auf Laufzetteln notiert. Danach haben die Kinder 1-2 min Zeit, um die Station zu wechseln und die Punkte zu notieren. Der Kursleiter legt an jede Station eine, möglichst laminierte, Übungskarte (Fotovorlagen im Anhang). Die Kinder sollen nach Durchführung der Übung ein Kreuz an die Körperstelle auf der Karte machen, die sie durch die Übung am stärksten belastet fühlten. So zeigt sich nach dem Contest, ob die Kinder die Übungen korrekt ausgeführt haben bzw. ob das entsprechende Körpergefühl zur Bestimmung der Muskelgruppe vorhanden ist.

Tipp: Passen Sie die Übungszeiten an die Leistungsstärke der Gruppe an. Z. B. kürzen Sie die Übungszeit auf 30-45 s, wenn die Gruppe etwas schwächer ist und machen Sie die Pausenzeiten gleichzeitig etwas länger. Umgekehrt bei leistungsstarken Gruppen.

Kettensäge anwerfen

Ein Kind bekommt ein Gymnastikband, das mit der Mitte um einen Fuß gewickelt wird. Die Enden des Bandes werden dann in die Hand genommen und sollen unter Spannung gehalten werden. Nun beugt sich das Kind mit geradem Oberkörper leicht nach vorne und führt mit den gespannten Bandenden Bewegungen aus, die aussehen, als würde es eine Kettensäge anwerfen. Der eine Ellbogen wird seitlich am Oberkörper vorbei nach hinten oben gebracht, bis die Hand den Rumpf seitlich berührt. Dann wird sie wieder nach unten zur anderen Hand geführt. Das Kind darf nach Belieben die Arme, mit denen es die »Kettensäge« anwirft, abwechseln, je nachdem, ob der eine Arm etwas Pause braucht. Der zugewiesene Partner zählt dabei laut die Anzahl seiner (korrekt) ausgeführten Bewegungen. Ziel der Übung ist es, innerhalb von 1 min, die Kettensäge so oft wie möglich anzuwerfen. Jede korrekte Ausführung gibt einen Punkt und wird dann zu den bisherigen Punkten auf dem jeweiligen Laufzettel notiert. Dieses Spiel soll vor allem den Trizeps und die Rückenmuskulatur stärken. Die Kinder malen ein Kreuz auf die Bildkarte auf den Körperteil, den sie am meisten anstrengen mussten.

Wichtig: Der Rücken beim Anwerfen der Kettensäge sollte auf jeden Fall gerade sein, die Beine sind leicht gebeugt. Nach dem Anwerfen muss der Arm/Ellbogen auf jeden Fall langsam zurückgeführt werden, dabei sollte auch am Ende eine geringe Bandspannung vorhanden sein.

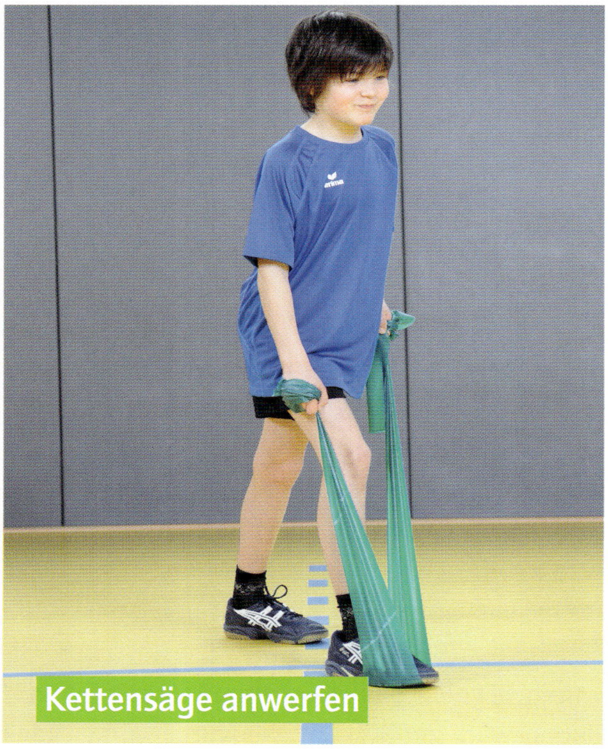
Kettensäge anwerfen

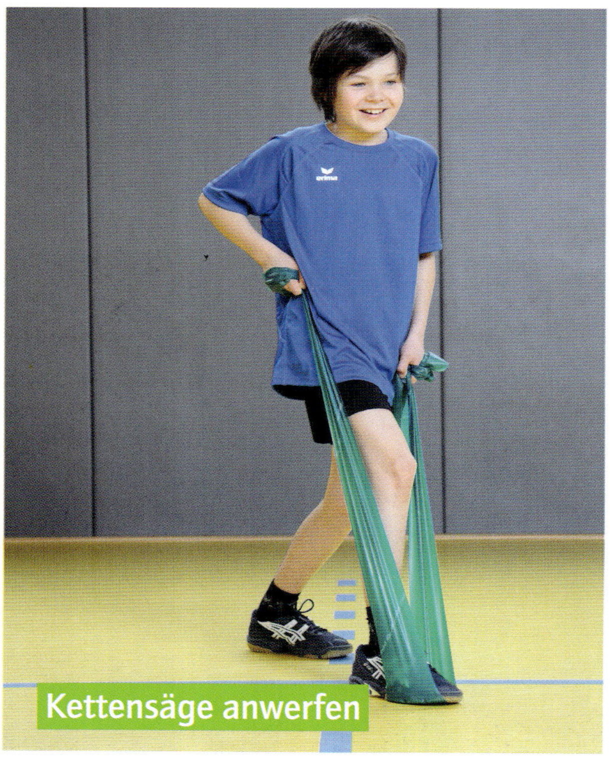
Kettensäge anwerfen

Halte-Alarm

Bei dieser Übung lehnt sich das Kind, das beginnt, mit dem Rücken an die Wand, wobei die Knie einen 90°-Winkel bilden. Im Schoß des Kindes liegt ein Gewichtsball.

Ohne diesen mit den Händen festzuhalten, soll das Kind nun 1 min lang diese Position halten, ohne dabei den 90°-Winkel so zu verändern, dass der Gewichtsball von den Beinen herunterrollt. (Je leichter der Gewichtsball, desto eher rollt er herunter, wenn sich das Kind etwas aufrichtet.)

Für geschaffte 10 s gibt es einen Punkt. Nach 1 min werden so sechs Punkte zu den vorherigen dazuaddiert. Danach wird gewechselt und der Partner ist dran, während sich die Beine des Ersten erholen können. Dieses Spiel kräftigt die Oberschenkel und fördert gleichzeitig die Kraftausdauer, wobei, je nach muskulärer Beschaffenheit, dies wie ein Maximalkrafttraining wirken kann.

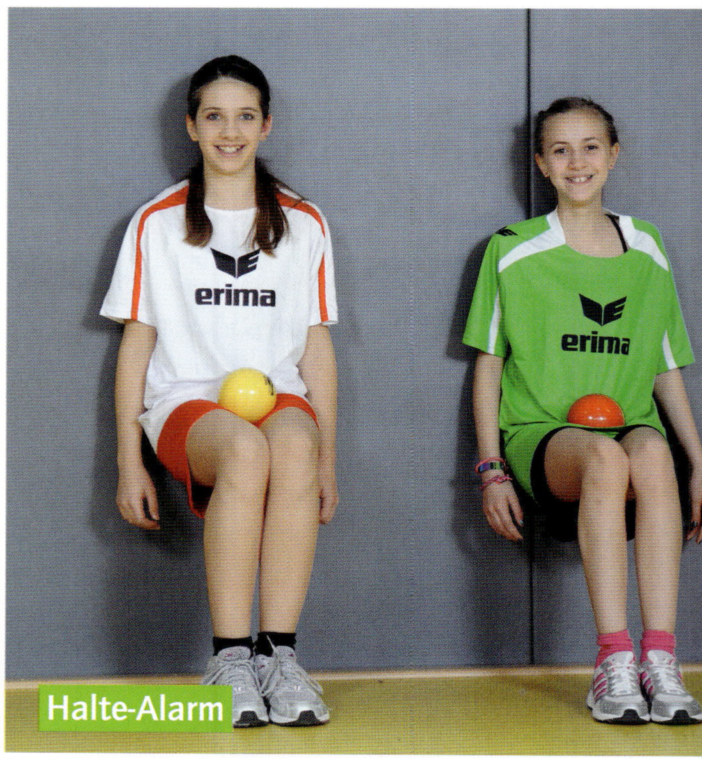

Halte-Alarm

Wichtig: Der Kursleiter ruft alle 10 s die Zeit in den Raum, so kann der Partner die Punkte rechtmäßig verteilen.

Variation: Ältere oder fittere Kursteilnehmer können versuchen, mit dem Gewichtsball in ihrem Schoss, seitlich eine gewisse Strecke an der Wand entlang zurückzulegen, ohne dabei die Haltung so zu verändern, dass der Gewichtsball herunterrollt oder einen zusätzlichen Gewichtsball über Kopf von einer zur anderen Hand zu geben, ohne die Arme dabei unter Schulterhöhe abzusenken.

Car Flip

Wie beim echten Strongmen Contest sollen die Kinder bei dieser Übung ein Auto umwerfen. Das Auto wird dabei durch eine blaue Turnmatte dargestellt. Die älteren Kinder bzw. die Jungen sollen versuchen eine blaue Turnmatte, so oft es in 1 min geht, über die Längsseite zu »überschlagen«. Die weiblichen bzw. jüngeren Kinder versuchen dies über die Querseite. Der Partner zählt wieder laut die gültigen Versuche und notiert am Ende die Punkte zu den anderen dazu. Dieses Spiel kräftigt die Arm- und Schultermuskulatur im Kraftausdauerbereich.

Hit it

Je ein Paar steht ca. 1-2 m von der Hallenwand entfernt, auf die in 2 m Höhe eine Markierung angebracht wurde (zum Beispiel mit Kreide oder farbigen Klebestreifen). Nun wirft ein Kind, so oft es in 1 min kann, einen Gewichtsball beidhändig vorwärts (von der Brust ausgehend nach vorne oben) an die Markierung und fängt den abprallenden Ball direkt wieder zum neuen Wurf. Das Partnerkind zählt die gültigen Würfe. Nur wenn die Markierung berührt wurde, zählt der Wurf einen Punkt. Nach 1 min ist der andere Spieler des Paares dran. Die Punkte werden wie zuvor zu den vorherigen dazuaddiert.

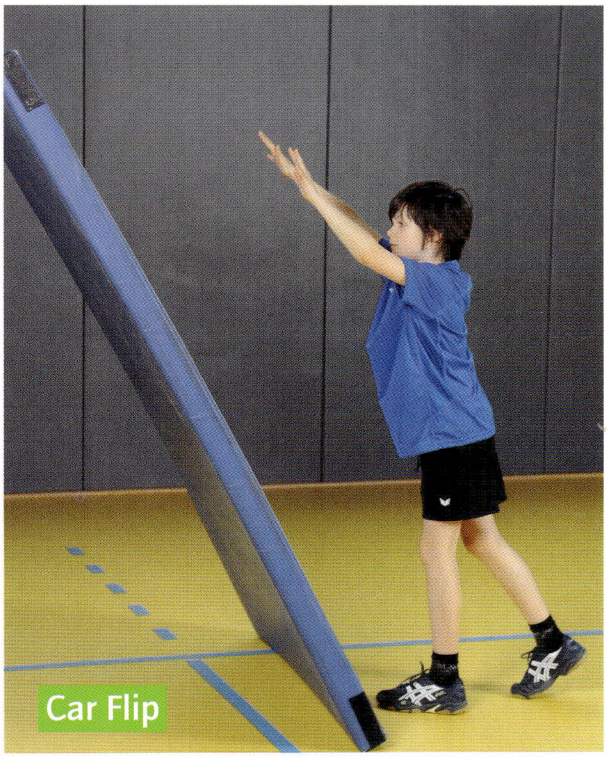
Car Flip

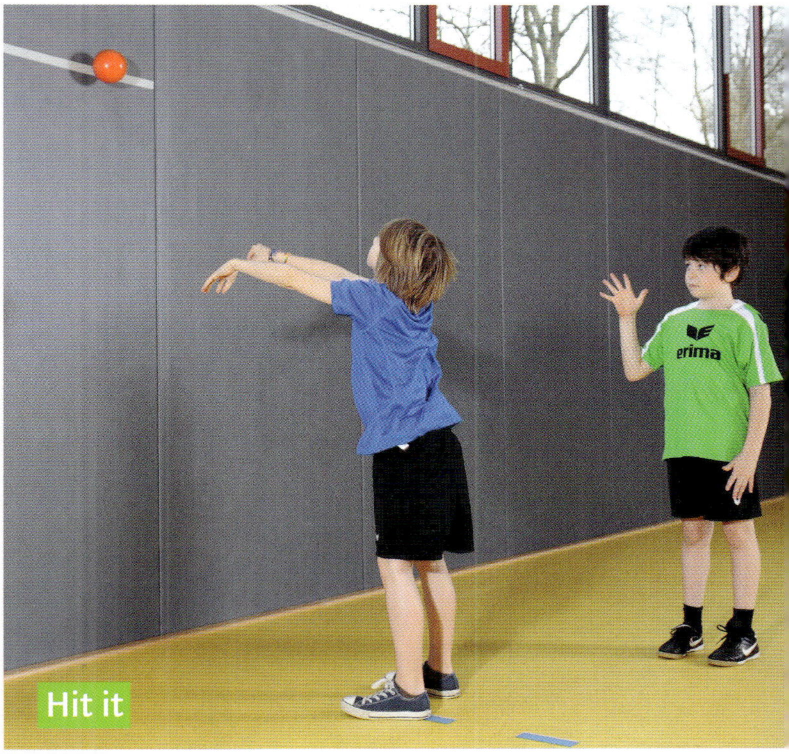

Hit it

Dieses Kraftausdauerspiel kräftigt die Rumpf- und Armmuskulatur und schult gleichzeitig die sensomotorischen Fähigkeiten der Kinder.

Variation: Diese Übung kann auch seitlich ausgeführt werden. Dabei wird die linke Schulter zur Wand gedreht. Der Ball wird nun in einer Rotationsbewegung vom rechten Knie über die Körpermitte an die Wand gestoßen. Danach wird die Schulter gewechselt.

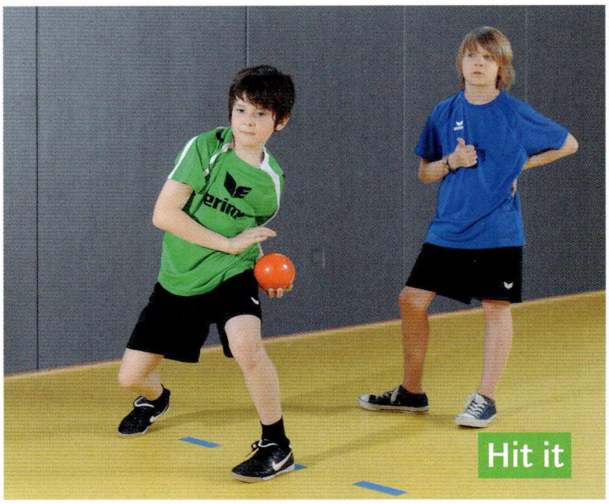

Up and down

Dazu legt sich ein Partner wie ein Automechaniker mit dem Rücken auf den Boden, stellt die Beine an und drückt seine Hüfte nach oben, sodass der Rumpf gestreckt ist und nur der Kopf mit den Schultern noch auf dem Boden aufliegt. Dann nimmt das Kind einen mittelschweren Gewichtsball in Brusthöhe und drückt diesen von der Brust nach oben weg, bis die Arme gestreckt sind, führt diesen dann bis hinter seinen Kopf Richtung Boden, tippt diesen kurz an und führt den Ball dann wieder zurück über die Brust. Dort spreizt es die Arme zur Seite, bis sie fast den Boden berühren und führt dann den Gewichtsball unter dem Gesäß hindurch, wo die andere Hand den Gewichtsball übernimmt und diesen wieder seitlich nach oben vor die Brust führt. Dann wird das Gesäß kurz abgesenkt und wieder angehoben, bevor die Armbewegung von Neuem beginnt. Jede vollständig ausgeführte Arm-Hüft-Bewegung zählt einen Punkt. Die gültigen Versuche werden wieder laut vom Partner vorgezählt. Nach 1 min tauschen sie die Aufgaben. Diese Übung dient als Ganzkörperkräftigung und beansprucht maßgeblich die rückwärtige Oberschenkelmuskulatur (ischiokrurale Muskelgruppe).

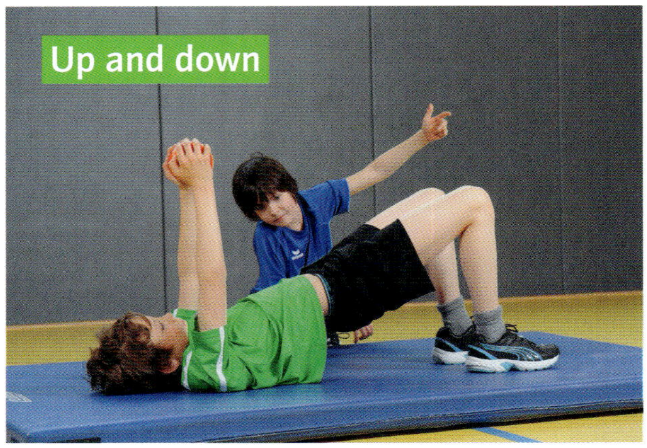

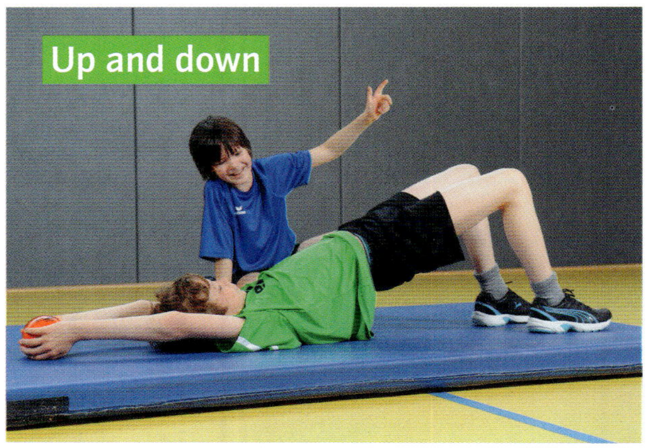

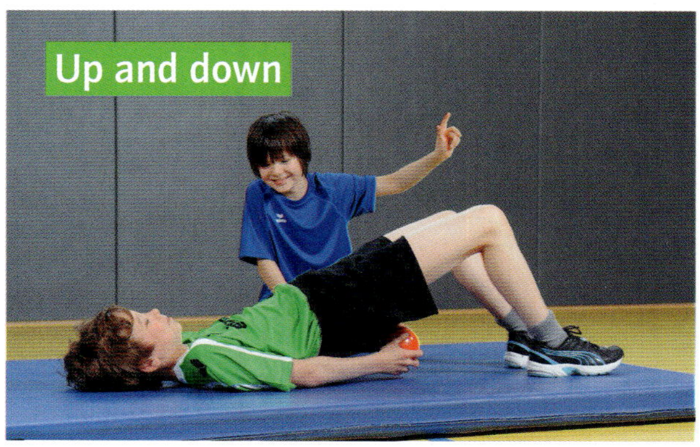

Power halten

Die beiden Kinder stehen sich bei dieser Übung gegenüber. Beide Kinder erhalten ein Band und stellen sich auf die Bandmitte, wobei sie die freien Enden einmal um jeden Fuß wickeln, damit das Band bei der Übung nicht wegrutscht. Die Bandenden geben sie dann dem Partner, welcher diese um die Hände wickelt. Mit dem Kommando »Power up« des Kursleiters sollen beiden Kinder nun ihre (fast) gestreckten Arme auf Schulterhöhe halten, wodurch das Gymnastikband nun unter erhöhter Spannung steht. Die Kinder müssen versuchen, so lange wie möglich – aber höchstens 2 min –, gegen das Absinken ihrer Arme anzukämpfen. Wer länger die Arme oben halten kann, ist der Gewinner und bekommt 30 Punkte. Diejenigen, die nach 2 min immer noch die Arme oben halten, bekommen beide 60 Punkte. Diese statische Kraftübung geht von der Kraftausdauer in den Bereich der Maximalkraft hinein und kräftigt die Schulter-, Rücken- und Bauchmuskeln der Kinder.

Wichtig: Die Kinder sollen die Schulter »unten« lassen und sie nicht mit den Armen nach oben ziehen! Das ist wichtig für eine gesunde, aufrechte Haltung.

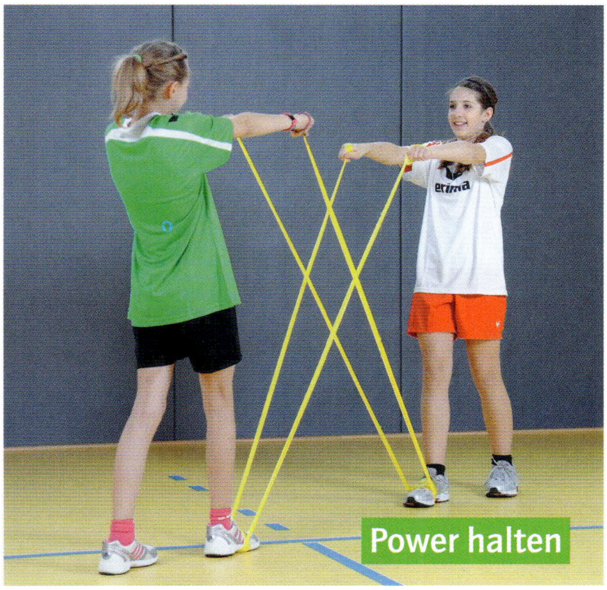

Touch Ball

Ein Kind legt sich mit dem Rücken auf den Boden und hält sich mit den Händen an den Fußgelenken des anderen Kindes, das am Kopf des Liegenden steht, fest. Zwischen den Füßen des Liegenden befindet sich ein Gymnastikball.

Dieser soll nun vom Boden abgehoben und über den Kopf bis zum Bauch des stehenden Kindes transportiert werden. Dabei wird die Bewegung

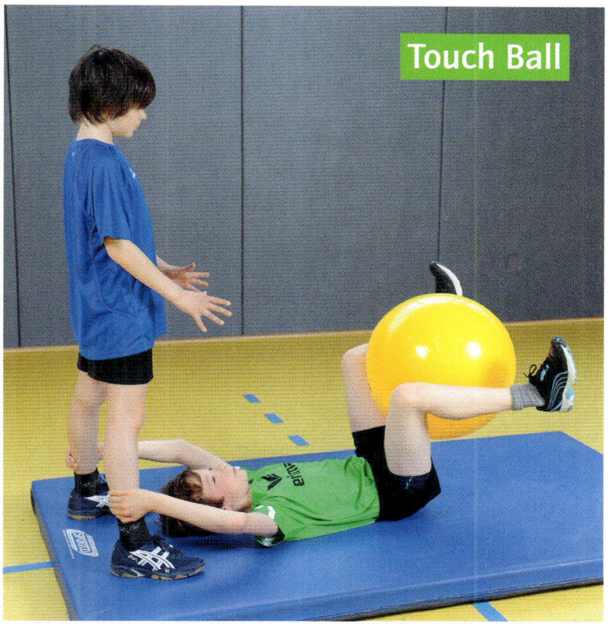

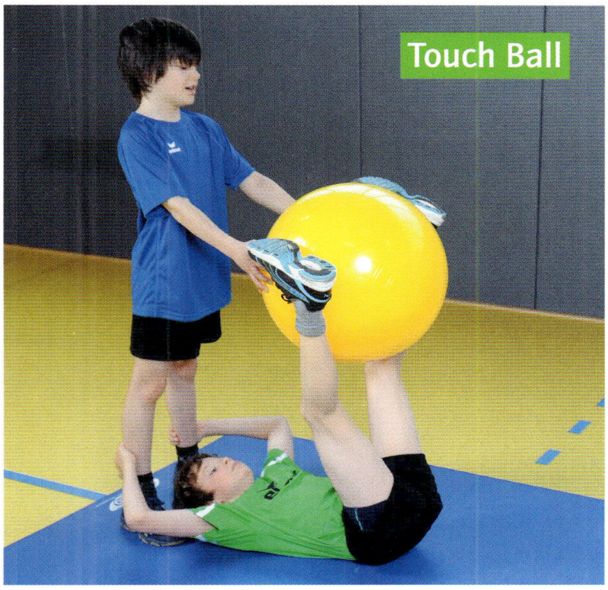

mit dem Anziehen der Knie zum Oberkörper eingeleitet. Mit gebeugten Beinen wird der Ball so vom Boden abgehoben – so ist sichergestellt, dass die Kinder nicht aus dem unteren Rücken, sondern aus dem Bauch heraus arbeiten. Wenn die Oberschenkel zum Rumpf einen 90°-Winkel bilden, werden die Beine schließlich gestreckt.

Nach der Berührung des Balls mit dem Bauch des Partners wird der Ball wieder zurück Richtung Boden geführt. Dabei wird die Rückbewegung identisch mit der Aufbewegung durchgeführt. Jede Auf- und Abbewegung der Beine gibt einen Punkt. Nach 1 min werden die Punkte zu seinen vorherigen dazuaddiert und die Partner wechseln ihre Aufgaben. Diese Übung kräftigt die Innenseite der Beine (Adduktoren) und die Bauchmuskulatur, die besonders für eine stabile Körperhaltung wichtig ist.

Roll down

Bei dieser Übung werden eine Langbank und Gewichtsbälle benötigt. Ein Kind stützt sich mit den Händen in der Liegestützposition rücklings auf der Bank ab, während die Fersen bei gestrecktem Körper auf den Hallenboden drücken. Der Körper ist gespannt und bildet möglichst eine gerade, diagonale Linie zwischen Kopf-, Hüfte- und Kniegelenk. Beim Startzeichen bringt das Kind seinen Po Richtung Boden, bis es diesen leicht berührt. Der Partner legt in dieser Position einen Gewichtsball in den Schoß des Kindes. Dann streckt das Kind seine Hüfte wieder nach oben, bis der Gewichtsball von seinem gestreckten Körper Richtung Füße herunterrollt. Anschließend senkt es seine Hüfte wieder ab und bekommt erneut den Gewichtsball vom Partnerkind in den Schoß gelegt. Jedes Herunterrollen des Balls bringt einen Punkt. Der Partner zählt diese laut und notiert sie nach Ablauf der Minute. Jetzt wechseln die Partner ihre Aufgaben. Diese Übung stärkt die Mittelkörperspannung der Kinder und kräftigt die Rumpf-, Schulter- und Gesäßmuskeln.

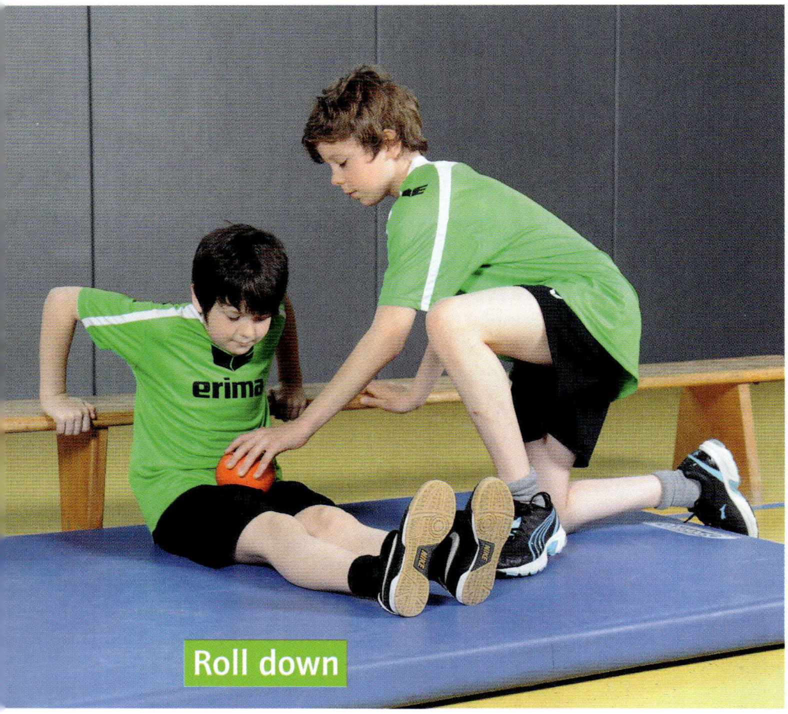

Roll down

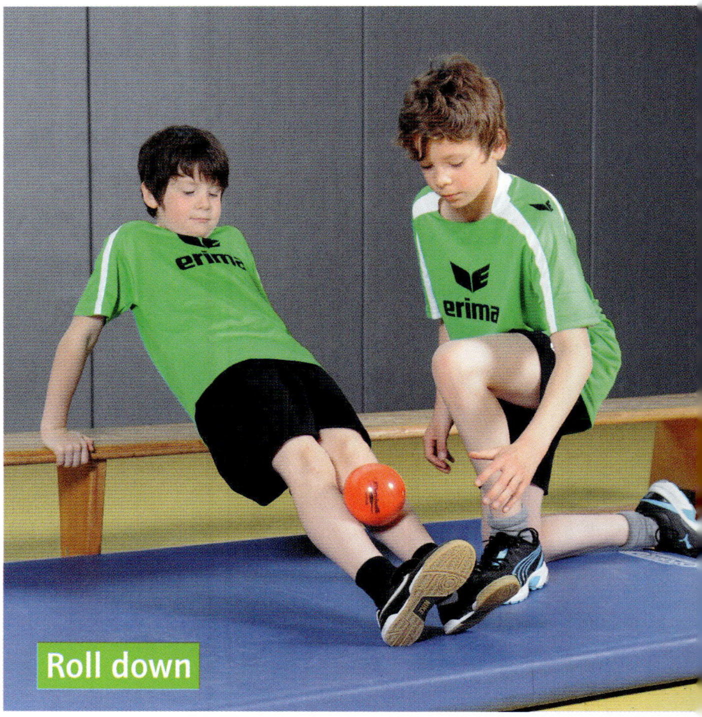

Roll down

Müllpresse

Ein Kind legt sich seitlich auf den Boden, Knie, Hüfte und Oberkörper bilden eine gerade Linie. Die Füße und Beine liegen übereinander. Das Band wird nun um die Füße gewickelt und die Enden seitlich neben der Hüfte gegriffen. Das liegende Kind muss nun sein oberes Bein gegen den Bandwiderstand anheben. Dann senkt es das Bein wieder ab, bis es kurz über dem anderen ist. Jedes Auf und Ab des Beins gibt einen Punkt. Diese werden vom stehenden Partner gezählt und am Ende notiert, bevor dann die Positionen gewechselt werden. Diese Übung kräftigt die seitlichen Bein- und Gesäßmuskeln sowie die seitliche Bauchmuskulatur.

Hinweis: Nach 10 x »Müllpressen« auf einer Seite dreht sich der Schüler auf die andere Seite, sodass das andere Bein oben liegt.

Strong Run

Bei diesem Spiel legt sich ein Kind zwei starke Gymnastikbänder (blau oder schwarz) um den Bauch und blickt Richtung Hallenwand, die maximal 2 m entfernt sein sollte. Der Partner hält die Enden des Bandes um die Hände gewickelt fest. Auf Signal des Kursleiters läuft nun der Schüler gegen die zunehmende Spannung des Bandes Richtung Wand, schlägt an der Wand ab und macht unmittelbar vor der Wand noch 10 Laufschritte auf der Stelle. Dann läuft er kontrolliert und langsam rückwärts bis zu der 3 m entfernten Ausgangsmarkierung und startet erneut in Richtung Wand. Jedes Abschlagen der Wand gibt einen Punkt. Nach 1 min wechseln die Kinder wieder und addieren die Punkte. Diese Kraftausdauerübung kräftigt vor allem die Rumpf- und Oberschenkelmuskulatur und erfordert ein gutes Körpergefühl, um kontrolliert mit dem Band zurückzulaufen.

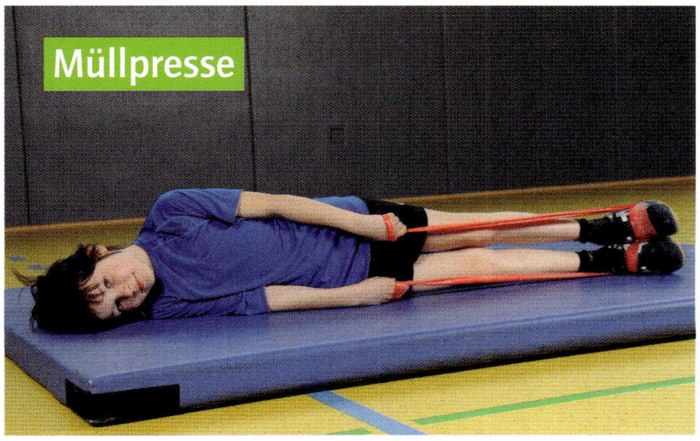

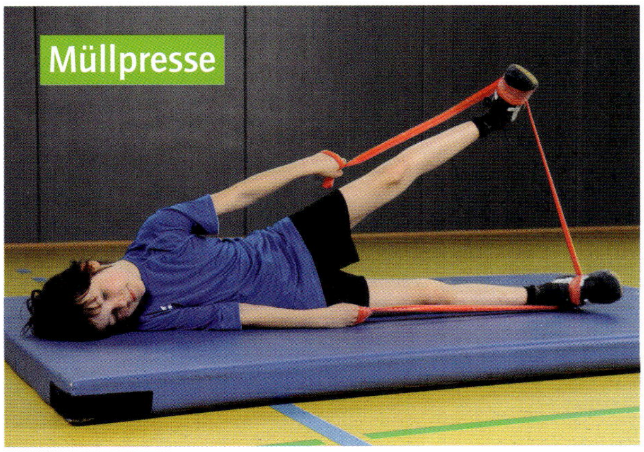

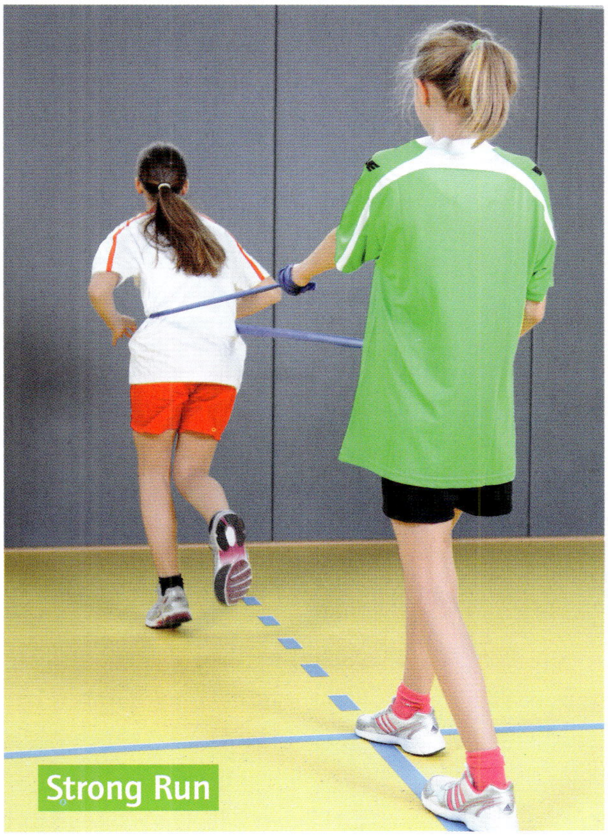

Wichtig: Bitte Bandstärken beachten! Ältere und kräftigere Kinder können blaue/schwarze Bänder nehmen, während die jüngeren Kinder eher grüne verwenden sollten.

Ausklang

Die nachfolgende Übung dient zum Herunterfahren des Körpers und zur Lockerung der belasteten Muskelgruppen.

Feierabendstretching

Die Kinder kommen in einem Kreis zusammen. Der Kursleiter erklärt, dass jedes Kind reihum eine Dehn- oder Räkelübung vormachen soll, die die anderen nachmachen. Dabei sollen sie auf das Wissen aus dem Sportunterricht zurückgreifen oder sich einfache Räkel- oder »Ausschüttelübungen« ausdenken. Zur Not gibt der Kursleiter einige Übungen vor. Während die Kinder sich dann dehnen und räkeln, ermittelt der Kursleiter die Gewinner des Contests.

Information

Der Kursleiter sammelt die Karten von jeder Station ein und zeigt die angekreuzten Stellen den Kindern. Auf einigen Karten werden bestimmt nur ein oder zwei Muskelpartien angekreuzt sein, wogegen auf anderen Karten durchaus sehr viele unterschiedliche Muskelpartien angekreuzt wurden.

Der Kursleiter fragt die Kinder bei den Karten mit vielen Kreuzen, wieso diese Übung von den Kindern so unterschiedlich kräftezehrend empfunden wurde. Beispielsweise, weil die Übung tatsächlich viele Muskelgruppen gleichzeitig anspricht, oder weil die Kinder unterschiedlich starke Muskeln haben. Dann bezieht sich der Kursleiter nochmals auf die Hausaufgabe der ersten Stunde.

Die Kinder sollten aufschreiben, welche Alltagsbewegungen sie als richtig anstrengend fanden. Und fragt, wieso z. B. »Einkäufe tragen« anstrengender ist als »Zähne putzen«. Die Kinder sollen erkennen, dass bei Bewegungen, an denen große Muskelpartien, wie Arme und Beine gleichzeitig beteiligt sind, auch mehr Muskeln arbeiten und dadurch mehr Kraft benötigt bzw. eingesetzt wird.

Um also spezielle Aufgaben nicht mehr so anstrengend zu finden, müssen die Muskeln gekräftigt werden. Abschließend macht der Kursleiter die Kinder darauf aufmerksam, dass ein kräftiger Rücken und Bauch wichtig sind für eine gesunde und aufrechte Haltung (Negativbeispiel: Rundrücken/Quasimodo) und dass die Muskeln ganz leicht durch Alltagsbewegungen gekräftigt werden können. Dies ist die Überleitung zur Hausaufgabe.

Hausaufgabe

Die Kinder sollen mit ihren Eltern, Geschwistern oder Freunden verschiedene kräftigende Aufgaben und Alltagsbewegungen durchführen und am Ende auswerten, wer wie stark ist. Die Ergebnisse tragen sie dann in das Aufgabenblatt ein.

Ausklang

Hat der Leiter die Sieger ermittelt, kommt es zur Siegerehrung und zur Übergabe der Urkunden. Danach findet das wöchentliche Ritual statt.

»Strongboy Stronggirl Contest« – Kräftigungsstunde

Benötigte Materialien

- Gymnastikbänder
- Gewichtsbälle
- Gymnastikbälle
- Bänke
- Turnmatten und Weichbodenmatte
- Sprossenwand
- Bildkarten mit Übungen (am besten laminiert)
- Non-Permanent Marker (10 St.)
- Laufzettel für die Kinder
- Stifte
- Regelplakat
- MOVES-Kursplakat
- Hausaufgabe 4 und 5
- Urkunde für den Contest
- Laufzettel
- Ordner

2.4.7 »StarMOVE Wars« – Koordinationsstunde I

Übersichtstabelle »StarMOVE Wars« – Koordinationsstunde I

min	Sequenz	Inhalt	Anmerkung	Material
5-8	Einstieg	Begrüßung der Kinder Einstieg in die Koordinationsstunde	Fragen Sie die Kinder nach den Kräftigungshausaufgaben.	Hausaufgabe 5 Teilnehmerliste Ordner Regelplakat MOVES-Kursplakat
10	Erwärmung	»Lichtgeschwindigkeit«		Gewichtsbälle Gymnastikbälle
3-5	Kraftübung	Bauchmuskulatur	Die Kinder sollen sich nie ganz ablegen.	Gewichtsbälle
45-50	Hauptteil	»Intergalaktische Schlacht« »Planeten verschwinden im schwarzen Loch« »Die Jagd nach DarkWador« »Jedimeister« »FightMOVES«	Passen Sie die Spiele und -zeiten an die Leistungsstärke der Gruppe an!	Langbänke Gymnastikbälle Gewichtsbälle (Hütchen) Servietten Stabilitätstrainer Kastendeckel Weichbodenmatte
5	Ausklang	»Joda Yoga«		(evtl. Turnmatten)
5-10	Information	Starke und schwache Hand. Koordiniert – unkoordiniert	Die Kinder kleine Übungen ausprobieren lassen.	Haarbürste, Stifte, Zahnbürste ...
2-3	Hausaufgabe	Koordinationsaufgaben mit der schwachen Hand		Hausaufgabe 6 (Anhang S. 222–223)
2	Abschluss	Fragen, Erfahrungen, Eindrücke werden ausgetauscht. Abschlussritual		

Einstieg

Die Hausaufgabe der letzten Woche wird besprochen. Dabei werden die Bewegungszeiten verglichen. Welches Kind bewegt sich besonders viel? Welches eher wenig? Was ist am anstrengendsten bewertet worden und warum?

Der Kursleiter soll klarmachen, dass die alltäglichen Dinge, die sehr anstrengend und deswegen oft auch ungern getan werden, weniger anstrengend sind, wenn man sie mehr übt, denn »Übung macht den Meister«. Getreu diesem Motto sollen die Kinder dann in der vorliegenden Stunde verschiedene koordinative Aufgaben bewältigen und dadurch ihre Orientierungs-, Differenzierungs-, Kopplungs-, Reaktions-, Gleichgewichts-, Rhythmus- und Umstellungsfähigkeit verbessern. Der Kursleiter klebt dann das Plakat mit den vier Regeln wieder an die Hallenwand und verweist noch einmal auf diese, bevor es dann zur Erwärmung geht.

Erwärmung

Das Spiel »Lichtgeschwindigkeit« dient der Erwärmung und schult gleichzeitig die Koordination hinsichtlich der Reaktions- und Umstellungsfähigkeit.

Lichtgeschwindigkeit

Die Kinder in zwei Gruppen aufteilen, die sich von zwei Hallenwänden (oder vor zwei Turnmatten) gegenüberstehen. Jedes Kind erhält einen Gewichts- oder Gymnastikball. Jede Gruppe soll nun in »Lichtgeschwindigkeit« versuchen, ihre Bälle an der gegnerischen Hallenwand (Matte) abzulegen, dabei müssen die Gewichtsbälle am Fuß zur anderen Wand geführt werden und die Gymnastikbälle zur anderen Wand geprellt werden. Hat ein Kind einen Ball an der gegnerischen Wand abgelegt, muss es schnell zurück zur eigenen Wand rennen, um den nächsten Ball zum Gegner zu transportieren und so die eigene Wand freizuhalten. Sobald alle Bälle an einer der beiden Wände liegen, hat die Mannschaft dieser Wand verloren. Da dies jedoch eher selten passiert, hat diejenige Gruppe gewonnen, die weniger Bälle an der eigenen Hallenwand liegen hat, nachdem der Spielleiter (nach 10 min) das Spiel abgepfiffen hat.

Wichtig: Es darf niemandem ein Ball »gestohlen« werden und es jedes Kind darf immer nur einen Ball gleichzeitig transportieren!

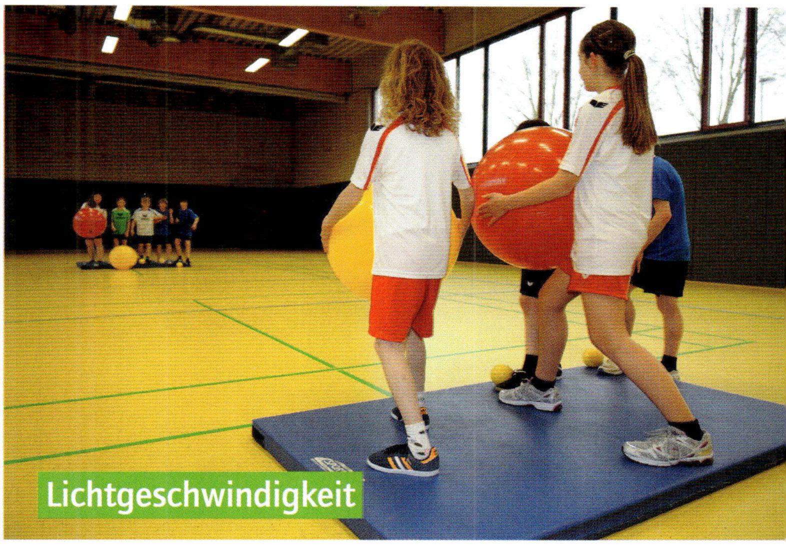

Lichtgeschwindigkeit

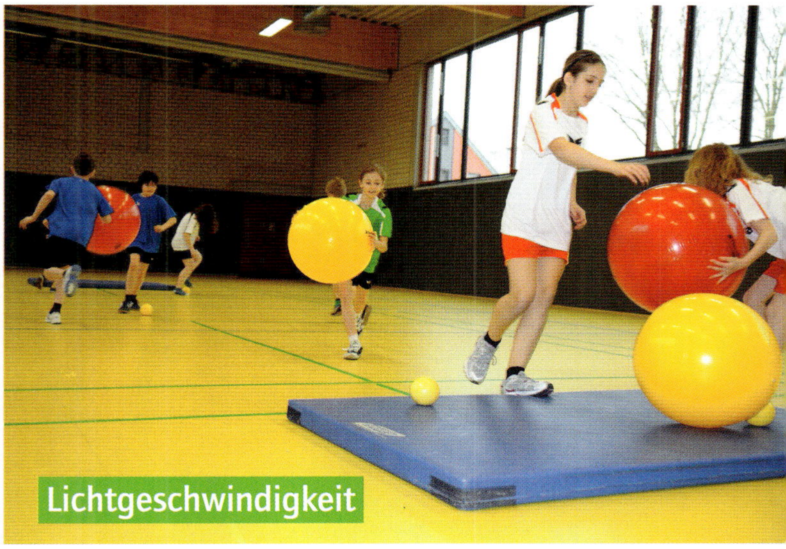

Lichtgeschwindigkeit

Kraftübung

Je zwei Kinder legen sich auf den Rücken und winkeln ihre Beine an. Die Füße der beiden berühren sich, sodass sie sich, wenn sie sich aufsetzen, gegenseitig anschauen können. Ein Kind hat einen Gewichtsball und hält diesen an seiner Brust.

Nach dem Startkommando des Kursleiters müssen die Kinder den Gewichtsball in der Mitte hin und her überreichen und sich dabei mit dem Oberkörper immer so weit auf- und abbewegen, dass der untere Rücken kurz den Boden berührt. Dabei gibt der Kursleiter an, wie langsam die Kinder sich dabei aufzurichten haben, sodass sie nicht mit Schwung aus dem unteren Rücken arbeiten.

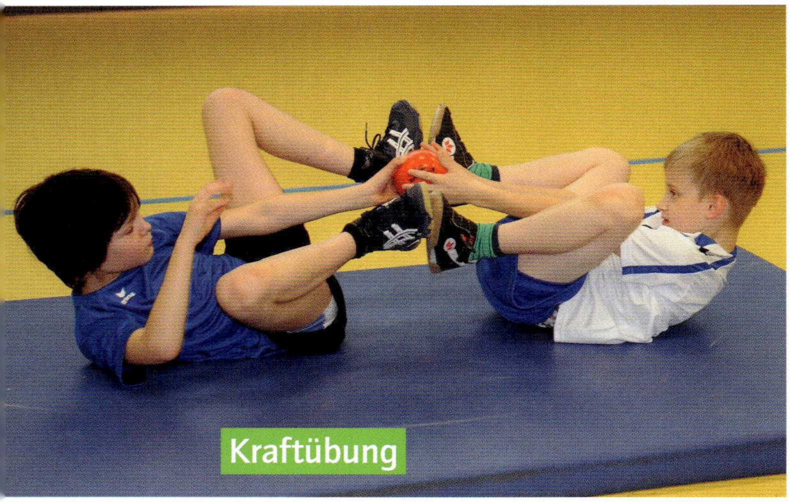

Kraftübung

Welches Paar schafft es am häufigsten? Diese Übung kräftigt die Bauchmuskeln, den sogenannten »Core«-Bereich.

Wichtig: Die Kinder dürfen sich und ihren Kopf nicht ganz ablegen, sondern immer nur so weit, dass sich die Lendenwirbelsäule auf dem Boden befindet, sodass die Übung nicht aus dem unteren Rücken heraus gemacht wird.

Hauptteil

Da die strikte Trennung der einzelnen koordinativen Teilfähigkeiten nicht möglich und auch nicht erwünscht ist, werden in den folgenden Spielen häufig mehrere koordinative Teilfähigkeiten angesprochen und gefördert. Im Mittelpunkt steht dabei, als koordinative Teilfähigkeit, die zeitliche und räumliche Kopplungsfähigkeit einzelner Teilkörperbewegungen.

Intergalaktische Schlacht

Die zwei Gruppen aus dem Erwärmungsspiel werden beibehalten und stehen sich im Abstand von ca. 8 m auf zwei umgedrehten Langbänken gegenüber – bereit zur »intergalaktischen Schlacht«. Bei-

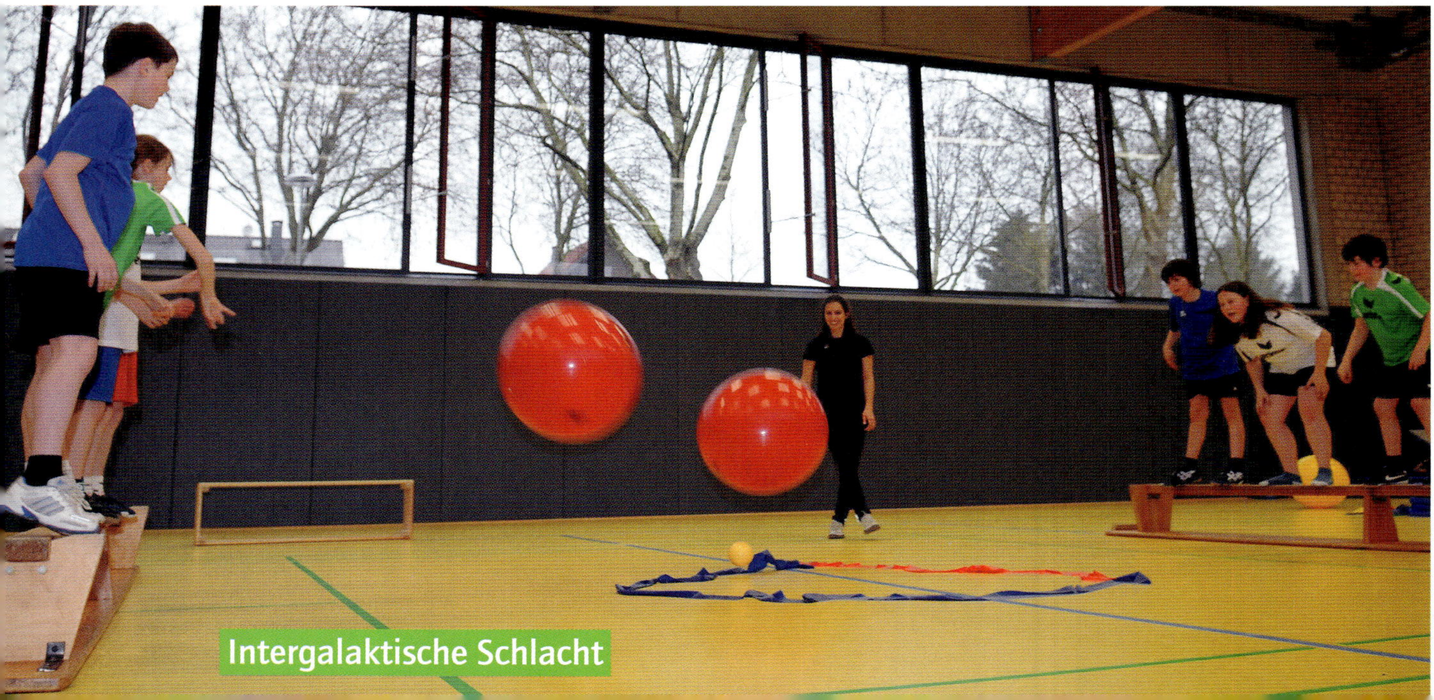

Intergalaktische Schlacht

de Gruppen erhalten einen Gymnastikball. In der Mitte zwischen den beiden Gruppen liegt in einer Kreismarkierung (durch Gymnastikbänder gelegt) ein dritter, leichter Gewichtsball. Dieser soll nun, durch geschicktes Werfen der beiden großen Gymnastikbälle, aus der Kreismarkierung in Richtung gegnerische Bank getrieben werden. Die Gruppe, die es als Erstes schafft, hat gewonnen und erhält einen galaktischen Punkt. Das Spiel beginnt dann erneut. Dieses Spiel schult die Gleichgewichts- und Orientierungsfähigkeit der Kinder, da sie auf ein rollendes Objekt zielen und werfen müssen, dabei aber auf einer kleinen Standfläche stehen (Bank).

Wichtig: Die Kinder dürfen sich in dem Spiel nicht von den Bänken bewegen, sondern müssen die Gymnastikbälle, auf der Bank stehend, werfen und fangen. Falls ein Gymnastikball nicht von den Kindern gefangen werden kann, weil er beispielsweise zu schwach geworfen wurde, greift der Kursleiter ein. Wer nach 10 Durchgängen die meisten »intergalaktischen Punkte« gesammelt hat, ist der Sieger des »intergalaktischen Krieges«! Dieses Spiel fördert neben der Orientierungs- und Differenzierungsfähigkeit vor allem auch den Gleichgewichtssinn der Kinder.

Planeten verschwinden im schwarzen Loch

Die Gruppen wie auch die umgedrehten Bänke bleiben bestehen, wobei die Bänke der gegnerischen Mannschaften jetzt nur noch einen Abstand von 2 m haben sollten. An einem Ende jeder Mannschaftsbank liegt ein umgedrehter Kastendeckel, in dem jeweils fünf Gewichtsbälle und daneben zwei Gymnastikbälle liegen. Diese stellen die Planeten dar. Die Kinder (Jedis) stehen wieder nebeneinander auf den umgedrehten Bänken. Auf Kommando des Spielleiters sollen nun die Planeten nacheinander vom jeweils letzten Jedi auf der Bank aus dem Kastendeckel genommen werden und schnell dem nächsten Jedi weitergegeben werden, bis der Planet beim Vordersten ankommt und dort von diesem in einen 2 m entfernten Kastendeckel – dem »schwarzen Loch« – geworfen wird.

Der Jedi, der einen Planeten Richtung »schwarzes Loch« geworfen hat, rennt dann schnell neben der Bank ans hintere Ende, holt einen neuen Planeten aus dem Kastendeckel, klettert auf die Bank und gibt diesen nach vorne weiter. Der Vorderste wirft den Planeten wieder ins schwarze Loch, rennt nach hinten ans Bankende und bringt den nächsten Planeten ins Spiel, bis alle Planeten im »schwarzen Loch« verschwunden sind. Dabei werden die Gewichtsbälle von Jedi zu Jedi über Kopf weitergegeben, während die Gymnastikbälle von einem zum Nächsten seitlich neben der Bank weitergeprellt werden. Wer zuerst bzw. mehr Planeten im schwarzen Loch verschwinden lässt, hat gewonnen. Dieses Spiel schult vor allem die Gleichgewichts- und Kopplungsfähigkeit der Kinder.

Tipp: Da die Gymnastikbälle recht groß sind, sollte ein großer Kastendeckel als »schwarzes Loch« verwendet werden, damit alle Bälle darin Platz finden.

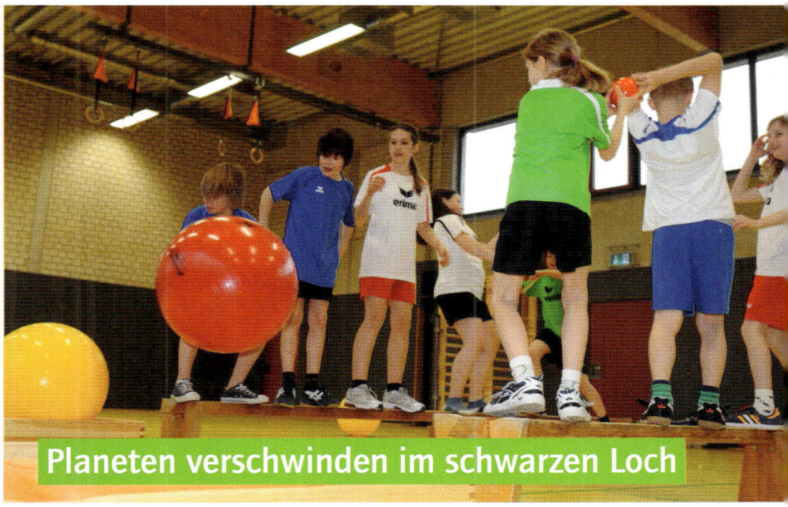

Planeten verschwinden im schwarzen Loch

Die Jagd nach DarkWador

Bei diesem Spiel werden zwei Slalomstationen aufgebaut, bestehend aus Hütchen oder Gewichtsbällen als Slalomhütchen und jeweils einer Langbank (die es zu umlaufen gilt) am Ende des Parcours. Jedes zweite Kind der Kursgruppe nimmt dann den Platz von DarkWador ein und wird von Lukas Moonwalker, der kurz nach DarkWador startet, durch den Slalomparcours verfolgt. Dabei wird die erste Strecke bis zum Ende der Bank ohne Ball gelaufen. Am Bankende sind zwei Gymnastikbälle platziert, die neben der Langbank und durch den Slalomparcours zurück zum Start getrippelt, gerollt oder geprellt werden müssen (pro Durchgang muss eine andere Fortbewegungsart gewählt werden). Schafft es Lukas Moonwalker dabei, DarkWador im Parcours einzuholen, gewinnt Lukas und die beiden tauschen beim nächsten Durchgang die Rollen. Wer hat nach drei Durchgängen die meisten Siege? Dieses Spiel schult besonders die Rhythmisierungs- wie auch die Kopplungsfähigkeit der Kinder.

Jedimeister

Je zwei Kinder (Jedis) erhalten drei Servietten und teilen diese, sodass sechs einzelne Lagen/Tücher entstehen. Die Jedis starten das Spiel, indem sie durch die Halle gehen oder laufen und immer wieder ein Tuch in die Luft werfen und wieder fangen. Wenn die Kinder sich sicher fühlen, kommt ein zweites Tuch dazu, welches sie gleichzeitig mit dem ersten hochwerfen und wieder fangen sollen. Um allerdings Jedimeister zu werden, müssen die Kinder anschließend zeigen, dass sie drei Tücher erst im Stehen und dann im Gehen in die Luft werfen können und auch wieder fangen können, ohne dass eines auf den Boden fällt. Dieses Spiel fördert insbesondere die Orientierungsfähigkeit im Raum, die Reaktions- und Kopplungsfähigkeit der Kinder.

Variation: Der Kursleiter kann (vor allem bei einer älteren Gruppe) den Kindern anschließend an das Spiel eine Einführung in die Jonglage geben, indem er ihnen zeigt, wie man mit zwei und anschließend mit drei Tüchern jonglieren kann. Die Kinder sollen versuchen, es nachzumachen.

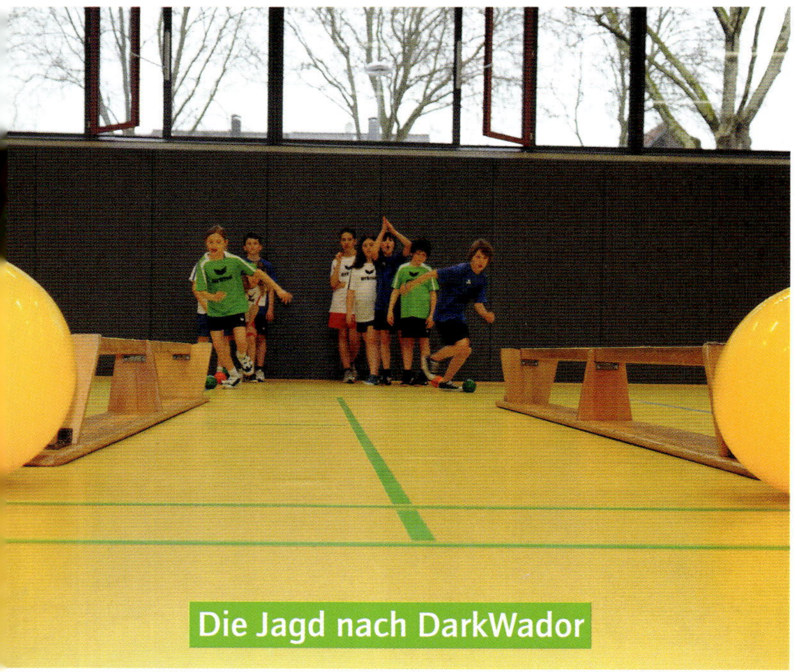
Die Jagd nach DarkWador

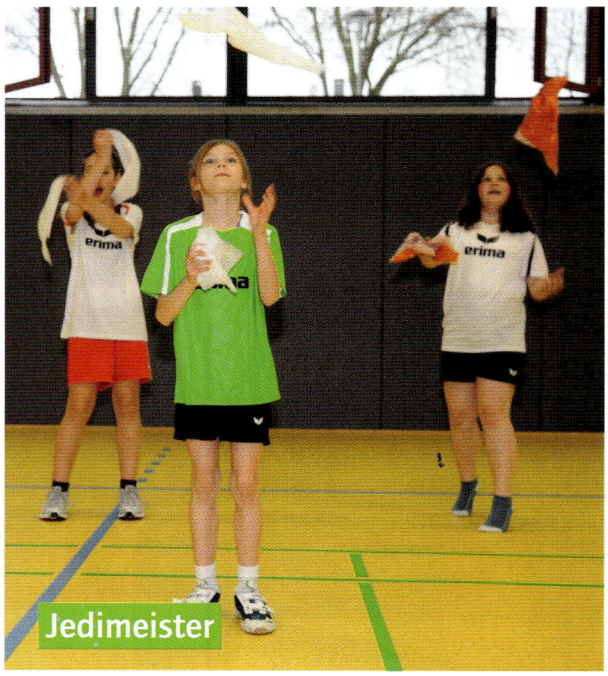
Jedimeister

FightMOVES

Bei diesem Spiel bekommt jedes Kind einen Stabilitätstrainer als Stepper. Wahlweise kann auch eine dicke Weichbodenmatte als Stepper dienen.

Der Kursleiter zeigt den Kindern dann verschiedene, kombinierte »FightMOVES«, die die Jedis (Kinder) auf den Steppern nachmachen sollen, um später gegen DarkWador gewappnet zu sein. Dabei beginnt der Kursleiter zuerst mit reinen Schritt- und Kickvariationen, bevor er anschließend die Hände (vereinzelt) mit einsetzt.

Wichtig: Der Kursleiter sollte die Boxtechniken, je nachdem, ob mit der vorderen oder hinteren Hand, mit »Jab« oder »Punch«, laut hörbar mitsprechen, die auditive Verknüpfung mit einer Bewegung erleichtert hierbei den Lern- und Abrufprozess der Bewegung.

Variation: Bei älteren Kindern kann der Schwierigkeitsgrad der Kick- und Boxvariationen komplexer gestaltet werden. Die einzelnen Kombinationen können zu dem länger gehalten werden, sodass die Kinder sich mehr Kickboxabläufe merken müssen.

Ausklang

Durch die Dehn- und Yogaübungen sollten die Kinder ihre Muskeln dehnen und gleichzeitig üben, zu entspannen und »locker zu lassen«.

Joda Yoga

»Meister Joda« (der Kursleiter) führt mit den Kindern (Jedis) zum Abschluss verschiedene entspannende Yogatechniken aus. Hierbei kann das Buch *Das Kinderyoga-Spielbuch* (Salbert, 2011) als Inspiration und Anleitung dienen.

Der Lehrer macht die Übungen vor, die die Jedi-Ritter dann nachmachen. Am Ende der Yogaübungen sollen die Kinder noch einmal 1 min ganz entspannt, auf dem Boden liegend, die Augen geschlossen halten und sich auf ihre Atmung konzentrieren (dazu kann leise Musik im Hintergrund

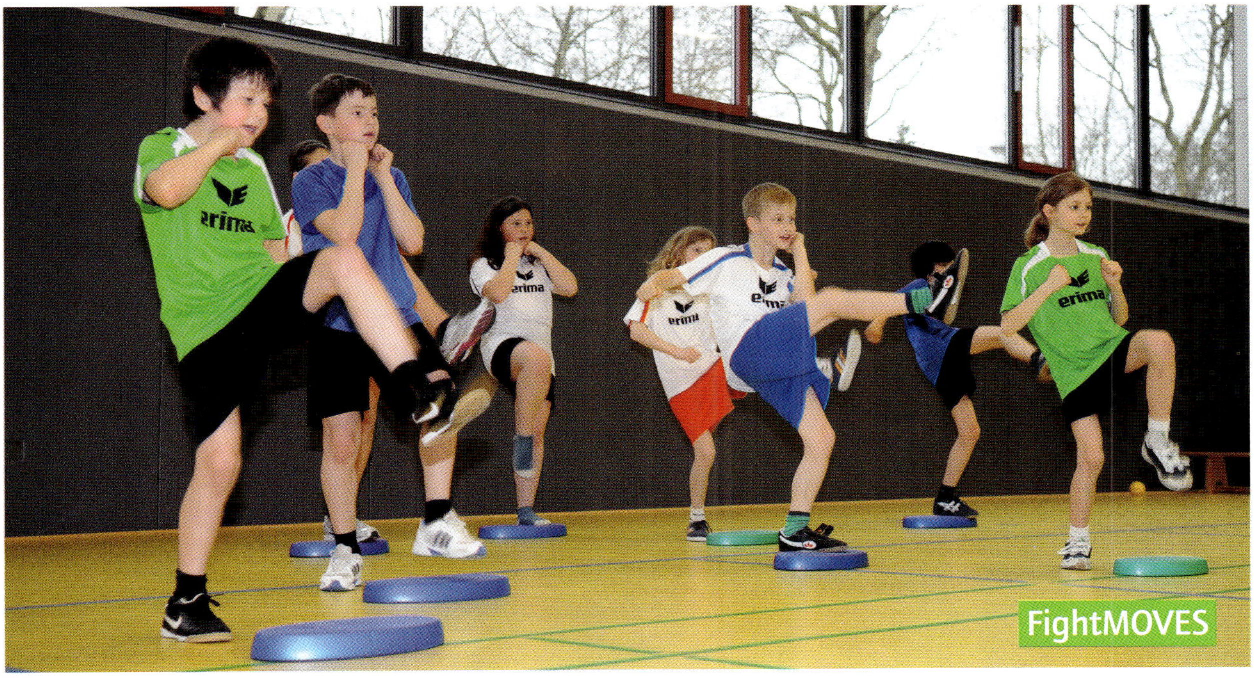

FightMOVES

laufen, die ihnen dabei hilft, sich zu entspannen). Fünf Übungen sind als Kopiervorlage im Anhang S. 191–192.

Information

Der Kursleiter macht die Kinder darauf aufmerksam, wie viel und wie oft sie nur ihre »gute Hand« für Bewegungen im Alltag nutzen und wie sehr sie ihre andere Hand vernachlässigen. Dabei gibt er den Kindern Haarbürsten, Stifte und Zahnbürsten, die die Kinder wie sonst auch verwenden sollen.

Danach sollen die Kinder sich mit der »schlechten Hand« kämmen, ihren Namen schreiben und die Zähne putzen. Die Kinder sehen so, welche Hand koordinierter arbeitet als die andere, die unkoordinierter und ungeübter ist. Der Kursleiter macht die Kinder dann noch einmal darauf aufmerksam, dass dies alles eine Sache der Übung ist, denn wie einführend gesagt: »Übung macht den Meister!«

Dies gilt nicht nur für alltägliche, sondern auch für sportspezifische, komplexe Bewegungen, wie Fußballspielen, Schwimmen, Turnen und sogar Sprinten. Der Kursleiter soll den Kindern Mut machen und ihnen erklären, dass jeder nahezu jede Bewegung und Sportart lernen kann, wenn er genug und regelmäßig übt. Als letzten Punkt soll der Kursleiter darauf aufmerksam machen, wie gut es für das Gehirn ist, wenn man Dinge mal nicht wie üblich mit der guten, sondern mit der »schlechten Hand« macht, denn dann bleibt das Gehirn flexibler, fitter und jünger.

Hausaufgabe

Zur nächsten Stunde soll sich jedes Kind zwei Alltagsutensilien aussuchen und in den Kurs mitbringen (beispielsweise Kugelschreiber, Zahnbürste, Messer und Gabel, Haarbürste, Putzlappen, Spielecontroller etc.). Mit diesen beiden Utensilien sollen die Kinder täglich zu Hause mit der »schlechten Hand« üben. Eine Woche später sollten sie dann vor den anderen Kursteilnehmern zeigen, wie gut sie die Aufgaben, die sie sonst mit der guten Hand machen, nach einer Woche mit der »falschen Hand« ausführen können. Dabei sollen sie jeden Tag kurz notieren, wie sich die Bewegung mit den zwei Alltagsutensilien anfühlt und ob sie finden, dass ihre Bewegungen sicherer werden.

Abschluss

Zum Abschluss tauschen die Kinder Erfahrungen aus der Stunde aus. Welches Koordinationsspiel fanden sie am einfachsten? Welches am schwierigsten? Dann werden eventuelle Fragen beantwortet und es erfolgt wieder das Abschlussritual.

Benötigte Materialien

- Gewichtsbälle
- Gymnastikbälle
- Stabilitätstrainer
- (Hütchen)
- (evtl. Turnmatten)
- Langbänke
- Kastendeckel
- Weichbodenmatte
- Servietten
- Regelplakat
- MOVES-Kursplakat
- Hausaufgaben 5 und 6
- (Zahnbürste, Haarbürste, Stifte)

2.4.8 »Dschungelcamp« – Koordinationsstunde II

Übersichtstabelle »Dschungelcamp« – Koordinationsstunde II

min	Sequenz	Inhalt	Anmerkung	Material
5-8	Einstieg	Begrüßung der Kinder Einstieg in die Koordinations-stunde	Fragen Sie die Kinder nach den Koordinations-aufgaben.	Hausaufgabe 6 Ordner Regelplakat MOVES-Kursplakat Teilnehmerliste
10	Erwärmung	»Beutejagd«		Gewichtsbälle Turnmatten
3-5	Kraftübung	Rumpfmuskulatur – Mittelkörper-spannung	Die Kinder sollen sich nie ganz ablegen.	Gewichtsbälle
45-50	Hauptteil	»Elefantenritt« »Lianen-Twister« »Verrücktes Bananenfangen«	Passen Sie die Spiele und -zeiten an die Leistungsstärke der Gruppe an.	Gymnastikbälle Turnmatten Weichbodenmatte Gymnastikbänder Stabilitätstrainer (Luftballons)
5-10	Information	»Flussüberquerung« Koordination gekoppelt mit Kognitionsaufgaben sowie »Mul-titasking«.	Kindernahe Beispiele geben (Schule)	
5	Ausklang	»Schlangentwister«		Gymnastikbänder
2-3	Hausaufgabe	Koordinationsaufgaben mit kognitiver Komponente		Hausaufgabe 7 (Anhang S. 224)
2	Abschluss	Fragen, Erfahrungen, Eindrücke werden ausgetauscht. Abschlussritual		

Einstieg

Die Kinder sollen ihre zwei mitgebrachten Alltagsgegenstände zeigen und vormachen, wie gut sie die Bewegungen mit der »schlechten Hand« in nur einer Woche gelernt haben. Der Kursleiter stellt den Kindern dabei Fragen wie: »Was ist euch nach den ersten zwei, drei Tagen aufgefallen?«, »Wie war euer Gefühl für die Bewegung nach einer Woche Üben?«.

Die Kinder dürfen dabei in ihre Notizen schauen, die sie sich während der Woche gemacht haben. Danach erklärt der Kursleiter, dass auch in der Folgestunde koordinative Übungen durchgeführt werden, um die komplexen Koordinationsleistungen weiter zu stärken und zu fördern.

Erwärmung

Das Spiel »Beutejagd« dient der Erwärmung und fördert zudem die Koordination besonders hinsichtlich der Reaktions- und Kopplungsfähigkeit.

Beutejagd

Zwei Mannschaften werden gebildet, wobei jedes Kind einer Mannschaft einen Gewichtsball mit einer Hand durch die Halle rollt und versucht, mit der jeweils freien Hand die Bälle bzw. »Beute« der Kinder aus der anderen Mannschaft wegzurollen. Wurde ein Ball erfolgreich von einem anderen weggerollt, muss dieser sich mit dem Ball im Grätschstand hinstellen und darf erst wieder weiterlaufen, wenn jemand aus seiner Mannschaft einen Ball durch seine Beine gerollt hat.

Tipp: Damit klar ist, wer in welcher Mannschaft spielt, kann eine Mannschaft zusammengeknotete Gymnastikbänder als Erkennungszeichen (Schärpen) um die Schultern tragen. Fehlende Gewichtsbälle können durch Tennisbälle oder kleine Gymnastikbälle ergänzt werden.

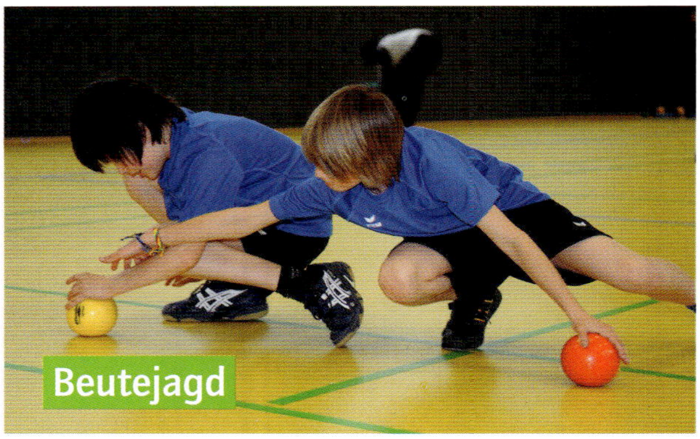

Kraftübung

Zwei Kinder legen sich mit dem Rücken (Kopf an Kopf) auf Turnmatten am Boden. Zwischen ihnen liegt ein Gewichtsball, den sie beide in den Händen halten. Die Arme, Beine und der Kopf sind vom Boden abgehoben. Nun sollen sich die Kinder zusammen seitlich rollen und zwar so, dass sie beide den Gewichtsball weiterhin in ihren Händen halten. Sie müssen also versuchen, gleich schnell

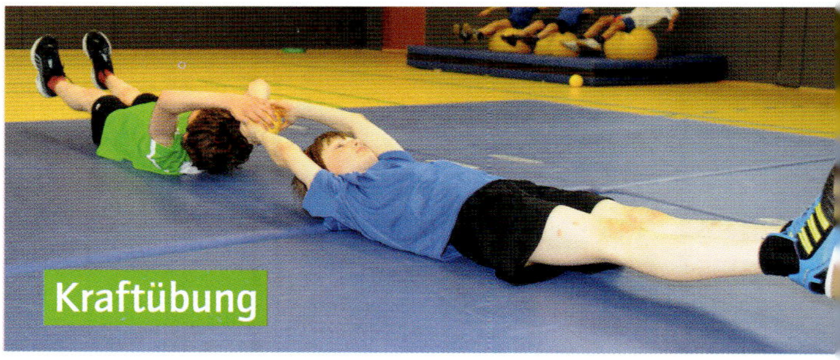

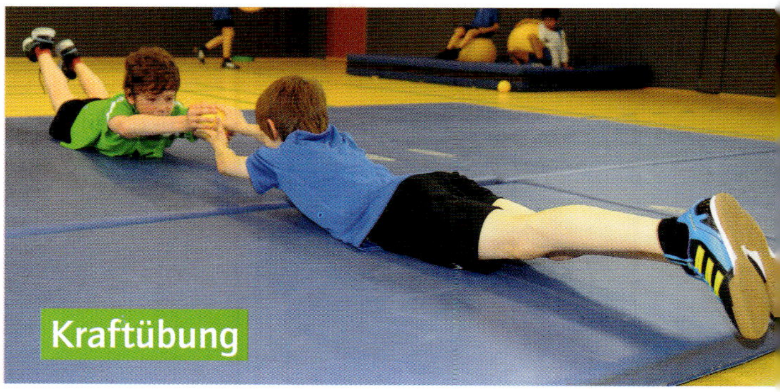

seitlich zu rollen. Zudem dürfen weder in Seit-, Bauch- noch Rückenlage die Hände, Füße oder der Kopf abgelegt werden. Nur so werden, je nach Körperlage, die unterschiedlichen Rumpfmuskeln angespannt und entspannt. Dies stärkt die Mittelkörperspannung. Welches Paar schafft die meisten Umdrehungen?

Hauptteil

Wie auch in der vorherigen Stunde ist die strikte Trennung der einzelnen koordinativen Teilfähigkeiten in den nachfolgenden Spielen nicht möglich. So werden in den folgenden Spielen häufig mehrere koordinative Teilfähigkeiten angesprochen und gefördert. Im Mittelpunkt stehen dabei, als koordinative Teilfähigkeiten, die Gleichgewichtsfähigkeit, die Kopplungsfähigkeit und Orientierungsfähigkeit.

Elefantenritt

Die Kinder arbeiten paarweise zusammen. Ein Kind sitzt auf einem Gymnastikball – der »Elefant« – und versucht, auf Startkommando des Spielleiters so lange wie möglich die Arme und Beine vom Boden wegzuhalten und so das Gleichgewicht auf dem »Elefanten« zu halten. Wer schafft es am längsten, auf dem Elefanten zu reiten? Danach wechseln die Kinder. Klappt die Übung gut, können die Kinder auch paarweise arbeiten. Dieses Spiel fördert vor allem die Gleichgewichts- und die Kopplungsfähigkeit einzelner Teilkörperbewegungen.

Variation: Anschließend sollen die Kinder versuchen, kniend (das Gesäß kann auch auf die Fersen abgesetzt werden) auf dem Ball zu balancieren. Danach in Bauchlage und anschließend auch in Rückenlage.

Wichtig: Der jeweilige »passive« Partner sichert den Balancierenden vor Stürzen.

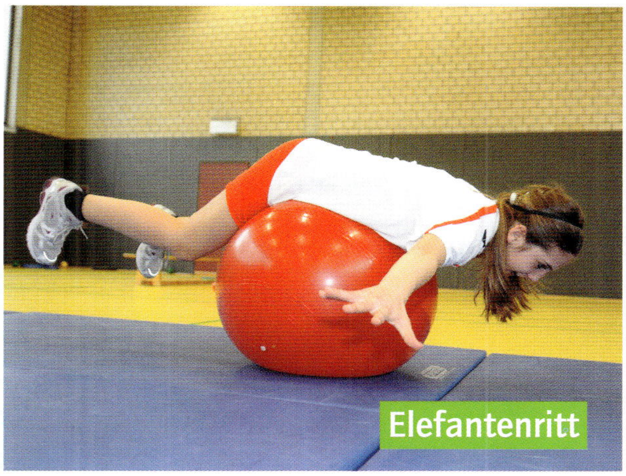
Elefantenritt

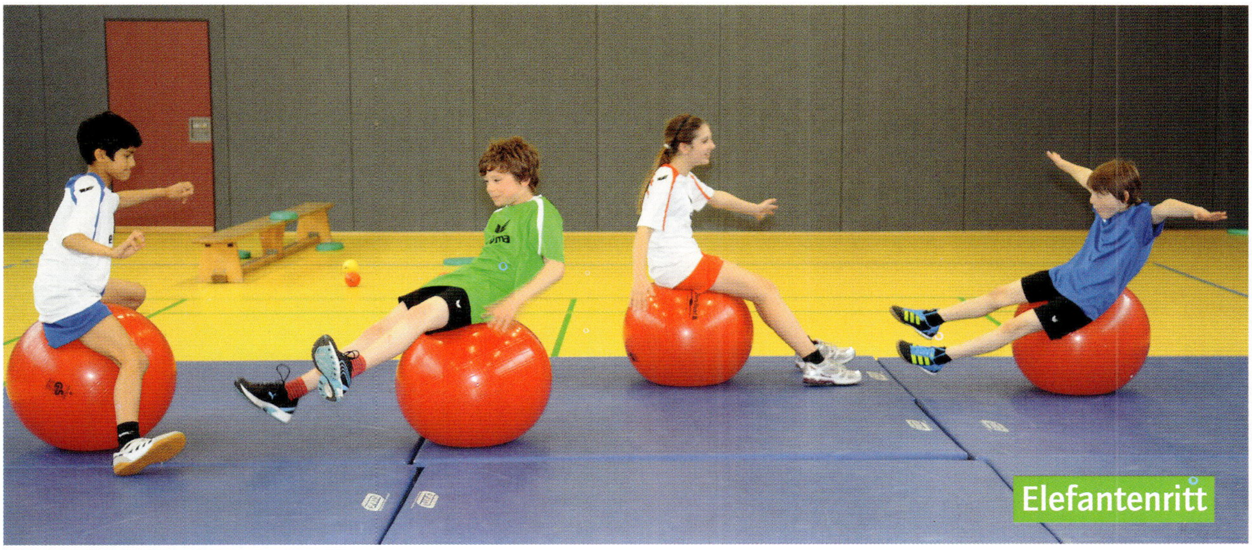
Elefantenritt

Lianen-Twister

Die Kinder bilden Dreier- oder Vierergruppen und jede Gruppe bekommt zwei Gymnastikbänder. Diese werden an den Enden zusammengeknotet und dann um die Fußgelenke zweier sich gegenüberstehender Kinder gelegt. Die anderen beiden Kinder springen nun in und über dieses »Gummitwist« gegeneinander um die Wette. Dabei kann der Kursleiter vorgeben, wie gehüpft werden muss, oder aber die Kinder selbst. Nach jeder erfolgreichen Sprungserie werden die Gymnastikbänder etwas weiter nach oben geschoben, sodass die Kinder immer höher hüpfen müssen. Neben der Kraft werden in diesem Spiel besonders die Rhythmisierungsfähigkeit und die Kopplungsfähigkeit gefördert.

Variation: Ein Kind fängt mit einem Sprung an. Das nächste Kind fügt einen Sprung hinzu und so weiter. Die Kinder müssen sich die Reihenfolge der Sprünge merken. Wer einen Sprung falsch macht, ist raus und löst denjenigen ab, der das Gummitwist um den Fuß gespannt hält. Wer ist der Lianen-Twist-Sieger?

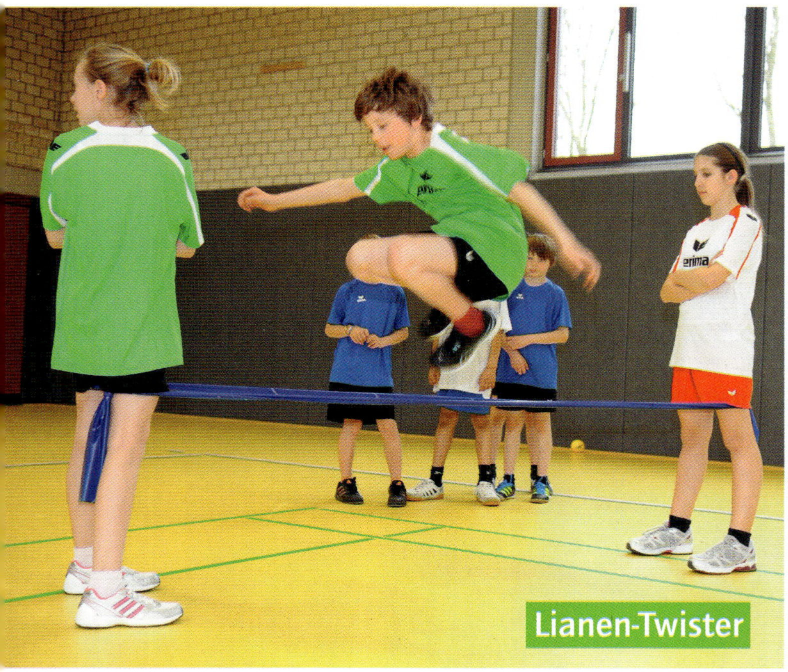

Lianen-Twister

Verrücktes Bananenfangen

Die Kinder kommen paarweise zusammen und stellen sich im Abstand von etwa 2 m gegenüber auf. Ein Kind hält einen Gymnastikball in der Hand, das andere Kind dreht ihm den Rücken zu.

Nun ruft das Kind mit dem Ball etwa: »Banane links prellen« oder: »Banane rechts werfen« (oder: »Banane links werfen« und: »Banane rechts prellen«). Somit muss der Ball vom anderen 1 x von unten oder von oben gefangen werden, je nachdem, ob geworfen oder geprellt wurde.

Dieses Spiel ist in ähnlicher Variante bereits in »Formel Eins A« gespielt worden, hat nun aber ein zusätzliches Kommando als Erweiterung. Dies macht das Spiel wesentlich komplexer und bietet in den Folgedurchgängen mehr Variationsmöglichkeiten beim »Vertauschen« der Kommandos. Somit ist das Spiel koordinativ und kognitiv noch anspruchsvoller. Nach fünf Versuchen wechseln die Kinder. Bei dieser Spielvariante wird vorwiegend die Kopplungs- und Reaktionsfähigkeit geschult.

Variation: Anschließend sollen die Kinder sich genau entgegengesetzt verhalten. Wenn das Kommando »Banane links werfen« heißt, sollen sie sich über die rechte Schulter umdrehen. Zudem kann »werfen« im Folgenden »prellen« bedeuten und umgekehrt.

Weitere Variation: Die Kinder sollen in anschließenden Durchläufen die »Bananen« direkt wieder zum Werfer zurückwerfen oder -köpfen. Auch hier kann bei leistungsstarken Gruppen anschließend eingeführt werden, dass »köpfen« »werfen« heißt und umgekehrt – ebenso können die Seiten links und rechts wieder vertauscht werden. Dies gestaltet das Spiel sehr komplex und fördert vor allem die Reaktions-, Umstellungs- und Kopplungsfähigkeit.

Hinweis: Dieses Spiel kann anfangs auch mit Luftballons gespielt werden, um so den Reaktionsdruck etwas zu mindern.

Information

Die Kursteilnehmer kommen zusammen und der Kursleiter fragt, was den Kindern an dem vorherigen Spiel schwer gefallen ist. Er macht die Kinder darauf aufmerksam, dass Koordinationsaufgaben besonders schwierig werden, wenn eine kognitive Komponente noch hinzukommt, das heißt, wenn das Gehirn noch andere, zusätzliche Aufgaben lösen muss. Wenn dann noch Zeitdruck hinzukommt, ist unser Gehirn oft schnell überfordert. Er erklärt, was heute unter dem Begriff »Multitasking« verstanden wird, nämlich, dass man viele Dinge gleichzeitig machen kann.

Allerdings ist das nachgewiesenermaßen nicht korrekt, denn das Gehirn arbeitet wie ein Computer und schaltet immer schnell zwischen den einzelnen Tätigkeiten hin und her, anstatt sie tatsächlich gleichzeitig zu machen. So kommt es auch schon mal vor, dass, wenn man zu viele Dinge gleichzeitig macht, einige Sachen schiefgehen. Der Kursleiter gibt als Beispiel: Auto fahren, Radio hören, einen Schokoriegel essen und laut mitsingen. So kann schnell ein Unfall passieren, weil das Gehirn überlastet ist. Daher sollte man nie zu viele Dinge gleichzeitig machen, sondern bewusst die Aufmerksamkeit nacheinander auf einzelne Dinge lenken. Zum Glück laufen ja auch viele Dinge – durch jahrelanges Einüben – automatisch, also ohne bewusste Steuerungsprozesse ab und erleichtern uns so das parallele Arbeiten.

Denn natürlich muss man manchmal auch, wie zum Beispiel in der Schule, mehrere Dinge gleichzeitig machen, wie zuhören, nachdenken und aufschreiben. Wenn wir dann über das Schreiben von jedem Buchstaben nachdenken müssten, würden wir ganz schön ins »Schleudern« kommen. Damit das Gehirn aber nicht überlastet wird und man die Konzentration nicht verliert, sollte man »Multitaskbelastungen« üben. Dies geht am besten durch koordinative Übungen, zusammen mit einer extra kognitiven Komponente, wie auch im nächsten Spiel.

Flussüberquerung

Es werden zwei Reihen verschiedenfarbiger Stabilitätstrainer aufgebaut und am Ende eine Weichbodenmatte gelegt. Diese bilden die Steine, die genutzt werden müssen, um heil über den reißenden Fluss zu kommen. Die grünen Stabilitätstrainer müssen dabei mit drei Fußkontakten überquert werden. Die blauen mit einem und die schwarzen mit zweien. Zwei Mannschaften treten nun gegeneinander an. Haben die Kinder jeweils fehlerlos den Fluss überquert, springen sie auf die Weichbodenmatte und feuern die anderen Kinder ihrer Mannschaft an und helfen ihnen, falls sie eine Schrittkombination vergessen haben. Macht ein Kind einen Schrittfehler (also zu viel oder zu wenig Fußkontakte), muss es noch mal von vorne beginnen. Die Mannschaft, die zuerst fehlerfrei den Fluss überquert hat, ist gerettet und hat gewonnen. Diese Übung schult die Differenzierungs- und Orientierungsfähigkeit der Kinder.

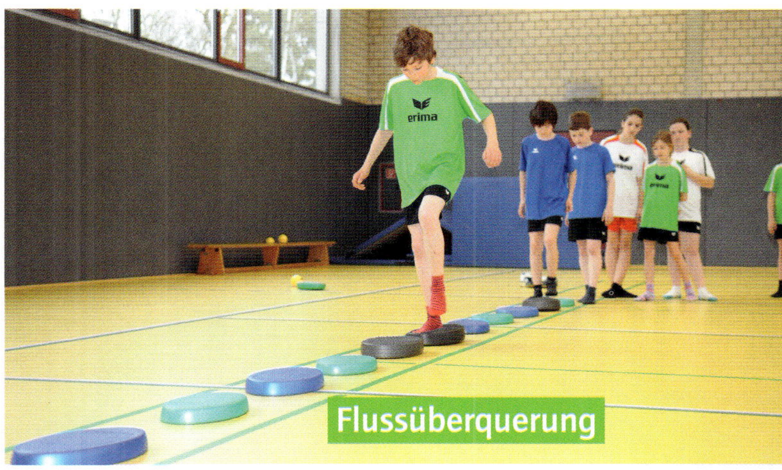

Flussüberquerung

Variation: Anschließend kann der Kursleiter anstelle von einfachen Fußkontakten komplexere Schrittkombinationen für jede Stabilitätstrainerfarbe erfinden. Beispielsweise: Grüne Stabilitätstrainer darf man nur mit Fußkontakten: »links – links – rechts« überlaufen, blaue mit »rechts – rechts – links« und schwarze mit »rechts – links«.

Ausklang

Das Spiel »Schlangentwister« erhöht zum Ende der Stunde noch einmal deutlich den Spaßfaktor und stärkt das Gruppengefühl.

Schlangentwister

Auf dem Boden werden in einem etwa 3 x 3 m großen Feld je zwei Gymnastikbänder einer Farbe lang ausgelegt. Die Kinder stehen um das Feld herum. Nun gibt der Kursleiter vor, wie die Kinder jeweils die Bänder berühren sollen. Beispiel: »Rechter Fuß auf blau, linke Hand auf gelb.« Die anderen Körperteile müssen von den Kindern in der Luft gehalten werden. Haben die Kinder diese Stellung eingenommen, gibt der Kursleiter neue Angaben. Etwa: »Linke Hand rot, linker Fuß blau.« Die Kinder müssen nun aus dem vorherigen Stand nahtlos in die nächste Position übergehen, ohne sich dazwischen aus ihrer Position zu lösen. Neben der Gleichgewichtsfähigkeit wird hier auch die Kopplungsfähigkeit der Kinder geschult.

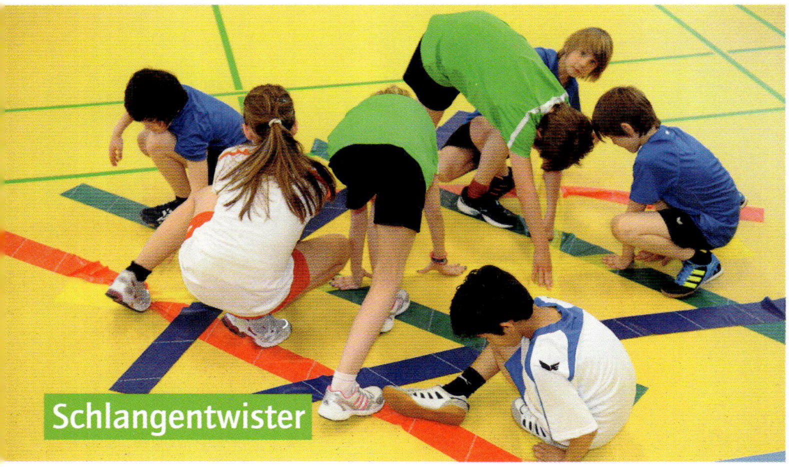
Schlangentwister

Variation: Der Kursleiter kann nacheinander auch die Namen der Kinder nennen, die mitspielen. Diese sollen dann selbst je zwei Kommandos geben und so versuchen zu gewinnen. Wer gewinnt?

Hausaufgabe

Die Kinder sollen gleichzeitig zu verschiedenen motorischen Alltagsbewegungen einzelne kognitive Aufgaben einbinden und anschließend nach Schwierigkeit bewerten. Diese sind auf dem Arbeitsblatt im Anhang vermerkt.

Abschluss

Zum Abschluss tauschen die Kinder Erfahrungen aus der Stunde aus und erzählen, welche Übung besonders fordernd war und am meisten Spaß gemacht hat. Dann werden eventuelle Fragen beantwortet und es folgt wieder das Abschlussritual.

Benötigte Materialien

- Gewichtsbälle
- Gymnastikbälle
- Gymnastikbänder
- Stabilitätstrainer
- Weichbodenmatte
- Turnmatten
- (Luftballons)
- Regelplakat
- MOVES-Kursplakat
- Hausaufgaben 6 und 7
- Ordner

2.4.9 »Parcouring« – Koordinationsstunde III

Übersichtstabelle »Parcouring« – Koordinationsstunde III

min	Sequenz	Inhalt	Anmerkung	Material
5-8	Einstieg	Begrüßung der Kinder Einstieg in die Koordinationsstunde	Schwierigkeiten besprechen und, wenn möglich, lösen. Hausaufgaben besprechen.	Hausaufgabe 7 Teilnehmerliste Regelplakat MOVES-Kursplakat Ordner
10	Erwärmung	»Drahtseilakt«	Motivieren Sie die Kinder, möglichst oft die Gangart zu wechseln und anderen Kindern zu begegnen.	Gymnastikbänder
5	Kraftübung	Oberkörperrotation auf Gymnastikball	Zwei Kinder sichern das übende Kind. Die Übung sollte möglichst langsam ausgeführt werden.	Gymnastikbälle (evtl. Turnmatten)
45	Hauptteil	»Wackel-Pfeiler« »Wanderleiter« »Dächerlauf«-Parcours: »Spitzgiebel« »Wackeldach« »Achtung, Baustelle« »Flachdach« »Turmspitze«	Achten Sie auf eine permanente Bandspannung. Passen Sie die Spiele und -zeiten an die Leistungsstärke der Gruppe an.	Gymnastikbänder Stabilitätstrainer Basketball oder kleiner Gymnastikball 2-3 Langbänke Weichbodenmatte Turnmatten Kästen
5	Ausklang	Dehnübungen	Korrigieren Sie die Kinder, sodass die Dehnung korrekt erfolgt bzw. bieten Sie Alternativen, wenn eine Übung aufgrund von Muskelverkürzungen zunächst nicht möglich ist.	Übungsband, blau
10	Information	Sensomotorik und Koordination		
2-3	Hausaufgabe	Zwei Übungen zum Gleichgewicht in den Alltag einbauen + üben.		Hausaufgabe 8 (Anhang S. 225–226)
2	Abschluss	Fragen, Wünsche, Eindrücke werden besprochen. Abschlussritual		

Einstieg

Die Hausaufgabe der letzten Woche wird besprochen. Der Kursleiter fragt die Kinder, wie es ihnen mit der Kombination von Motorik und Denkaufgabe ergangen ist. Dazu stellen die Kinder ihre »Lieblings-Kombinations-Aufgabe« vor und erzählen ihre Erfahrungen. Dabei sollen sie vor allem berichten, ob anfängliche Schwierigkeiten vorhanden waren und ob diese nach einigen Tagen abgenommen haben. Danach erklärt der Kursleiter, dass auch in der Stunde »Parcouring« die Koordination wieder im Mittelpunkt steht und es besonders um die Verbindung verschiedener Bewegungselemente, das Gleichgewicht sowie die Orientierung im Raum geht.

Erwärmung

Das Spiel »Drahtseilakt« dient der Erwärmung und schult gleichzeitig die Koordination hinsichtlich der Gleichgewichts-, Kopplungs- und Orientierungsfähigkeit.

Drahtseilakt

Zum Aufwärmen sollen die Kinder auf den bunten Linien und elastischen Übungsbändern quer durch die ganze Halle laufen oder traben (nicht gehen!). Die Linien und Bänder sind dabei wackelige »Drahtseile«, von welchen die Kinder auf keinen Fall herunterfallen dürfen. Jeder Fehltritt ist »lebensgefährlich«.

Für jede Linien- bzw. Bandfarbe wird eine andere Gangart festgelegt (Zehengang, Fersengang, vorwärts, rückwärts, seitwärts etc.). Treffen sich zwei Kinder auf einer Linie, müssen sie auf Zehenspitzen so aneinander vorbeibalancieren, dass keiner der beiden herunterfällt. Fällt doch ein Kind vom »Drahtseil«, muss es so lange im Einbeinstand verharren, bis ein anderes Kind vorbeikommt. Wer ist am seltensten heruntergefallen? Neben dem Gleichgewicht wird hier auch die Kopplungsfähigkeit geschult.

Kraftübung

Drei Kinder gehen zusammen und nehmen sich einen Gymnastikball. Ein Kind setzt sich auf den Ball und läuft mit den Füßen langsam nach vorne, bis es mit dem oberen Rücken auf dem Ball liegt.

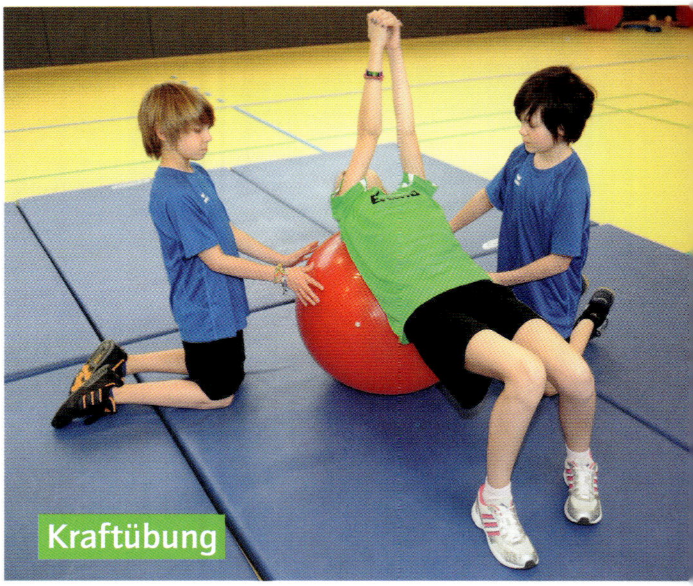
Kraftübung

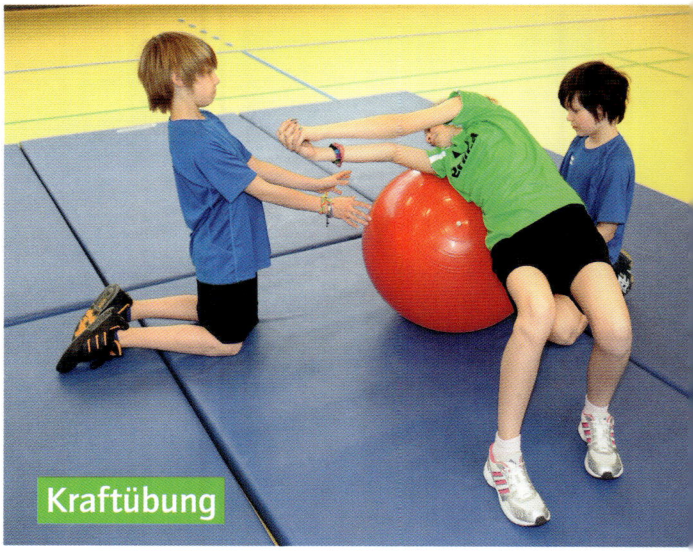
Kraftübung

Das Becken ist angehoben. Die anderen beiden Kinder sitzen rechts und links neben dem Ball und sichern das übende Kind ab. Das Kind auf dem Ball streckt nun beide Arme gestreckt Richtung Decke (Handflächen liegen aneinander). Während das Becken möglichst gerade ausgerichtet bleibt, bewegen sich die Arme zur Seite (ca. 90°) und der Rumpf dreht mit. Die Übung stärkt vor allem die Rumpfkraft (Bauch, Rücken) und schult das Gleichgewicht.

Variante: In den Händen wird ein Gewichtsball gehalten.

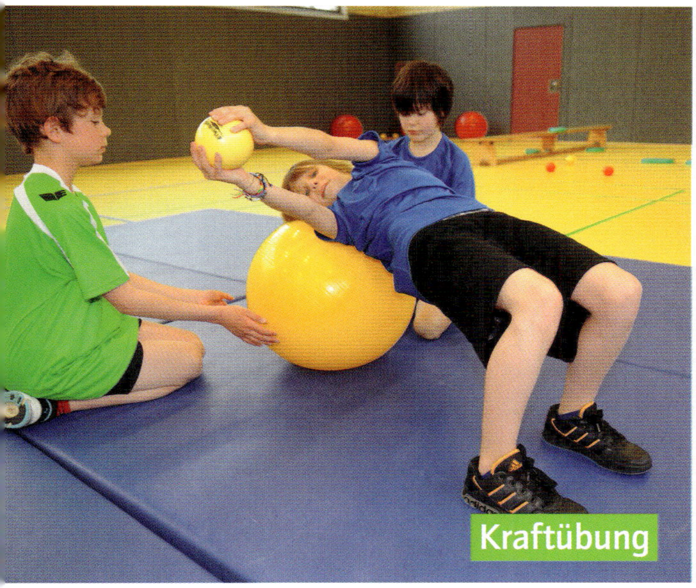
Kraftübung

Hauptteil

Da die strikte Trennung der einzelnen koordinativen Teilfähigkeiten nicht möglich und auch nicht erwünscht ist, werden in den folgenden Spielen häufig mehrere koordinative Teilfähigkeiten angesprochen und gefördert. Im Mittelpunkt steht in dieser Kursstunde die Gleichgewichts-, Orientierungs-, Kopplungs- und Umstellungsfähigkeit.

Wackel-Pfeiler

Die Kinder werden in Kleingruppen von 4-6 Kindern aufgeteilt. Die Kinder einer Gruppe stellen sich in einer Kreisformation auf, alle mit einem Bein auf einen Stabilitätstrainer und schauen sich an. Zusätzlich hält jedes Kind jeweils ein Ende von zwei elastischen Bändern (am besten grün oder blau) in den Händen, sodass sich die Bänder der Gruppe untereinander kreuzen. (Wichtig: Die Bänder stets unter Zugspannung halten!) Aufgabe ist es nun, durch das Ziehen, Bewegen und Lockerlassen der elastischen Bänder, den/die anderen von seinem/ihren Wackel-Pfeilern zu stürzen. Wer es schafft, als Letzter auf seinem Pfeiler stehen zu bleiben, ist Gruppensieger und tritt in einer Finalgruppe gegen die anderen Gruppensieger an. Nach einem kompletten Durchgang werden die Gruppen neu gemischt und das Spiel kann erneut beginnen. Hier sind vor allem Gleichgewicht und Umstellungsfähigkeit gefragt.

Variation: Bei leistungsschwächeren Kindern kann der Schwierigkeitsgrad der Übung durch beidbeinigen Stand auf dem Stabilitätstrainer oder Einbeinstand auf dem Boden herabgesetzt werden.

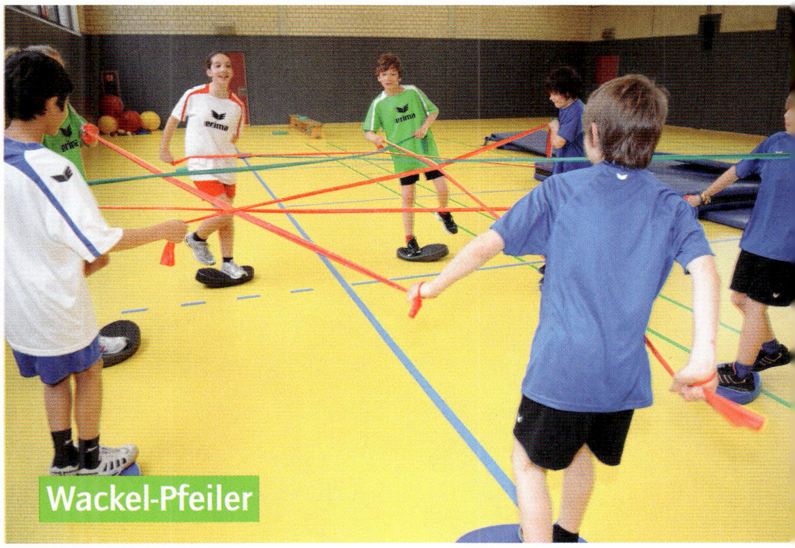
Wackel-Pfeiler

Wanderleiter

Die Kinder gehen zu zweit zusammen. Bis auf zwei Kinder stellen sich je zwei Kinder mit einem gespannten Band gegenüber auf, sodass sich eine lange Reihe ergibt (Abstand zwischen den Paaren ca. 1 m). Die Bänderpaare richten nun ihr individuelles Band unterschiedlich aus (flach über dem Boden, auf Knie- oder Hüfthöhe, schräg von unten nach oben etc.). Die zwei Kinder ohne Band müssen nun die Bänderleiter durchqueren, wobei die Bänder nicht berührt werden dürfen. Sie können dabei über die Bänder steigen, springen, sich bücken oder auch kriechen. Bei jedem Band ist jedoch eine andere »Überquerungsart« zu wählen. Sind die Kinder am Ende der »Leiter« angekommen, übernehmen sie das Band des letzten Paares, welches nun die »Leiter« durchquert. Spielende: Alle Kinder haben die Leiter 1 x, 2 x oder auch häufiger durchlaufen. Dieses Spiel schult neben der Orientierungsfähigkeit erneut die Umstellungsfähigkeit.

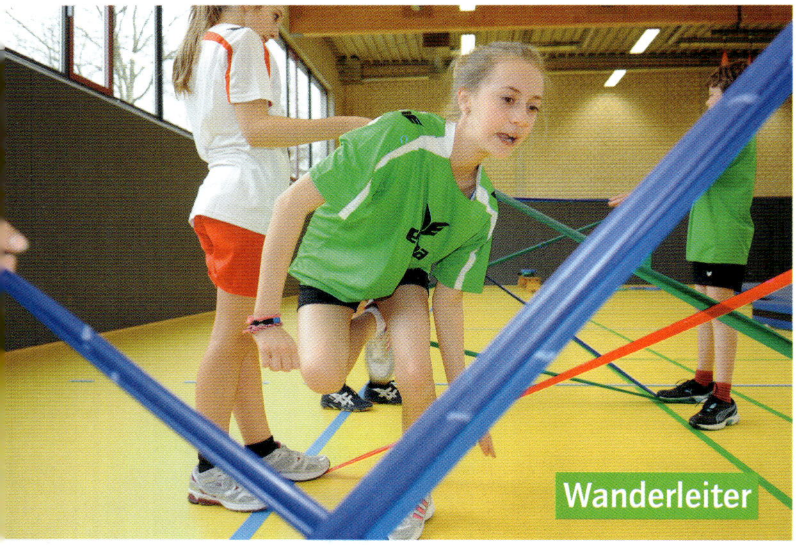

Variation: Das Kinderpaar, welches die »Leiter« durchquert, muss sich an einer Hand festhalten oder das Kinderpaar muss einen Ball durch die »Leiter« prellen. Eine Variante, die einen neuen Schwerpunkt auf die Kopplungsfähigkeit der Kinder legt.

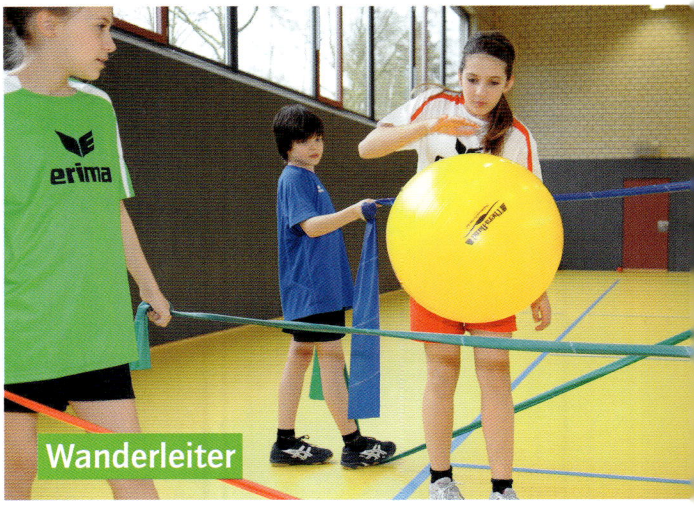

Information

Die Kinder kommen zusammen und der Kursleiter knüpft an der Koordinationsstunde von letzter Woche an und fragt, wie die Kinder die komplexen Spiele empfunden haben und was daran besonders schwer war. Er macht die K nder darauf aufmerksam, dass Koordinationsaufgaben nicht nur, wie in der letzten Woche, mit zusätzlichen kognitiven Aufgaben besonders schwierig sind, sondern auch dann, wenn mehrere unterschiedliche und komplexe Bewegungsaufgaben miteinander verbunden werden und hin und wieder auch noch Störfaktoren von außen (z. B. Zug durch Bänder) hinzukommen. Auch hier kann festgestellt werden, dass wenn Zeitdruck – wie oft im Leistungssport – hinzukommt, unser senso-motorisches System Höchstleistung erbringen muss.

Er erklärt den Begriff *Sensomotorik* und die Wichtigkeit des guten Zusammenspiels von *Sensorik* und *Motorik*. Der Kursleiter gibt als Beispiel: Fußball – nur wenn der Spieler sich kurz vor dem Tor in die richtige Position begibt (Voreinstellung der Gelenkstellung und Muskelspannung), die Zurufe der Mitspieler beachtet (Gehör) und den Ball bis zum Boden genau verfolgt (Augen), wird ein guter oder gar erfolgreicher Torschuss gelingen. Zum

Glück laufen auch hier viele Bewegungen – durch jahrelanges Einüben – automatisch, also ohne bewusste Steuerungsprozesse ab, und erleichtern uns so das Koppeln verschiedener Bewegungsaufgaben. Diese sogenannte *Bewegungserfahrung* erleichtert neben einem ökonomischen Bewegungsablauf auch die plötzliche Anpassung auf veränderte Situationen (Gegner greift ein).

Der Kursleiter erklärt, dass ein »schlechtes« Zusammenspiel von Sensorik und Motorik zu permanenten Zwischenabstimmungen führt, die unseren Körper auf Dauer sehr stark belastet und auch zu Fehlhaltungen und Verspannungen führen können. Ein optimales Training der Sensomotorik kann durch komplexe Bewegungsformen erfolgen. Diese werden in den nächsten Spielen weiter vertieft.

Dächerlauf

Zum Dächerlauf werden fünf Balancierstationen aufgebaut, die die Kinder in Paaren möglichst ohne »Absturz« durchlaufen sollen. Dabei stellen sich die Kinder vor, dass sie auf den »Giebeln der Dächer« balancieren. Das hintere Kind sichert dabei das vordere mit einem um die Hüfte gelegten und auf Spannung gehaltenen blauen Band. Fällt nur ein Kind vom Dach, geht der Dächerlauf von dieser Stelle aus weiter. Stürzen beide Kinder vom Dach, muss die Station neu begonnen werden.

Spitzgiebel

Station 1 besteht aus zwei Bänken, die in einer langen Reihe aufgestellt werden. Auf die Sitzfläche der ersten Bank werden verschiedene Stabilitätstrainer gelegt. Die zweite, umgedrehte Bank wird mit Turnmatten oder einer Weichbodenmatte quer abgedeckt, sodass man die schmale Trittfläche nicht sieht. Die Kinderpaare überlaufen die drei Bänke samt Hindernissen. Haben sie es ohne Absturz geschafft, gehen sie zur nächsten freien Station. Diese Station schult vor allem die Gleichgewichts- und Orientierungsfähigkeit.

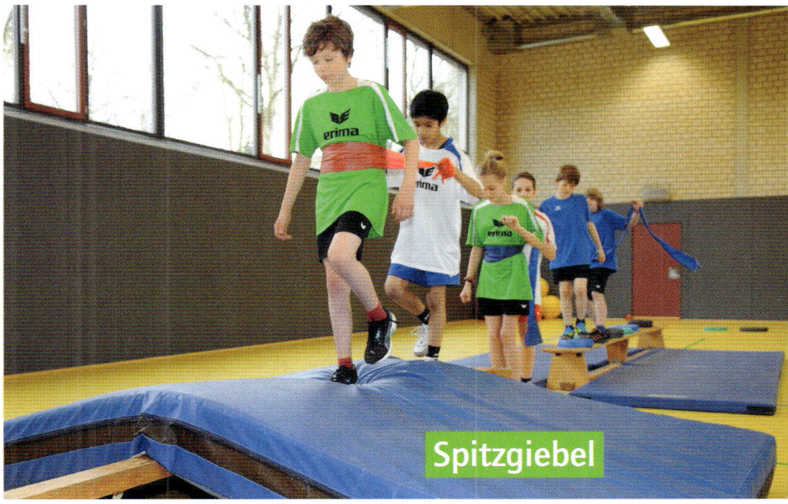
Spitzgiebel

Wellendach

Station 2 besteht aus einer Schlangenlinie aus Stabilitätstrainern und elastischen Bändern. Die Kinderpaare balancieren über die Schlangenlinie, wobei das vordere Kind die Augen schließt und auf die Richtungsanweisungen des hinteren Kinds hört, um nicht den »Tritt zu verlieren«.

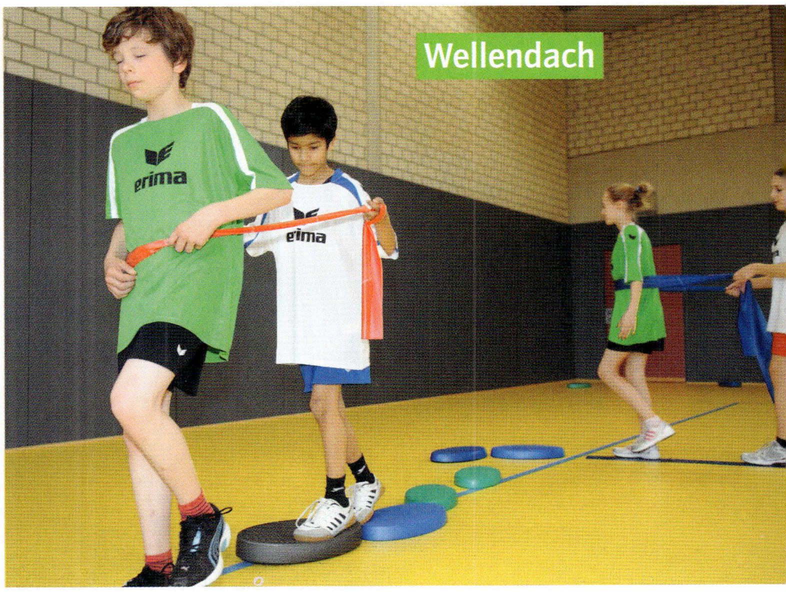
Wellendach

Achtung, Baustelle

Station 3 besteht aus Weichboden- und Turnmatten, die in einer beliebigen Reihenfolge ausgelegt werden. Die Kinderpaare krabbeln über die Matten, wobei nun das hintere Kind die Augen schließt und sich an den Fußgelenken des vor ihm krabbelnden Kinds festhält. Wie beim »Wellendach« ist hier neben dem Gleichgewicht vor allem Orientierung und Differenzierung gefragt. Bei dieser Übung steckt das hintere Kind das Band in den Hosenbund.

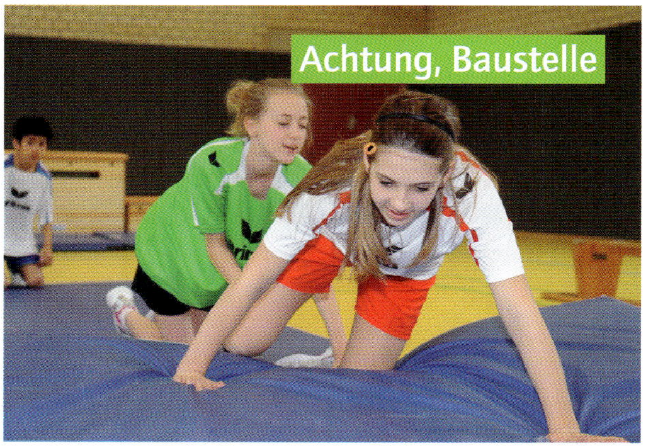

Flachdach

Station 4 besteht aus einer Bändergasse (Abstand maximal 30 cm) von 5 m Länge, welches je zwei Bändern pro Seite entspricht. Die Kinder müssen die Gasse ganz vorsichtig per Schubkarre überqueren, da die alte Dachkonstruktion einsturzgefährdet ist.

Das hintere Kind hält das Band 3-4-fach zusammengelegt in den Händen, sodass das vordere Kind seine Beine auf das Band legen kann. Diese Station soll 1 x vorwärts (Schubkarre voraus) und 1 x rückwärts (Band-Kind im Rückwärtsgang) durchlaufen werden. Das »Flachdach« schult neben der Kopplungs- und Gleichgewichtsfähigkeit auch die Rumpf- und Armkraft der Kinder.

Turmspitze

Station 5 besteht aus verschiedenen Kästen, aus denen eine an- und absteigende Stufe mit Mittelstation gebaut wird. Die Kinderpaare übersteigen die »Turmspitze« langsam 3-4 x hintereinander. Das Band, um den Bauch des vorderen wird weiterhin vom hinteren Partner gespannt.

Variation: Die Stufen können zusätzlich mit Stabilitätstrainern bestückt werden. Die Kinder trainieren Umstellungsfähigkeit, Gleichgewicht und Beinkraft.

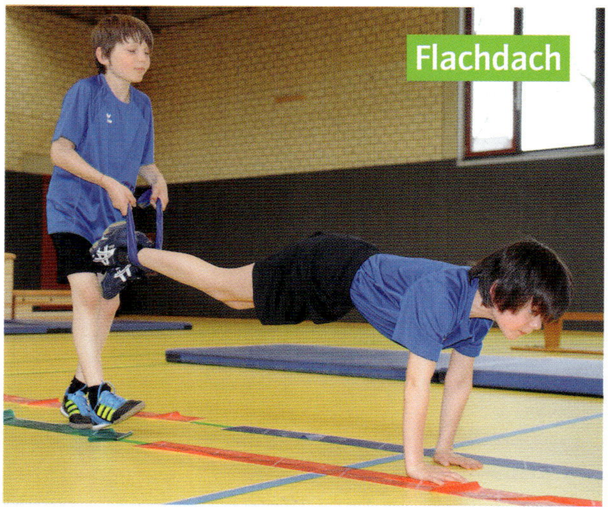

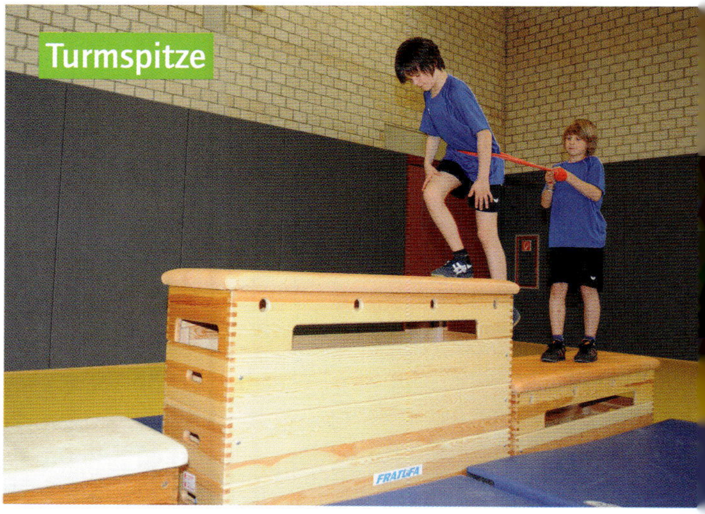

Ausklang

Durch die zum Teil aktiven Dehnübungen sollen die Kinder ihre Muskeln lockern und gleichzeitig das Gleichgewicht und die Körperwahrnehmung schulen (Übungen u. a. aus Verstegen & Williams, 2011).

Beinheben

Rückenlage. Ein Bein liegt lang am Boden, das andere Bein wird mit einer Bandwicklung um den Fuß gerade nach oben gestreckt. Die Hände greifen die Bandenden mit hoher Bandspannung.
Wadendehnung: Die Fußspitze bei gestrecktem Kniegelenk Richtung Schienbein ziehen.
Oberschenkelrückseitendehnung: Das gestreckte Bein so weit wie möglich Richtung Schultern bewegen. Der Bandzug hilft hier dabei.

Beinbeugen in Seitenlage

Seitlage mit angewinkeltem unteren Bein (Kniewinkel ca. 90°). Das obere Bein im Kniegelenk beugen und mit der oberen Hand das Fußgelenk greifen. Nun den Fuß zum Gesäß ziehen. Dabei die Hüfte nach vorne schieben.

Handlauf

Finger/Hände mit gestreckten Beinen vor dem Körper auf dem Boden abstützen. Nun mit den Händen nach vorne laufen (die Beine bleiben gestreckt), bis der Oberkörper parallel zum Boden ist.

Erst jetzt folgen die Füße den Händen. Die Beine bleiben dabei gestreckt, die Bauchmuskeln sind angespannt.

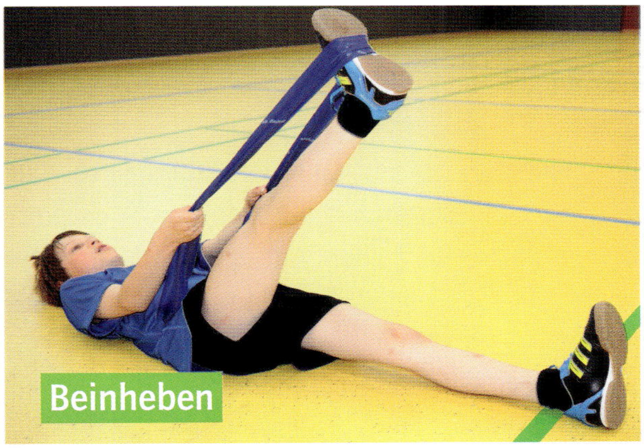
Beinheben

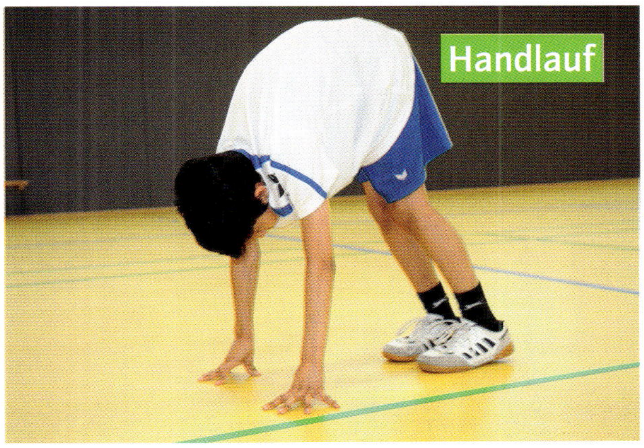
Handlauf

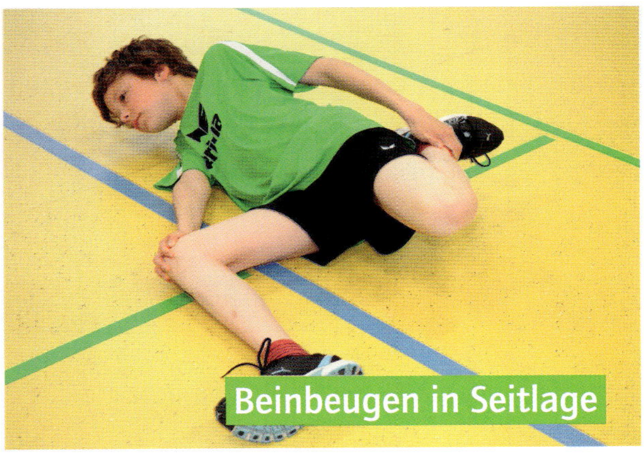
Beinbeugen in Seitlage

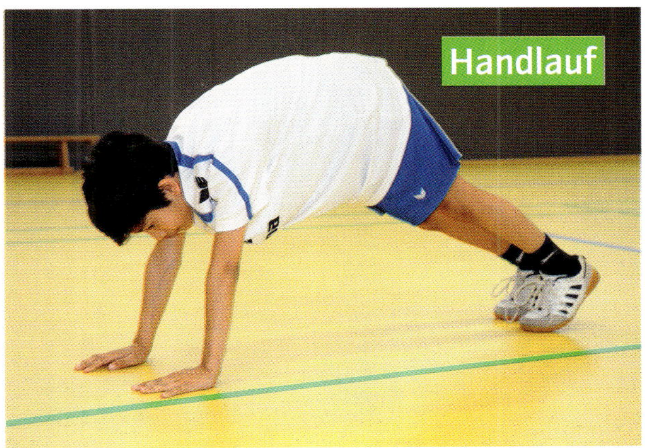
Handlauf

Standwaage & Baum

Aus der engen Schrittstellung (Arme seitlich ausgestreckt) den geraden Oberkörper nach vorne beugen und das freie Bein nach hinten ausstrecken. Das Standbein ist leicht gebeugt, der Blick ist Richtung Boden gerichtet. Langsam wieder aufrichten, das freie Bein beugen und den Fuß an das Knie anstellen (Yoga-Baum). Kurz halten, das Bein nach vorne absetzen und die Standwaage mit dem anderen Bein beginnen.

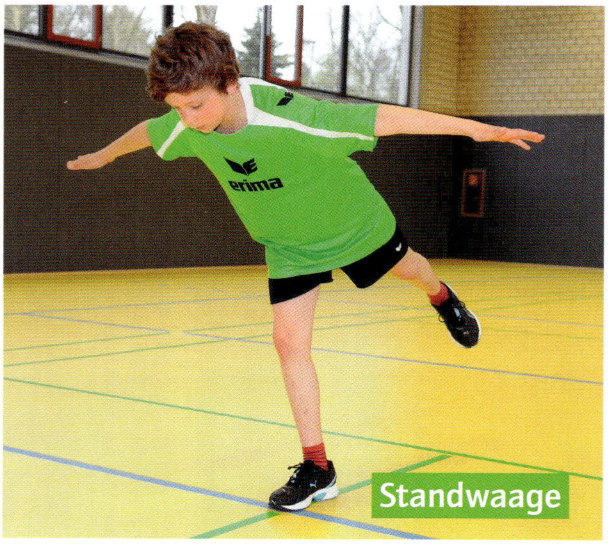

Standwaage

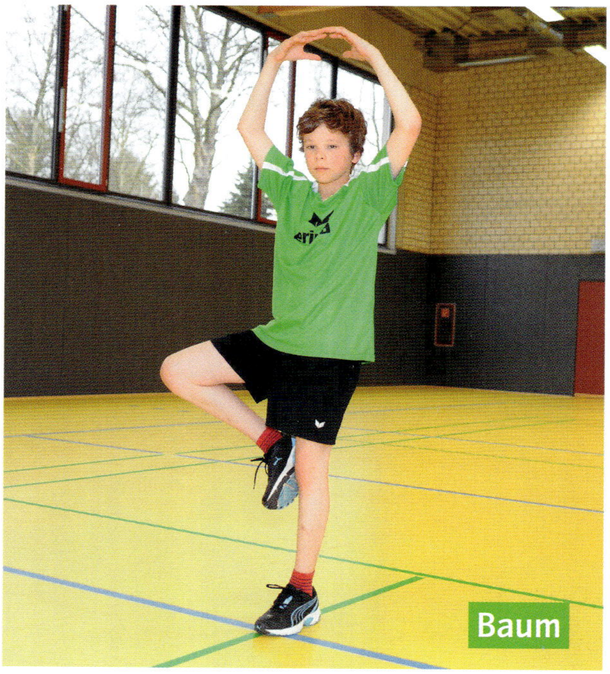
Baum

Hausaufgabe

Der Kursleiter macht die Kinder erneut darauf aufmerksam, wie wichtig ein gutes Zusammenspiel von Sensorik und Motorik ist. Ein gutes Zusammenspiel lässt sich äußerlich durch »schöne, fließende« Bewegungen, eine stabile Haltung und ein gutes Gleichgewicht erkennen. Dieses ist vor allem im Alltag und auch in der Schule sehr wichtig (»Schnecke«-Studie Hessisches Kultusministerium 2010).

Ein »schlechtes« Gleichgewicht kann Kinder in ihrem ganzen Tagesablauf behindern. Der Kursleiter macht die Kinder aber auch darauf aufmerksam, dass man durch regelmäßiges Üben sehr viel erreichen kann! Zudem sind einfache Sensomotorik- bzw. Gleichgewichtsübungen auch ganz einfach in den Alltag zu integrieren (auf einem Bein Zähne putzen, Treppensteigen mit geschlossenen Augen, Kopfstand vor dem Fernseher etc.). Die Kinder überlegen gemeinsam mit dem Kursleiter, wie das aussehen kann.

Zur nächsten Stunde soll sich jedes Kind zwei Gleichgewichtsübungen aussuchen, die es problemlos in den täglichen Alltagsablauf einfügen kann, und diese eine Woche lang täglich üben.

Am besten sollen die Übungen zu unterschiedlichen Tageszeiten durchgeführt werden. Zum Beispiel morgendliches Zähneputzen im Einbeinstand und »Blindgang« am Abend ins Bett. Eine Woche später sollten sie dann vor den anderen Kursteilnehmern berichten, was sie geübt haben und wie es ihnen dabei ergangen ist.

Abschluss

Erfahrungen und Wünsche werden ausgetauscht. Abschlussritual!

Benötigte Materialien

- Stabilitätstrainer
- Gymnastikbänder
- Gymnastikbälle
- Basketball / kleiner Gymnastikball
- Langbänke
- Weichbodenmatte
- Turnmatten
- Kästen
- Regelplakat
- MOVES-Kursplakat
- Hausaufgaben 7 und 8
- Ordner

2.4.10 »Feel the Rhythm« – Koordinationsstunde IV

Übersichtstabelle »Feel the Rhythm« – Koordinationsstunde IV

min	Sequenz	Inhalt	Anmerkung	Material
5-8	Einstieg	Begrüßung der Kinder Einstieg in die Koordinationsstunde	Hausaufgaben bzw. Schwierigkeiten besprechen und, wenn möglich, lösen. Kurzer Rückblick zur Sensomotorik.	Hausaufgabe 8 Teilnehmerliste Regelplakat MOVES-Kursplakat Ordner
10	Erwärmung	»Speed-Polonaise«	Stellen Sie die kleineren Kinder nach vorne und motivieren Sie die Kinder, den Ball / Ballon nicht mit den Händen festzuhalten.	Gymnastikbälle oder Luftballons Markierung (Hütchen, Gewichtsball etc.)
5	Kraftübung	Kreis: Kinder geben Gewichtsball mit gestreckten Armen vor dem Körper weiter.	Motivieren Sie die Kinder, den Ball auf Brusthöhe zu halten und langsam zu arbeiten.	Gewichtsbälle
45	Hauptteil	»Flying Weights« »Step-Dance« »Up and down-tip and top« »Step by Step« »Phase 10«	Bei allen Spielen geht es NICHT um Schnelligkeit, sondern um eine richtige Ausführung (teilweise mit vorgegebenem Rhythmus) Passen Sie die Spiele und -zeiten an die Leistungsstärke der Gruppe an.	Gewichtsbälle Gymnastikbälle oder Luftballons (groß) Stabilitätstrainer
5	Ausklang	»Bongo Beat«	Wenn Sie anfänglich einen Takt vorgeben, ist es für die Kinder einfacher, einen Einstieg zu finden.	Evtl. Turnmatten Evtl. Trommelmusik
10	Information	Was nützen uns Kopplungsfähigkeit und Rhythmus im Alltag? (Gehirntypen)		Tabelle Hirnhemisphären (S. 127)
2-3	Hausaufgabe	»Gehirntyp«-Bestimmung + »Beüben« der nicht-dominanten Seite		Hausaufgabe 9 (Anhang S. 227–228)
2	Abschluss	Fragen, Wünsche, Eindrücke werden besprochen. Abschlussritual		

Einstieg

Die Kinder stellen die Gleichgewichtsübungen, die sie während der letzten Woche geübt haben, vor und sagen kurz etwas zu Schwierigkeiten und Fortschritten. Der Kursleiter stellt den Kindern dabei Fragen wie: »Warum war die Übung von Anna mit den geschlossenen Augen besonders schwer?«, »Hat sich euer Gefühl für die Bewegung nach einer Woche Üben verändert?«

Die Kinder dürfen dabei in ihre Notizen schauen, die sie sich während der Woche gemacht haben. Der Kursleiter geht in diesem Zusammenhang erneut kurz auf den Begriff *Sensomotorik* und die Wichtigkeit des guten Zusammenspiels von *Sensorik* und *Motorik* ein. Danach erklärt der Kursleiter, dass die folgende Stunde die letzte zum Thema *Koordination* ist, in welcher insbesondere die Rhythmisierungs- und Kopplungsfähigkeit geschult werden.

Erwärmung

Das Spiel »Speed-Polonaise« dient der Erwärmung und schult gleichzeitig die Koordination hinsichtlich der Kopplungs- und Orientierungsfähigkeit sowie die Rumpfkraft.

Speed-Polonaise

Die Kinder werden in 2-3 Gruppen aufgeteilt, wobei jedes Kind einen Gymnastikball oder einen großen Luftballon erhält. Auf das Kommando »Speed-up« rennt das erste Kind mit dem Ball vor dem Körper los, um eine ca. 10 m entfernte Markierung herum und wieder zurück. Nun holt es ein zweites Kind ab, das sich mit dem Ball als Polster an das erste Kind »hängt«, sodass der Ball bzw. Ballon zwischen Bauch und Rücken eingeklemmt ist, während der Vordermann seinen Ball wieder vor dem Körper trägt. Beide rennen zusammen los bis zur Markierung und zurück. Nun kommt das dritte Kind hinzu, sodass die Schlange wie bei einer Polonaise immer länger wird.

Die zwischen den Körpern eingeklemmten Bälle dürfen dabei nicht mit den Händen oder Armen fixiert werden, stattdessen befinden sich die Hände des Hintermanns, wenn möglich, auf den Schultern des Vordermanns oder aber seitlich abgespreizt. Verliert eine Gruppe einen oder mehrere Bälle bzw. Ballons, so muss die gesamte Gruppe sofort stehen bleiben, sich neu sortieren und kann dann, wenn alle Bälle bzw. Ballons wieder in Position sind, erneut losrennen.

Wer als Erstes mit allen Polonaisemitgliedern der Gruppe einmal hin- und zurückgelaufen ist, ohne einen Ball zu verlieren, hat gewonnen.

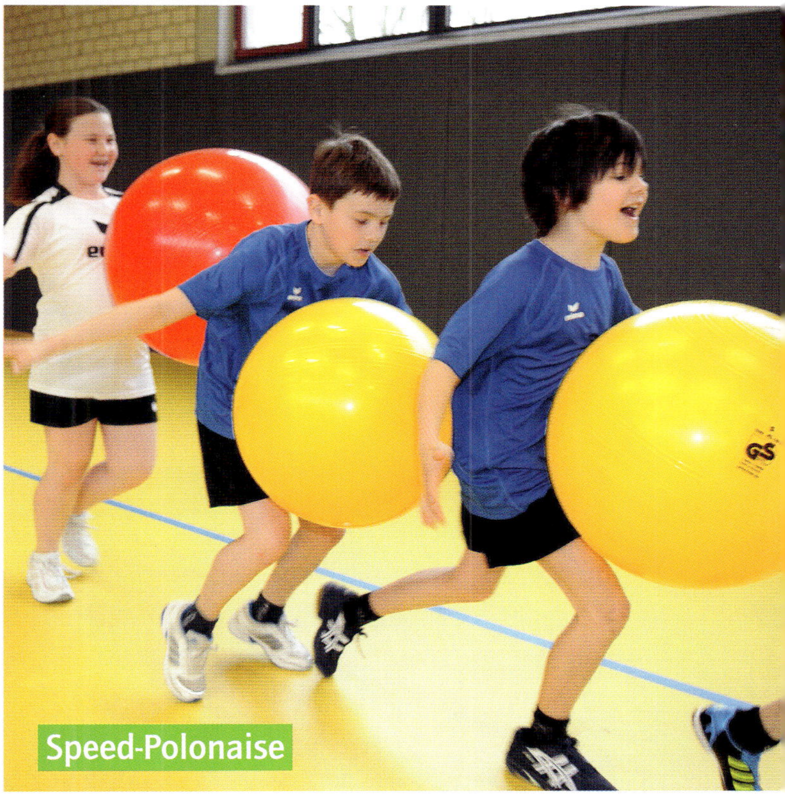
Speed-Polonaise

Kraftübung

Die Kinder stehen im Kreis. Ein Kind hält einen schweren Gewichtsball mit ausgestreckten Armen vor dem Körper. Nun dreht das Kind den Oberkörper – und nur den Oberkörper, das Becken bleibt gerade ausgerichtet – nach rechts und übergibt den Gewichtsball in die ausgestreckten Arme des Nachbarkindes, welches sich vorab nach links gedreht hat.

Wenn der Ball komplett rum ist, wird die nächste Runde über Kopf ausgeführt. Dazu wird der Oberkörper mit gestreckten Armen zur Ballübergabe nach rechts bzw. links gekippt. Diese Übung kräftigt Rücken-, Arm-, Schulter- und Bauchmuskulatur.

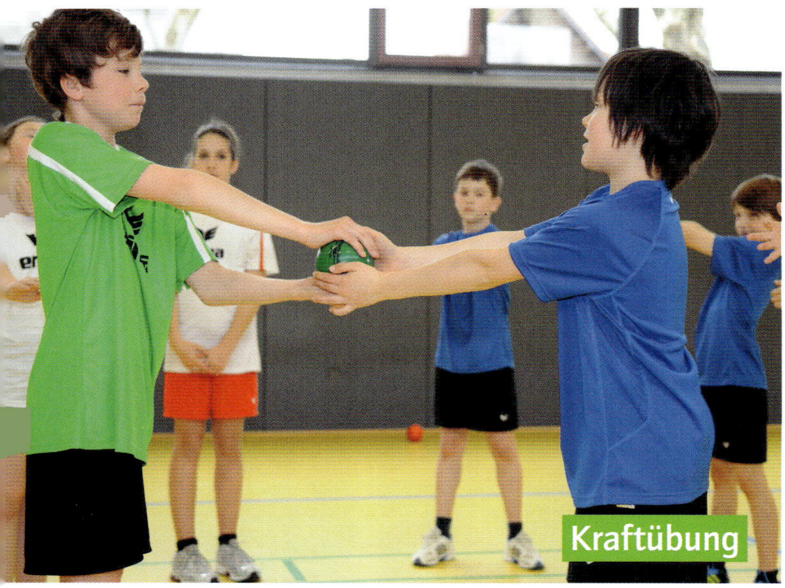
Kraftübung

Hauptteil

In den folgenden Spielen werden erneut unterschiedliche koordinative Teilfähigkeiten angesprochen und gefördert. Im Mittelpunkt steht in dieser Kursstunde die Rhythmisierungs- und Kopplungsfähigkeit in Kombination mit der Rumpfkraft.

Flying Weights

Die Kinder gehen zu zweit zusammen. Jede Zweiergruppe erhält einen Gewichtsball. Nun wird der Ball nach folgendem Muster geworfen. Dabei wiederholte Kind 2 immer die gleiche Abfolge wie Kind 1:

1. Hochwerfen – 2 x klatschen – fangen – rüber zu Kind 2
2. Hochwerfen – 3 x klatschen – fangen – rüber zu Kind 2
3. Hochwerfen – 4 x klatschen – fangen – rüber zu Kind 2
4. Hochwerfen – ganze Drehung rechts – fangen – rüber zu Kind 2
5. Hochwerfen – ganze Drehung links – fangen – rüber zu Kind 2

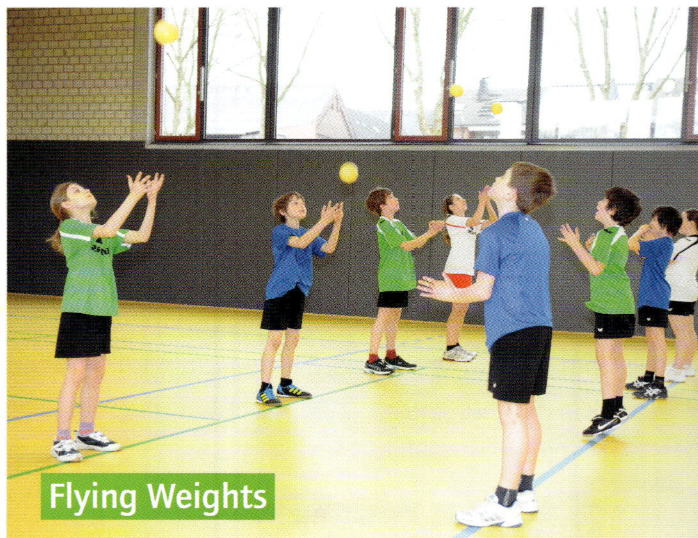
Flying Weights

Nun werden die Partner getauscht und das Spiel beginnt von vorne.

Variation: Kind 2 schließt die Augen, während Kind 1 eine beliebige – nicht zu lange – Abfolge ausführt. Kann Kind 2 diese alle n durch die Geräusche, die beim Werfen, Fangen und Klatschen entstehen, erraten und nachstellen? Dieses Spiel fördert neben der Rhythmisierungs- und Kopplungsfähigkeit die akustische Orientierung.

Step-Dance

Die Kinder gehen zu zweit zusammen. Jede Zweiergruppe erhält einen Stabilitätstrainer, welcher zwischen ihnen (quer) auf dem Boden liegt.

Ein Kind überlegt sich drei verschiedene Schrittkombinationen auf und über den Stabilitätstrainer mit steigendem Schwierigkeitsgrad (am besten aufschreiben). Gestartet wird mit sechs Fußkontakten (z. B.: links drauf, rechts drüber, links drüber, rechts rückwärts drauf, links rückwärts drauf, beidbeinig rückwärts runterspringen), dann folgen acht und dann 10.

Das Partnerkind versucht, die Schrittkombination nach zweimaliger Vorführung richtig zu wiederholen. Pro richtigem Step gibt es einen Punkt. Wer hat am Ende die meisten Punkte? Diese Übung fördert die Kopplungsfähigkeit und Konzentration.

Up and down – tip and top

Die Kinder bilden zwei große Kreise, wobei der Abstand zum Nebenmann circa 2 m beträgt. Jedes zweite Kind hält einen Gymnastikball oder einen roten Gewichtsball in der Hand. Die jeweils anderen Kinder haben keinen Ball.

Ein Kind mit Gymnastikball wird als Taktgeber für beide Gruppen ausgewählt. Der Kursleiter gibt nun einen Prell- bzw. Wurfrhythmus vor und zählt diesen laut vor (1, 2, 3, Hop). Alle Kinder folgen beim Prellen der Gymnastikbälle bzw. werfen und fangen die Gewichtsbälle im vorgegebenen Takt.

Dieser Takt kann auch musikalisch vorgegeben werden. Bei einer leistungsstarken Gruppe können weitere Kommandos eingebaut werden, die eine zielgerichtete motorische Aktion auslösen:

Up: Gymnastikbälle und Gewichtsbälle werden eine Position weiter nach rechts geworfen.

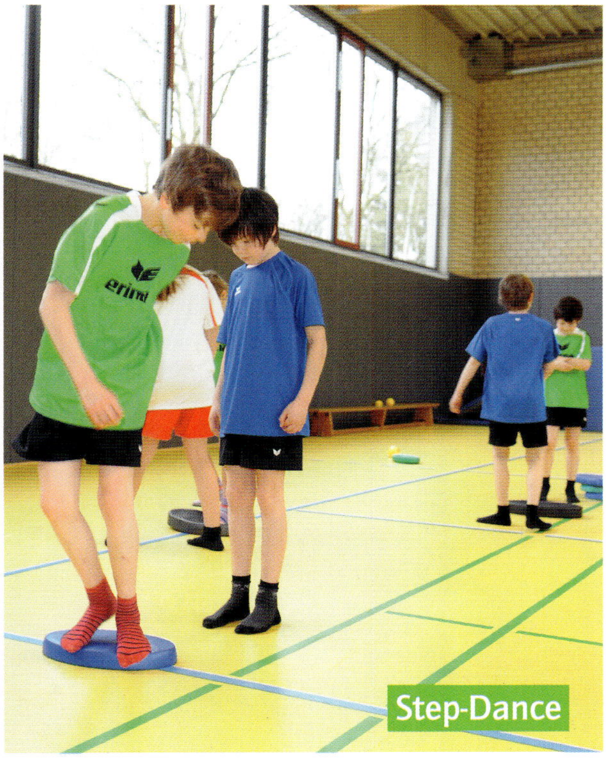
Step-Dance

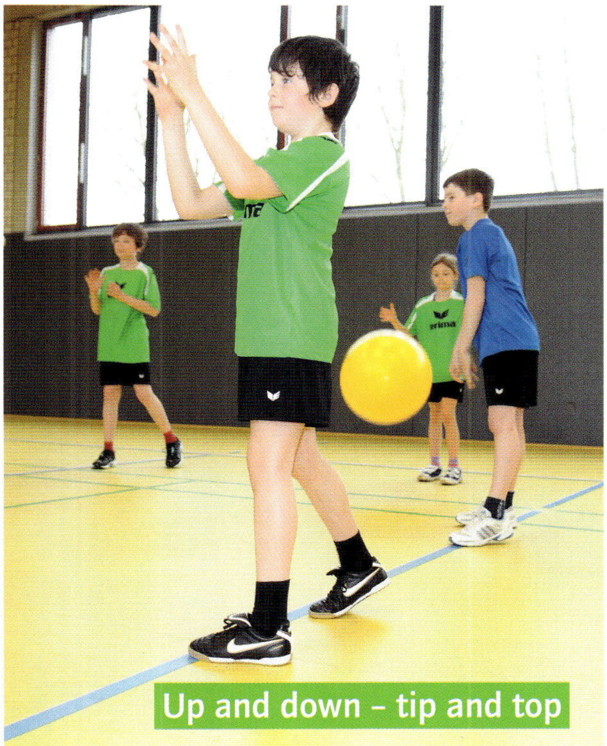
Up and down – tip and top

Up and down: Gymnastikbälle und Gewichtsbälle bewegen sich wieder nach rechts, jetzt werden aber die Gymnastikbälle geprellt und die Gewichtsbälle geworfen.

Top: Gymnastikbälle und Gewichtsbälle werden eine Position weiter nach links geworfen.

Tip und top: Gymnastikbälle und Gewichtsbälle bewegen sich wieder nach links, jetzt werden aber die Gymnastikbälle geprellt und die Gewichtsbälle geworfen. Wie auch schon bei den vorherigen Spielen stehen hier Kopplungs-, Rhythmisierungs- und Orientierungsfähigkeit im Vordergrund.

Variation: Es geht nur in eine Richtung und ein Begriffspaar, z. B. »Up and down«, wird ausgewählt. Nun muss beim Kommando »Up« der Ball geprellt und beim Kommando »Down« der Ball geworfen werden, also genau entgegengesetzt der Bedeutung.

Step by Step

Die Kinder werden in zwei Gruppen eingeteilt, welche sich an einer Hallenseite hintereinander aufstellen. Zuvor haben die Kinder alle Stabilitätstrainer in zwei langen Reihen mit einem Zwischenabstand von ca. 20 cm ausgelegt. Die Kindergruppen stehen nun vor je einer Reihe mit Stabilitätstrainern. Diese gilt es nun zu übergehen. Dabei werden den Farben unterschiedliche Fußkontakte zugeteilt. Z. B. grün: zwei Fußkontakte, blau: vier Fußkontakte und schwarz eine Rechtsdrehung. Nach 2-3 Durchgängen werden die Fußkontakte durch Rhythmen unterstützt. Dabei werden die Fußkontakte parallel geklatscht (jeder Fußkontakt ein Klatscher) und Drehbewegungen durch einen heller oder dunkler werdenden Ton (z. B.: hiiiiiii oder huuuu) unterlegt.

Phase 10

Die Kinder werden in 3-4 gleich große Gruppen aufgeteilt, die sich in einer Reihe hintereinander an einer Hallenwand aufstellen. Ziel ist es nun, die vorgegebene Fortbewegungsart so »auszuweiten«, dass man mit 10 Schritten, Hüpfern etc. die andere Hallenseite oder eine festgelegte Ziellinie erreicht. Die Kinder sollen dabei die Bewegungen möglichst langsam (Gleichgewicht) ausführen. Jedes Kind, das die Ziellinie auf 10 erreicht, erhält einen Punkt. Welche Gruppe hat am Ende die meisten Punkte gesammelt? Folgende Fortbewegungsarten können vorgegeben werden:

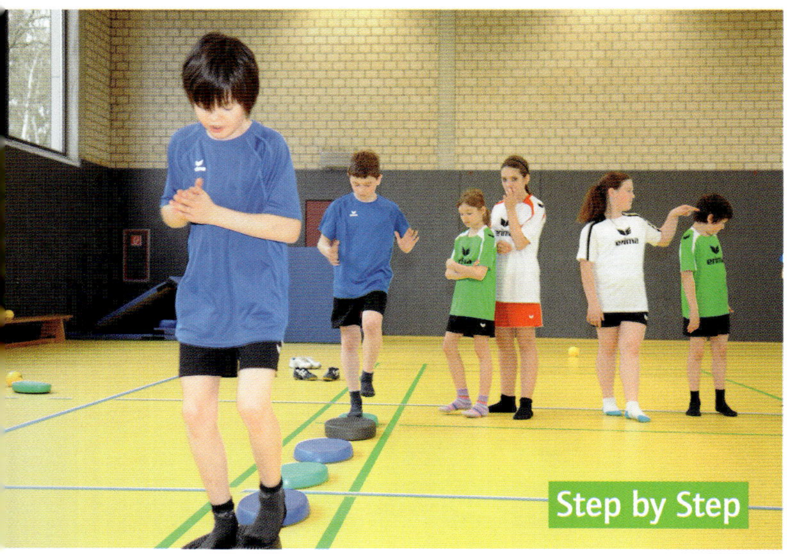

Step by Step

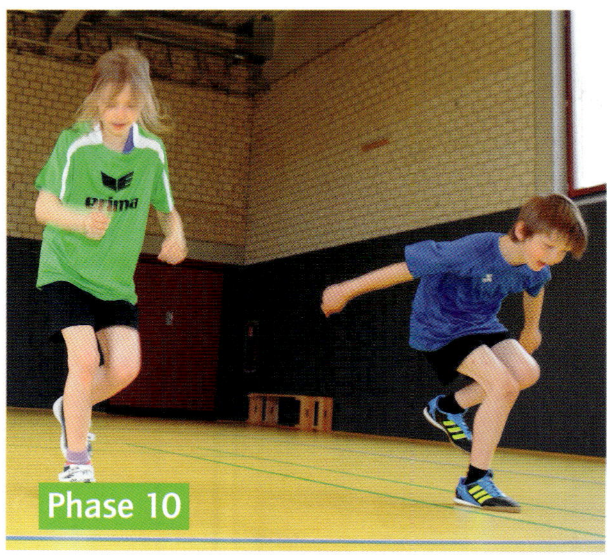

Phase 10

- Gehen vorwärts/ rückwärts
- Ausfallschritt
- Seitlicher Anstellschritt
- Seitgalopp
- Beidbeinige Hüpfer
- Einbeinige Hüpfer (re/ li im Wechsel)
- Froschhüpfer

Diese Übung fördert und fordert Gleichgewicht, Kopplungsfähigkeit und auch ein gewisses Maß an Beweglichkeit und Kraft.

Ausklang

Bongo Beat

Je zwei Kinder bilden zusammen mit einem Gymnastikball ein Paar. Die Kinder knien sich auf eine Matte mit dem Gymnastikball in der Mitte, Blick zueinander. Während das eine Kind den Ball festhält, darf das andere nach Herzenslust auf dem Ball trommeln. Der Kursleiter kann eine passende Musik (afrikanische Trommelrhythmen) dazu spielen und, wenn er mag, auch eine Trommelchoreografie vorgeben. Dabei können die Kinder von oben auf den Ball oder seitlich gegen den Ball trommeln. Zwischendurch können sie auch klatschen und dann wieder trommeln. Wenn keine Musik vorhanden ist, kann auch ein Kind vortrommeln und die anderen trommeln den Rhythmus nach. Nach 2-3 min wechseln die Partner die Position und das andere Kind darf trommeln.

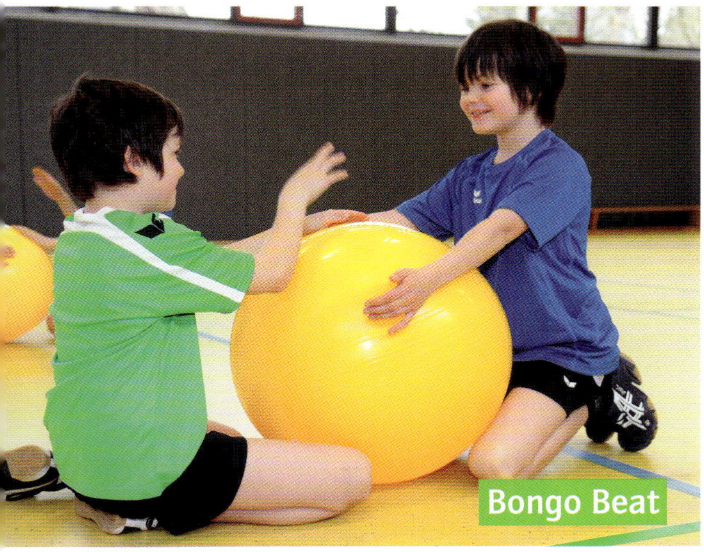
Bongo Beat

Information

Der Kursleiter soll die Kinder darauf aufmerksam machen, dass ein gutes Rhythmusgefühl und eine gute Kopplungsfähigkeit auch im Alltag und in der Schule hilfreich sein können. Wer in der Lage ist, spielerisch komplexe Spielhandlungen problemlos zu planen und durchzuführen, kann dieses später auch im Schul- und Berufsalltag leichter umsetzen.

Ein vorgegebener Rhythmus oder Reim oder die Kopplung von Lerninhalten mit Bildern und Bewegungen kann manchmal auch das Lernen (insbesondere das Auswendiglernen/ Speichern im Gedächtnis) vereinfachen, weil eine intensivere Vernetzung im Gehirn erfolgt. Zudem verbindet das logische Denken (Abrufen der Reihenfolge) und die Musik oder der Rhythmus die Zusammenarbeit von linker und rechter Hemisphäre des Gehirns. Hierzu kann der Kursleiter folgende Tabelle zeigen:

Tab. 1: Hemisphären des Gehirns

Linke Hemisphäre	Rechte Hemisphäre
Einzelheiten	Ganzheitlich/ Gesamteindruck
Logisch/ analytisch	Empfindlich/ einfühlsam
Abstrakte Symbole/ Zahlen	Visualisierung/ Bilder
Sprache/ Rechtschreibung	Musik/ Rhythmus/ Tanz
Regeln	Tastsinn und Gerüche

Er erklärt den Kindern, dass das Gehirn bei Nutzung beider Hemisphären effektiver arbeiten kann und weniger Energie und Konzentrationskapazität benötigt. Somit bleibt den Kindern mehr Energie und Kraft für die Arbeit der Muskeln (z. B. für eine aufrechte Haltung) und es kommt seltener zu stressbedingten Verspannungen.

Tipp: Vertiefende Literatur zur Gehirnforschung finden Sie im Literaturverzeichnis unter Beigel (2009), Buchner (2008), Ornstein und Thompson (1993).

Hausaufgabe

Die Kinder sollen zu Hause gemeinsam mit Eltern oder Freunden aufgrund ihrer Charaktereigenschaften herausfinden, welcher »Gehirntyp«, also rechts- oder linkshirnig, sie sind. In der folgenden Woche sollen sie bewusst Situationen aufsuchen und dokumentieren, die ihre nicht-dominante Hirnhälfte betreffen. Beispiel:

Dominanz links

- Dinge liegen lassen und auch mal nicht aufräumen
- Entspannen
- Tanzen
- Bewusst auf Gerüche in der Umgebung achten
- Probleme anderer anhören und gemeinsam besprechen
- Den Tag global, aber komplett planen und nicht nur Schritt für Schritt

Dominanz rechts

- Aufräumen
- Aufgaben ordentlich und der Reihe nach erledigen
- Bewusst auf Regeln achten und diese einhalten
- Den Einzelnen sehen und wichtig nehmen und nicht nur die Gesamtheit

Abschluss

Erfahrungen und Wünsche werden ausgetauscht. Abschlussritual!

Benötigte Materialien

- Gymnastikbälle
- Gewichtsbälle
- Stabilitätstrainer
- Luftballons (groß)
- Eventuell Turnmatten
- Eventuell Musikanlage/Trommelmusik
- Tabelle Hirnhemisphären
- Regelplakat
- MOVES-Kursplakat
- Hausaufgaben 8 und 9
- Ordner

2.4.11 »Der aufrechte Hulk« – Haltungsstunde

Übersichtstabelle »Der aufrechte Hulk« – Haltungsstunde

min	Sequenz	Inhalt	Anmerkung	Material
5-8	Einstieg	Begrüßung der Kinder Einstieg in die Koordinationsstunde	Hausaufgaben bzw. Schwierigkeiten besprechen und, wenn möglich, lösen. Kurzer Rückblick zur Sensomotorik.	Hausaufgabe 9 Teilnehmerliste Regelplakat MOVES-Kursplakat Ordner
5-10	Erwärmung	»Hulk-Sparring«	Ermutigen Sie die Kinder, sich »frei« zu boxen und alle negativen Emotionen herauszuboxen.	Gymnastikbälle Stoppuhr/Eieruhr
45	Hauptteil	»Massenkraft« »Menschen durchlaufen den Hulk-Parcours« »Magisches Kräftedreieck« »Hulk-Rolle« »Armkraftlauf« »Aufrechter Gefährte«	Achten Sie bei den spielerischen Übungen auf eine rückengerechte, aufrechte Ausführung und Haltung der Kinder.	Stabilitätstrainer Gymnastikbänder Gewichtsbälle Gymnastikbälle (Alltagsutensilien) Stoppuhr/Eieruhr
10	Information	Wie verhalte ich mich im Alltag rückengerecht? Aktives Sitzen wird gezeigt und erläutert.		Gymnastikbälle, (Alltagsutensilien, wie Schulranzen, Stuhl ...)
5-10	Ausklang	»Emotionen – Haltung«, Dehnübungen	Ermutigen Sie die Kinder zu einer übertriebenen, emotionalen Darstellung bzw. Schauspiel. Korrigieren Sie die Kinder bei den Dehnübungen, wenn nötig.	
2-3	Hausaufgabe	2-3 Dehn- oder Kräftigungsübungen für den Rücken überlegen (mit Eltern).		Hausaufgabe 10 (Anhang S. 229)
2	Abschluss	Fragen, Wünsche, Eindrücke werden besprochen. Abschlussritual	Ermutigen Sie die Kinder, Fragen zu stellen und leiten Sie das Abschlussritual ein.	

Einstieg

Die Hausaufgaben der vorangegangenen Koordinationsstunde werden besprochen. Dann leitet der Kursleiter die folgende Haltungsstunde ein und erklärt, dass ca. 50 % der Schulkinder Haltungsschwächen oder Haltungsauffälligkeiten aufweisen, die auf unzureichende Bewegung und Muskeldehnung zurückzuführen sind (Ludwig et al., 2003, S. 3 f.)

Doch vor allem mit Kraft-, Koordinations-, Gleichgewichts- und sensomotorischen Übungen kann eine gesunde Haltung wiederhergestellt werden. Deswegen folgt nun eine Stunde, die mit verschiedenen Spiel- und Übungsformen die Haltemuskulatur und damit die aufrechte Haltung fördern soll. So sollen die Kinder durch die Stunde genauso »aufrecht und stark« wie der grüne »Hulk« werden.

Erwärmung

Das Spiel »Hulk-Sparring« dient der Erwärmung und stärkt gleichzeitig die oberflächliche sowie die tief liegende Halte- und Bewegungsmuskulatur des Rückens. Zudem fördert diese Übung die Kraftausdauer.

Hulk-Sparring

Diese Übung schließt an die Kick- und Boxvariationen aus der vierten Kursstunde an. Die Kinder sollen nun versuchen, einige Kombinationen, die sie gelernt haben, abzurufen. Diese sollen sie an einem Gymnastikball (»Hulk«), der vom Partner gehalten wird, ausprobieren. Können die Kinder sich nicht mehr an die Kombinationen erinnern, kann der Kursleiter noch einmal einige MOVES zeigen. Die Kinder sollen versuchen, ohne Pausen 1 min lang auf den »Hulk« einzuwirken, danach haben sie 30 s Pause, gefolgt von einer weiteren Minute »Hulk-Sparring«. Danach wechseln die Partner.

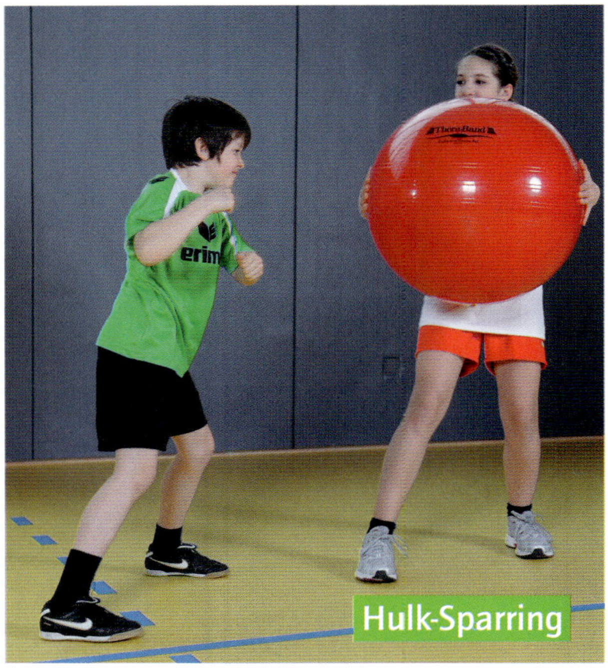
Hulk-Sparring

Hauptteil

Der nachfolgende Hauptteil verbessert durch spielerisch verpackte Kräftigungs- und Halteübungen die aufrechte Haltung der Kinder und Jugendlichen. Dabei sollen durch statische wie auch dynamische Spielformen die verschiedenen Muskelpartien des Rumpfs gekräftigt werden und es soll noch einmal ein Bewusstsein für eine aufrechte Haltung geschaffen werden.

Massenkraft

Alle »Hulks« kommen zusammen, und stellen sich in einem Kreis mit dem Rücken zur Kreismitte auf. Dann haken sie ihre Arme bei den benachbarten Kindern unter. Ziel der Gruppe ist es, sich gemeinsam hinzusetzen und auch wieder aufzustehen, ohne dass jemand hinfällt. Dieses Spiel stärkt noch einmal das Gruppengefühl und die Koordination der großen Muskelpartien.

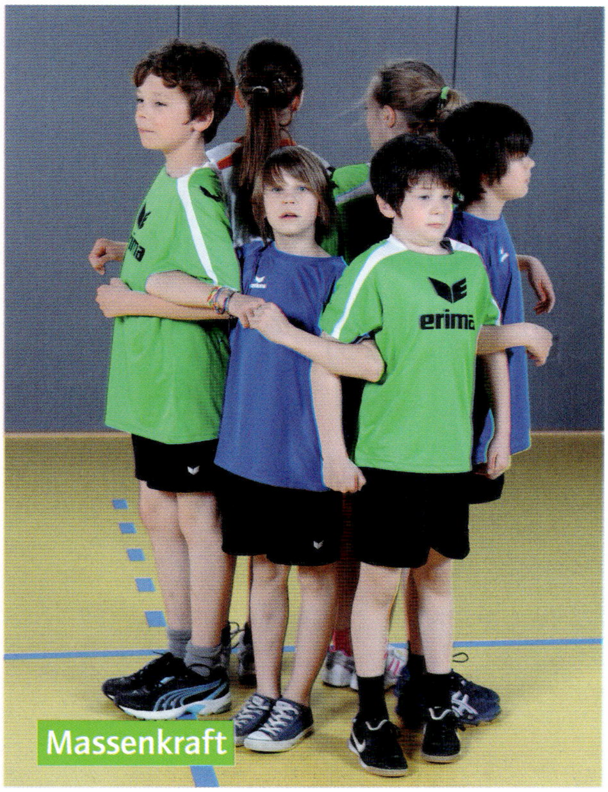
Massenkraft

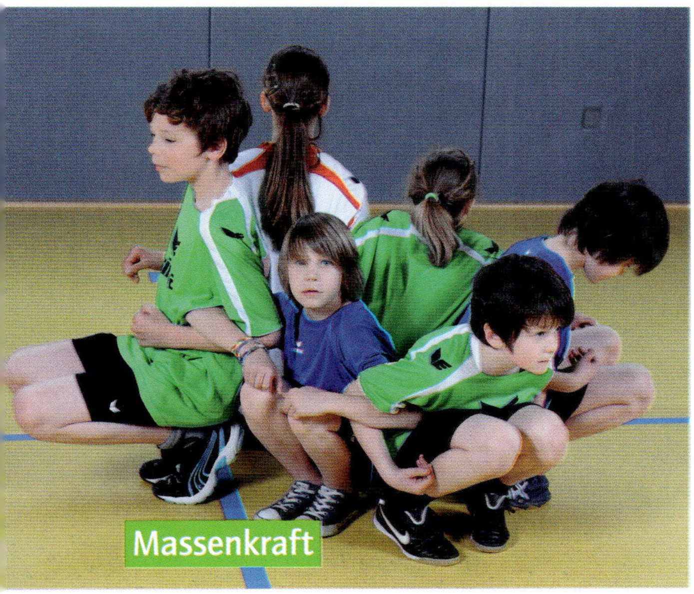
Massenkraft

Variation: Danach können die Kinder sich um 180° drehen, sich wieder unterhaken und noch einmal versuchen, sich hinzusetzen und wieder aufzustehen.

Menschen durchlaufen den Hulk-Parcours

Mindestens eine Hälfte der Gruppe baut einen Hindernisparcours aus »Hulks«. Beispielsweise begibt sich ein »Hulk« in Liegestützposition, mit den Füßen auf einem Stabilitätstrainer und die Menschen müssen dann unter ihm durchkrabbeln. Oder aber ein anderer geht in die Tischhalte, ebenfalls auf einer labilen Unterlage stehend und stützt dabei seine Hände über den Knien ab, sodass die anderen mit »Bocksprüngen« über ihn springen müssen. Oder ein »Hulk« legt sich kerzengerade mit dem Rücken (oder Bauch) auf den Boden, wobei er Füße und Hände samt Kopf leicht vom Boden abhebt.

Die gestreckten Arme und Beine sind weit geöffnet, sodass die Kinder im Kreis um den Hulk und durch dessen Arme und Beine laufen können. Weiterhin kann ein kräftigerer »Hulk« in den Seitstütz gehen und das Becken vom Boden abheben, sodass die Menschen unter der Hüfte hindurchkriechen müssen. Auch hier kann ein besonders kräftiger Hulk seine Füße auf einer labilen Unterlage abstützen, um die Aufgabe noch etwas schwieriger zu machen. Die anderen Kinder durchlaufen dabei nacheinander mit einigen Sekunden Abstand kon-

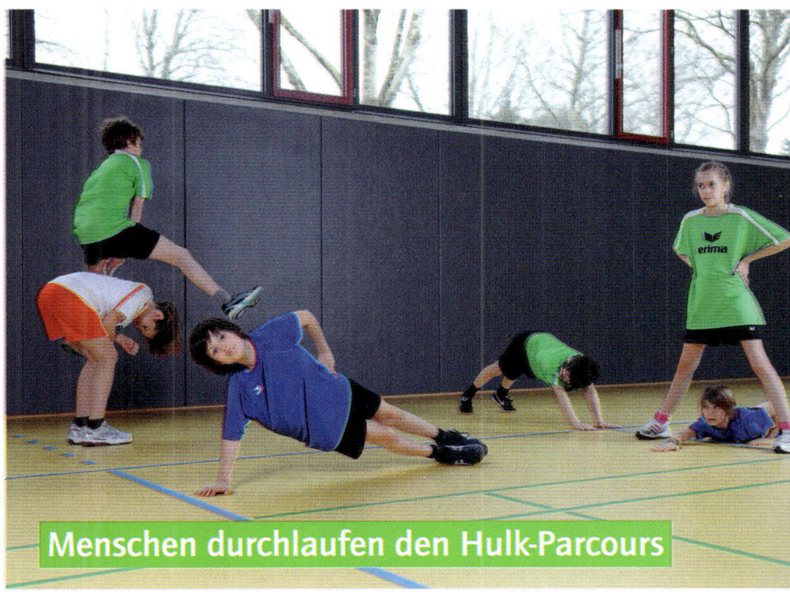
Menschen durchlaufen den Hulk-Parcours

trolliert den Parcours. Haben alle den Parcours geschafft, werden nun die Menschen zu »Hulks« und umgekehrt. Die Hulks müssen bei diesem Spiel statische Halteübungen durchführen, die hauptsächlich die Schultern und den Rumpf kräftigen.

Magisches Kräftedreieck

Immer zwei etwa gleich große bzw. gleich schwere Kinder stehen sich Zehenspitzen an Zehenspitzen gegenüber. Die Kinder halten sich dabei beide an einem dreifach gefalteten Gymnastikband fest, was sie in den Händen halten. Ist kein Gymnastikband zur Hand, können die Kinder auch über Kreuz die Handgelenke ihres Gegenübers umfassen.

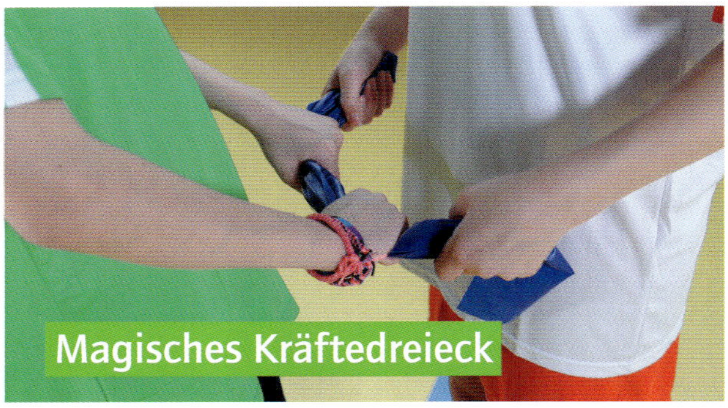
Magisches Kräftedreieck

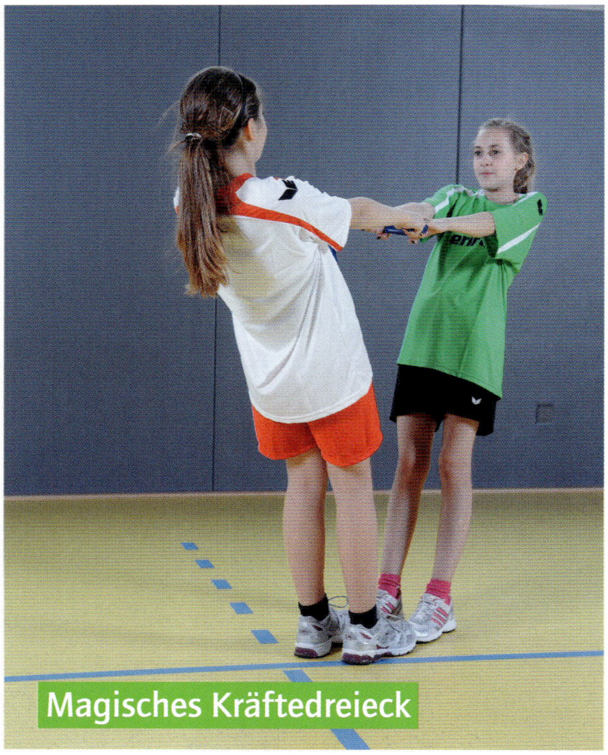
Magisches Kräftedreieck

Dann sollen sie durch Strecken ihrer Arme versuchen, ihre Köpfe und Oberkörper immer weiter voneinander weg, nach hinten zu verlagern. So entsteht diesmal ein umgekehrtes »magisches Kräftedreieck«. Welches Paar schafft es, sich mit gestreckten Armen gemeinsam hinzusetzen und wieder aufzustehen, ohne die Handgelenke des Partners bzw. das Band loszulassen?

Variationen: Anschließend werden ungleiche Partner zusammengebracht, die die gleiche Übung noch einmal durchführen. Oder für eine ältere Gruppe: Um das Kinderpaar wird ein elastisches Band gelegt (vorab zu einem Endlosring knoten), welches bei der Bewegung auf Spannung geht.

Weitere Variationen:
Besonders leistungsstarke Kinder können versuchen, ihre Hände auf die Schultern des Gegenübers zu legen und dann gleichzeitig schrittchenweise rückwärts zu gehen. Der Abstand zwischen den Köpfen soll dabei nicht größer werden.

Je größer der Abstand zwischen ihren Füßen wird, desto mehr Körperspannung müssen die Kinder aufbringen, um sich in dieser »Diagonale« halten zu können. (Beine und Oberkörper bilden eine Linie!)

Zwischen ihren Köpfen und Füßen bildet sich ein »magisches Kräftedreieck«, das immer größer wird, je weiter sie sich voneinander entfernen. Danach sollen sie noch einmal versuchen, ihren Abstand, der mit einem Gymnastikband auf dem Boden markiert wurde, zu überbieten.

Dieses Spiel hat eine statische und dynamische Kräftigungskomponente in sich und stärkt vor allem die Rücken-, Schulter- und Armkraft. Zudem fördert es die Ganzkörperspannung und einen gestreckten Rücken.

Als weitere Variation können die Kinder sich seitlich Fuß an Fuß stellen und sich dann eine Hand geben und dann ihren Körper zur Seite wegneigen. Auch so entsteht ein »Kräftedreieck«. Die Arme werden dabei ganz gestreckt.

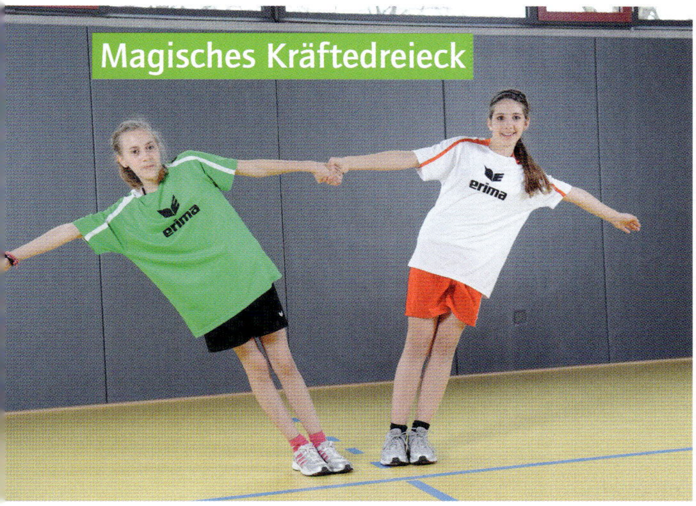

Magisches Kräftedreieck

Wichtig: Die Kinder dürfen nicht ins Hohlkreuz gehen oder ihr Becken nach vorne schieben, sondern sollen kerzengerade wie eine Dreieckseite sein! Diese Variation ist als eher statische Rumpfkräftigung und Streckung zu verstehen, bei gleichzeitiger dynamischer Kräftigung der Arme und Oberschenkel (durch das gemeinsame Hinsetzen und Aufstehen). Zur Absicherung eines Falls nach hinten sollten die Kinder auf zwei Turnmatten üben.

Hulk-Rolle

Je ein Kind befindet sich in der Liegestützposition mit den Schienbeinen auf einem Gymnastikball. Es zieht nun beide Knie zur Brust, bis nur noch die Fußspitzen den Ball berühren. Hält kurz diese Position und streckt dann die Beine wieder. Der Partner sichert seitlich. Fitte Kinder können den Rückweg nur mit einem Bein ausführen, das passive Bein »schwebt« angewinkelt unter der Hüfte. Diese Übung kräftigt Rumpf, Schulter und den unteren Rücken und fördert einen »geraden« Rücken.

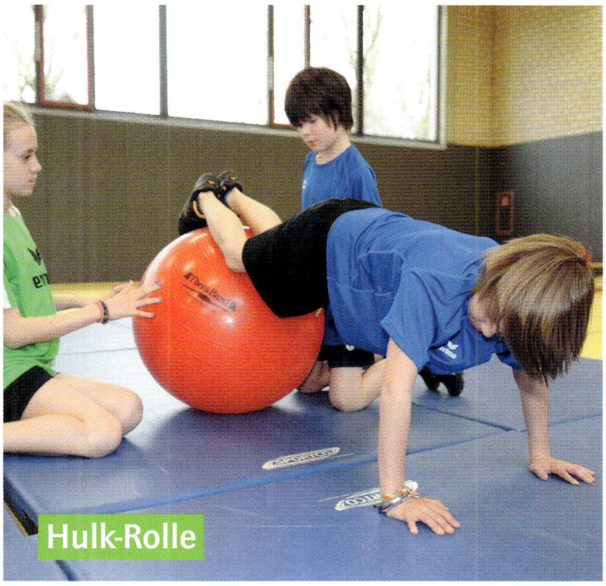
Hulk-Rolle

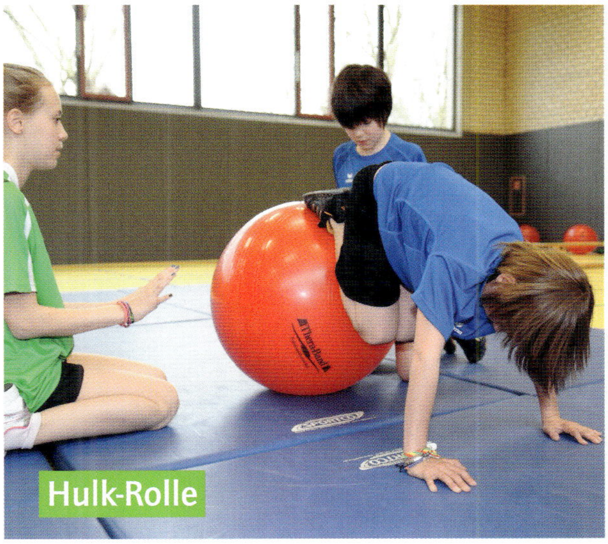
Hulk-Rolle

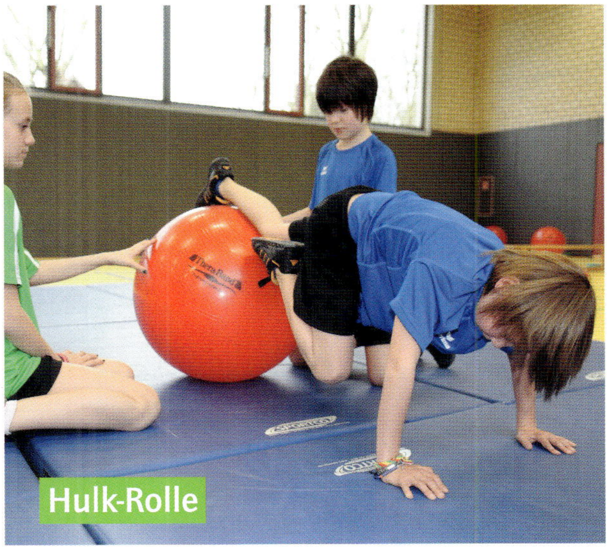
Hulk-Rolle

Armkraftlauf

Bei dieser Übung nimmt ein Partner die Schubkarrenposition ein, während der andere die Füße des Kindes hält. Nun muss die »Schubkarre« eine Slalomstrecke (etwa 3 m) um einen Gewichtsball herum hin- und zurück-»laufen« und dies so oft wie möglich innerhalb 1 min wiederholen. Nach 1 min wird gewechselt. Diese Übung stärkt vor allem die Rumpf- und Schultermuskulatur und fördert die Ganzkörperspannung, die bei einer aufrechten, gesunden Haltung eine wichtige Rolle spielt.

Hinweis: Kinder mit schwächerer Rumpf- bzw. Armkraft sollten in der »Schubkarrenposition« an der Hüfte festgehalten werden, dies erleichtert die Übung.

Variation: Die Kinder werden in zwei oder drei Gruppen aufgeteilt und laufen einen »Armkraftwettlauf« durch einen Slalomparcours (Gewichtsbälle). Am Ende des Slalomparcours wechseln die Partner schnell ihre Positionen bzw. Aufgaben und laufen wieder zurück, wo sie das nächste Pärchen ihrer Mannschaft abschlagen.

Aufrechter Gefährte

Die Kinder arbeiten zu zweit zusammen. Ein Kind hat einen Stabilitätstrainer auf dem Kopf liegen und soll seinem Gefährten bzw. Partner, der vor ihm herläuft, folgen, ohne dabei den Stabilitätstrainer zu verlieren. Der Gefährte kann dabei Geschwindigkeit und Laufweg bestimmen, soll jedoch darauf achten, dass der Hintermann eine echte Chance hat, hinterherzukommen.

Der Raum, in dem die Paare sich bewegen, soll dabei relativ klein sein (beispielsweise ein halbes Volleyballfeld), sodass die Paare sehr darauf achten müssen, gemeinsam den anderen auszuweichen. Fällt ein Stabilitätstrainer vom Kopf, so müssen die Kinder schnell aus dem Feld herausrennen und drei Liegestütze machen, bevor sie weitermachen dürfen. Nach den Liegestützen tauschen sie die Rollen, der andere trägt nun den Stabilitätstrainer auf dem Kopf.

Dieses Spiel stärkt die Rückenmuskulatur und fördert das Bewusstsein für eine aufrechte Haltung. Zudem führt es zu einer Streckung im Halswirbel-

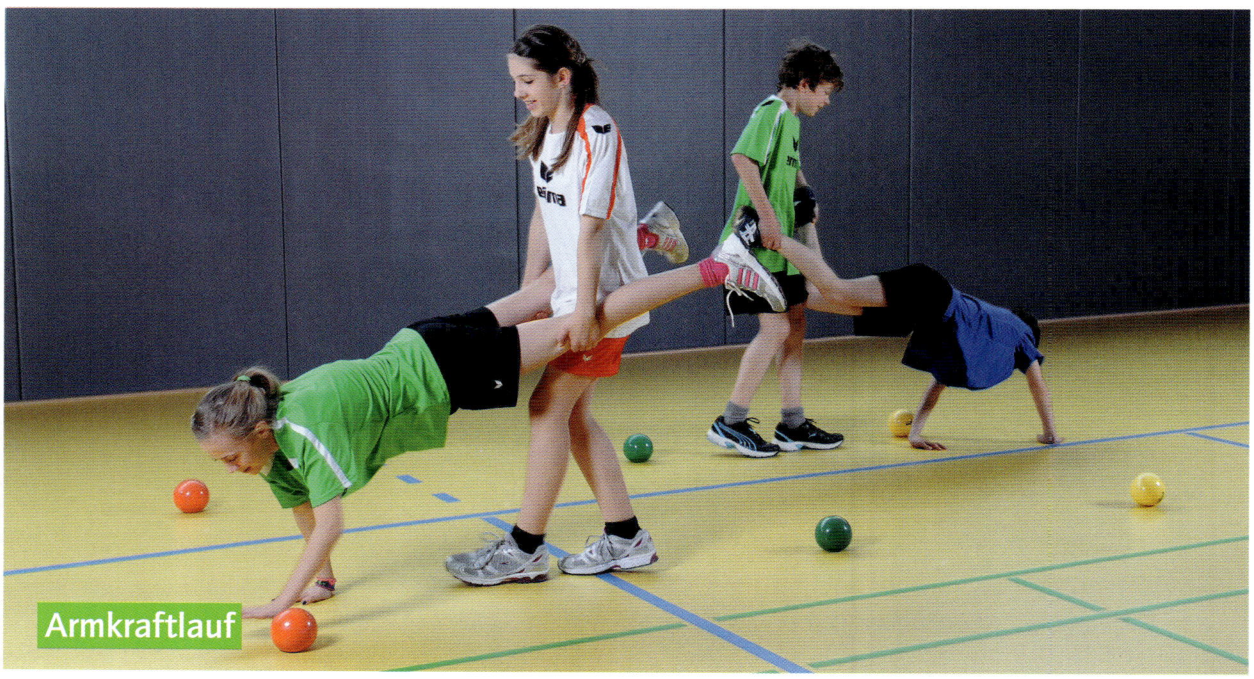
Armkraftlauf

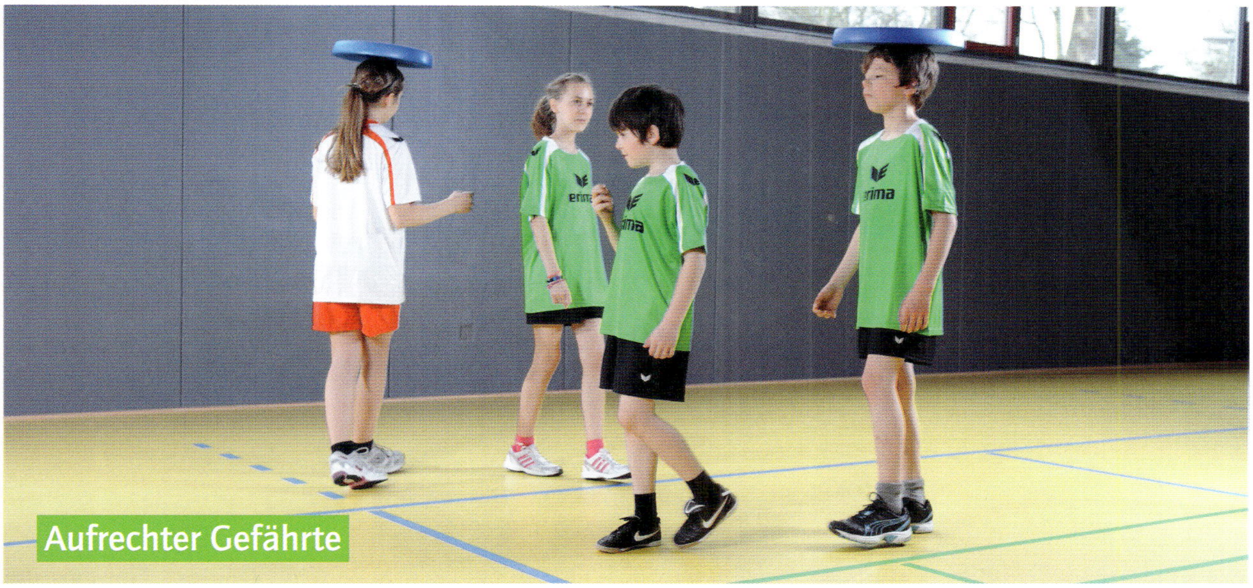

Aufrechter Gefährte

bereich und einer Senkung der Schultern, da so der Stabilitätstrainer besser auf dem Kopf transportiert werden kann.

Variation: Der Spielleiter gibt verschiedene Fortbewegungsarten vor. Dabei haben die hinteren Kinder immer noch den Stabilitätstrainer auf dem Kopf und folgen dem Vordermann. Zum Beispiel: »Geht auf allen vieren rücklings!« (Spinnengang); »Bewegt euch auf den Knien rutschend«; »Watschelt in der Hocke vorwärts«; »Lauft rückwärts«; »Setzt euch aus dem Stand hin und steht dann wieder auf« etc.

Weitere Variation: Nun sollen alle Kinder gleichzeitig einen beliebigen Gegenstand (etwa einen Turnschuh, einen Stift, einen Geldbeutel ...) auf dem Kopf durch das halbe Volleyballfeld transportieren und dabei jedes Mal, wenn sie auf ein anderes Kind treffen, die Gegenstände tauschen.

Information

Der Kursleiter erklärt den Kindern, wie sie in der Schule, zu Hause und unterwegs darauf achten können, ihren Rücken »richtig« zu halten. Er zeigt, wie man am besten schwere Gegenstände aufhebt, die auf dem Boden liegen, nämlich indem man in die Knie geht (Kniebeuge) und den Gegenstand mit beiden Händen nah am Körper und mit möglichst geradem Rücken, um so die Bandscheiben zu entlasten, aufhebt. Die Kinder machen es ihm nach, indem sie verschiedene Kleingeräte aufnehmen und wieder hinlegen.

Dann zeigt er, wie oft Kinder ihren Schulranzen falsch tragen, nämlich über einer Schulter, oder mit unterschiedlichen Gurtlängen, sodass eine Schulter stärker belastet wird. Auch hier sollen die Kinder beim Umziehen später ihre eigenen Sporttaschen und Schulranzen checken. Als letztes Beispiel zeigt er, wie man richtig auf seinem Stuhl bzw. am Schreibtisch sitzt, wenn man konzentriert arbeitet oder schreibt. Der Stuhl sollte so eingestellt werden, dass die Unterarme flach (ca. 90°-Winkel) auf dem Tisch abgelegt werden können und der Hüft- und Kniewinkel etwas mehr als 90° beträgt. Dabei stehen die Füße leicht geöffnet und parallel auf dem Boden. Kein Überkreuzen der Beine oder Rundrücken. Das Becken immer leicht nach vorne kippen. Wird an einem Bildschirm gearbeitet, so sollte dieser mindestens 50 cm von den Augen entfernt sein. Der Blick trifft dabei bei gerader Kopfhaltung den oberen Bildschirmrand. Vor allem beim reinen Zuhören in der Schule sollte man jedoch aktiv sitzen, das heißt, man sollte sich immer mal wieder strecken und räkeln, die Füße kreisen und die Schultern auslockern, um dann wieder aufrecht, entspannt und rückenschonend sitzen zu können.

Zwischendurch darf auch ruhig mal kurz eine »Lümmelhaltung« eingenommen werden, solange diese nicht die ganze Schulstunde lang anhält. Auch diese Übung machen die Kinder nach, indem sie sich auf Gymnastikbälle setzen. Danach erläutert der Kursleiter kurz, dass Stress, schlechte Stimmung, aber auch mangelnde Dehnfähigkeit in Schultern, Rücken und auf der Beinrückseite oft zu einer Fehlhaltung führen. Deswegen folgt als Ausklang eine Emotions-Haltungs-Übung sowie gezielte Dehn- und Lockerungseinheiten, gemäß »Rücken Aktiv« (Rühl et al., 2011).

Ausklang

Bevor es zu den Dehnübungen geht, sollen die Kinder paarweise folgende Emotionen durch ihre Haltung und Mimik, jedoch ohne zu sprechen, ausdrücken (bei Zeitmangel kann jedes Paar immer nur eine Emotion nachmachen):

1. Trauer
2. Schmerz
3. Wut
4. Freude

Danach sollen die Kinder kurz Rückmeldung geben, was ihnen bei ihrer jeweiligen Haltung aufgefallen ist.

Anschließend folgen Dehnübungen, die aus dem Manual *Rücken Aktiv* (Rühl et al., 2011) entnommen wurden.

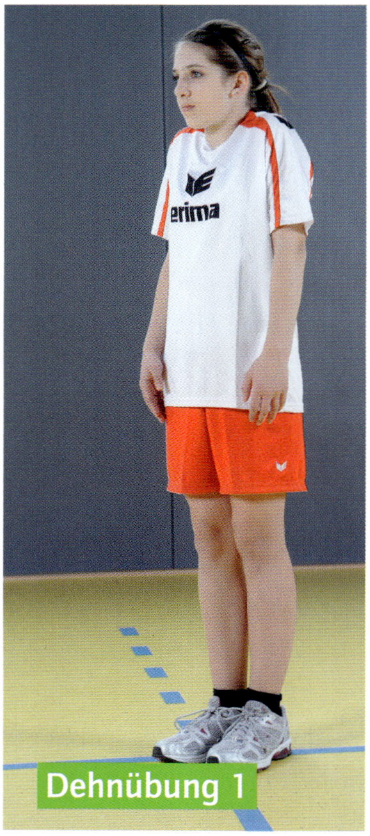

Dehnübung 1

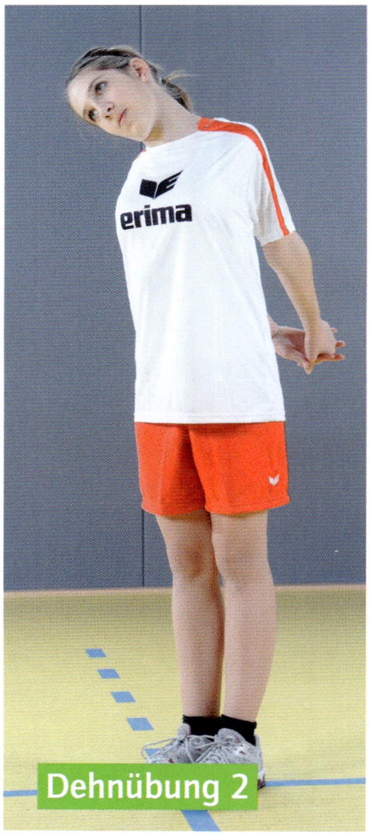

Dehnübung 2

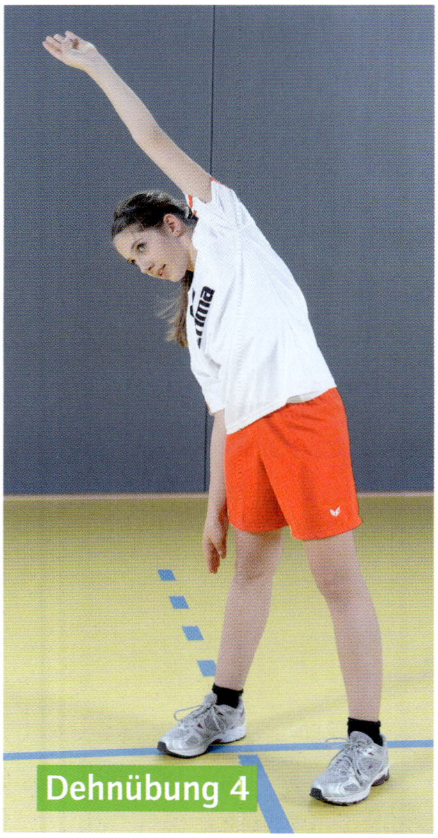
Dehnübung 4

1. Schulterblätter lösen: Kreisen der Schultern erst nach vorne, dann nach hinten!
2. Die Schultern und gestreckten Arme werden nach unten hinten gezogen und der Nacken wird gedehnt, indem der Kopf langsam nach rechts und dann nach links geneigt wird. Danach wird der Kopf (mit Kinn parallel zum Boden) nach rechts zur Schulter gedreht und dann nach links.
3. Die Arme seitlich strecken, Handflächen nach oben, Schultern nach unten und dann die Arme seitlich nach hinten ziehen, ohne dabei im Rücken nachzugeben (ohne Abbildung).
4. Dann in den leichten Grätschstand stellen, Arme seitlich strecken und Oberkörper zu einer Seite neigen.
5. Katzenbuckel – Hohlkreuz.
6. Ausfallschritt machen, das Knie des hinteren Beins auf den Boden bringen und nun bei aufrechtem Oberkörper das Becken nach vorne drücken. Danach Beinwechsel.
7. Zuallerletzt schütteln die Kinder ihren gesamten Körper einmal durch, wobei sie mit den Fingern anfangen, die Arme hoch zu den Schultern und hinunter zu Hüfte und Beine schütteln (ohne Abbildung).

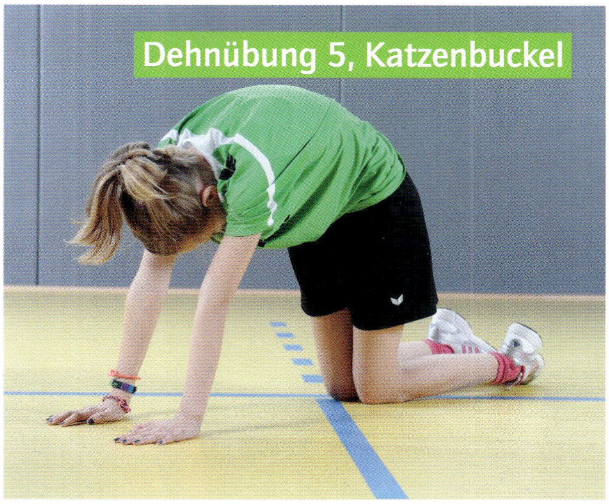
Dehnübung 5, Katzenbuckel

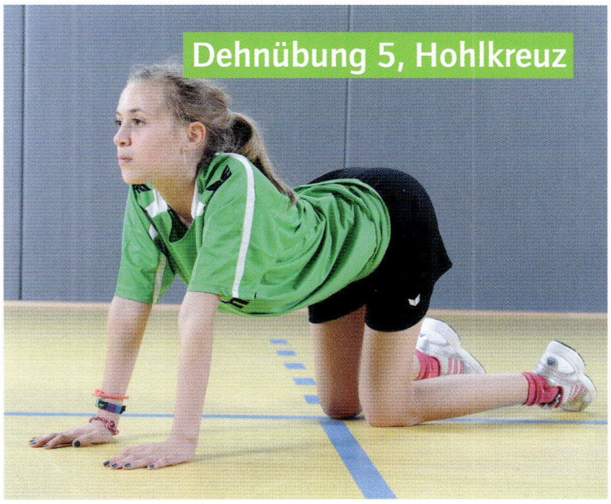
Dehnübung 5, Hohlkreuz

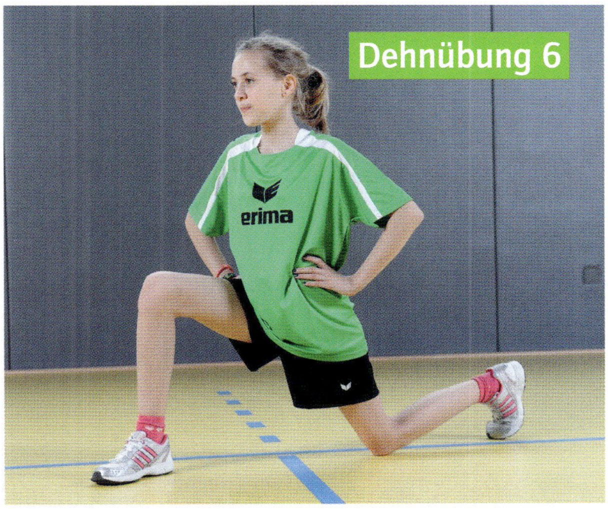

Dehnübung 6

Hausaufgabe

Die Kinder sollen sich am besten mit den Eltern drei kurze Dehn- oder Kräftigungsübungen für den Rücken aufmalen oder aufschreiben, die sie zu Hause oder in der Schule durchführen können. Diese sollen sie bei dem abschließenden Spielfest in der kommenden Woche den anderen Kindern und Eltern vormachen und sie zum Mitmachen anregen.

Abschluss

Die Kinder geben dem Kursleiter ein Feedback über die Stunde und die vergangenen Wochen. Jeder soll eine Sache nennen, die ihm gut gefallen hat und eine Sache, die er vermisst hat oder verbessern würde. Danach folgt das Abschlussritual.

Benötigte Materialien

- Stoppuhr / Eieruhr
- Gymnastikbälle
- Gymnastikbänder
- Gewichtsbälle
- Stabilitätstrainer
- (Alltagsutensilien, wie Stuhl, Schulranzen ...)
- Regelplakat
- MOVES-Kursplakat
- Hausaufgaben 9 und 10
- Ordner

2.4.12 DKT und Abschlussfest

Zu Beginn des Abschlussfestes*, an dem möglichst alle Elternteile teilnehmen, durchlaufen die Kinder noch einmal den DKT, um so die individuellen Fortschritte festzuhalten. Wie bereits in Stunde »0« erläutert, sind die Elternteile dafür zuständig, die Leistungen ihrer eigenen Kinder zu erfassen. Dabei soll an dieser Stelle noch einmal darauf aufmerksam gemacht werden, dass die Eltern darauf achten sollen, dass weder sie noch die Kinder sich mit anderen Teilnehmern oder mit den Normwerten vergleichen. Die Eltern sollen die Kinder darauf aufmerksam machen, dass sie den Test nur für sich selbst und den eigenen Fortschritt machen.

Am Ende wertet der Kursleiter die Punktezahl aus und notiert die Fortschritte auf der Urkunde, wie auch in Stunde »0«. Währenddessen zeigen die Kinder den anderen Teilnehmern und Eltern, welche drei Aufgaben, die sie in Stunde 11 als Hausaufgabe überlegen sollten, sie ausgewählt haben. Diese machen sie dann vor und animieren die anderen Kinder und Eltern, diese Bewegungs- bzw. Haltungsaufgaben mitzumachen.

Danach folgt die feierliche Übergabe der Kursabschlussurkunde sowie der Urkunde des Leistungsfortschritts an die Kinder. Gleichzeitig gibt der Kursleiter den Eltern den »Kursleiterbewertungsbogen« und weist sie darauf hin, diesen bis zum Ende des Familienfests auszufüllen und in dem anonymen Umschlag abzugeben bzw. in einen Kasten einzuwerfen.

Abschließend haben die Kinder zusammen mit dem Kursleiter und den Eltern noch einmal die Chance, einige ihrer liebsten Bewegungsspiele exemplarisch nachzuspielen, bevor gemeinsam mit allen Eltern das Abschlussritual durchgeführt wird. Hierzu stellen sich alle Kinder und Eltern mit dem Kursleiter in einen Kreis, gehen dabei so dicht aufeinander zu wie möglich und strecken die Hände in die Kreismitte. Dann ruft der Kursleiter: »PowerMOVES an jedem Tag!«, und die Teilnehmer und Eltern wiederholen es.

* Da das Familienfest keinem strikten Zeitplan unterliegt, ist bei dieser Einheit keine tabellarische Übersicht vorgesehen.

Abschließend soll ein Nachtreffen organisiert werden, welches etwa 1-2 Monate später stattfinden soll, um die Nachhaltigkeit des Programms zu untersuchen und noch einmal motivierend auf die Familien einzuwirken.

Materialien

- Gewichtsbälle
- Gymnastikbälle
- Gymnastikbänder
- Stabilitätstrainer
- Turnmatten
- Urkunden DKT
- Kursabschlussurkunde
- (Ordner)
- Sonstiges (muss vom Kursleiter in seinen Überlegungen zur Feier festgelegt werden)

Teil III Der Dordel-Koch-Test

3.1 Erläuterung zum DKT

Zusätzlich zu den 10 Kursstunden werden in diesem Kapitel eine bzw. zwei Extrastunden vorgestellt, die nicht als eigene Kursstunden verstanden werden müssen, sondern als notwendige zusätzliche Stunden vor und nach dem eigentlichen Kursprogramm stattfinden. Aufgrund der angenommenen Altersstruktur von 8-12-Jährigen und der notwendigen Praktikabilität bei der Durchführung mithilfe der Eltern wurde der Dordel-Koch-Test (DKT) gewählt, um die einzelnen motorischen Grundfähigkeiten der Kinder im Rahmen des Programms »PowerMOVES für fitte Kids« zu testen. Die nachfolgende Beschreibung des DKT ist in abgewandelter Form der Dissertationsschrift von Jouck (2008) entnommen.

Der DKT dient der Erfassung der motorischen Basisfähigkeiten und ermöglicht die Prüfung darauf aufbauender Bewegungsprogramme, Übungen und Maßnahmen. Es handelt sich dabei um eine Testbatterie, die aus Einzeltests zusammengesetzt wurde. Dabei werden sowohl die Koordination, die Beweglichkeit als auch die Kraft, Schnelligkeit und die Ausdauer überprüft. Dieser Test ist ohne großen Zeitaufwand, beispielsweise bei einer Gruppenstärke von 15 Kindern und ihren Eltern als Testleiter, innerhalb von etwa 90 min durchführbar. Es ist nur ein geringer materieller und personeller Aufwand erforderlich, da die benötigten Materialien zum größten Teil zur Grundausstattung einer Turnhalle (Matten, Seile etc.) gehören und neben den Eltern der Kinder keine zusätzlichen Fachkräfte eingesetzt werden müssen.

Alle Eltern werden dabei vorab vom Kursleiter über die Bestandteile des Tests instruiert. Jedes Elternpaar oder jeder Elternteil bekommt für sein eigenes Kind einen Testprotokollbogen, auf dem jegliche Daten und Testergebnisse des eigenen Kindes wahrheitsgemäß einzutragen sind. Der Kursleiter gibt zudem didaktisch-methodische Hinweise zur Testdurchführung, die näher bei den Kursleitermaterialien in Kap. 4.1 beschrieben sind. Die Auswahl der getesteten motorischen Fähigkeiten orientiert sich an etablierten Einzeltests und basiert auf der Zielsetzung, alle – die Gesundheit beeinflussenden – Basisfähigkeiten in einer praktikablen Art und Weise zu erfassen.

Zur Erfassung der Kraftausdauer wurden zwei Testaufgaben mit unterschiedlicher muskulärer Beanspruchung, die Situps und die Liegestütze, gewählt. Zur Diagnose der Kraftausdauer der Bauchmuskulatur ist die Testaufgabe *Situps* weit verbreitet. Um auch unterschiedliche Muskelgruppen zu erfassen, wurde die Aufgabe *Liegestütze* zur Erfassung der Kraftausdauer der Rumpfmuskulatur hinzugenommen. Zur Überprüfung der Koordination unter Zeitdruck wurde das *seitliche Hin- und Herspringen* ausgewählt, wobei bei dieser Testaufgabe auch Kraftausdauerelemente enthalten sind. Die Schnellkraft wird mittels der Testaufgabe *Standweitsprung* erfasst. Der *Einbeinstand* wird als subjektives Verfahren zur Erfassung der Gleichgewichtsfähigkeit eingesetzt. Die Beweglichkeit wird mittels des *Sit-and-Reach-Tests* gemessen. Die Rumpfbeugefähigkeit wird hier als Kombination aus Dehnfähigkeit der ischiokuralen Muskulatur und der Flexionsbeweglichkeit der Wirbelsäule gesehen. Die Ermittlung der *aeroben Ausdauer* mittels sportmotorischer Tests erfolgt über einen 6-min-Lauf, welcher aufgrund der Praktikabilität sowie aus organisatorischen Gründen gewählt wurde. Dieser ist in der Halle durchzuführen.

Die aus dem Test ermittelten Werte dienen dazu, Lehrern, Übungsleitern und Multiplikatoren im Bewegungs- und Sportbereich Richtwerte an die Hand zu geben, um differenzierte Aussagen über die Leistungsfähigkeit der Kinder und Jugendlichen treffen zu können. Durch den DKT werden weiterhin Defizite in den einzelnen motorischen Fähigkeiten diagnostiziert und auf dieser Basis gezielt Förderempfehlung entwickelt. Somit ermöglicht der DKT den interindividuellen Vergleich, da mittels Normdaten die motorische Leistungsfähigkeit in den einzelnen Hauptbeanspruchungsformen von Kindern des gleichen Alters verglichen und bewertet, Schwächen und Stärken identifiziert und Unterschiede zwischen den Geschlechtern und den Altersgruppen dargelegt werden können. Zudem gibt der DKT eine praktikable Methode für einen intraindividuellen Vergleich, z. B. zur Überprüfung von Trainingsfortschritten bzw. Verlaufsdiagnosen, sodass individuelle Fortschritte für die einzelnen motorischen Fähigkeiten herauskristallisiert werden können. Im Zuge des Bewegungsprogramms soll dabei nur der intraindividuelle Vergleich eine Rolle spielen, nicht jedoch der interindividuelle, da es nur um die persönliche Verbesserung und Entwicklung geht. Auf der Basis dieses Tests können außer dem Leistungsstand auch Spiel- und Übungsprogramme, wie das Bewegungsprogramm »PowerMOVES für fitte Kids«, auf ihre Effektivität überprüft werden. Das Testergebnis weist zudem indirekt auf die sportliche Aktivität bzw. auf Bewegungsmangel hin. Dabei soll der Test 1 x vor Beginn des 10-wöchigen Sportprogramms und 1 x nach Abschluss, im Rahmen eines Spielfests, durchgeführt werden, um so die Effektivität und die persönliche Verbesserung herauszustellen.

Tab. 2: Kurzbschreibung der Testaufgaben

	Testname	Fähigkeitsbereich / Aufgabenstruktur	Messwertaufnahme
1.	**Seitliches Hin- und Herspringen**	Koordination unter Zeitdruck (Gesamtkoordination), Schnelligkeit, Kraftausdauer der Beinmuskulatur	Korrekt ausgeführte Sprünge in 15 s (2 Versuche)
2.	**Sit-and-Reach-Test**	Beurteilung der Flexibilität (vorrangig der Beweglichkeit der Hüftgelenke und der unteren Wirbelsäule)	Der Skalenwert wird am weitesten Punkt, den die Fingerspitzen berühren, abgelesen (1 Probeversuch).
3.	**Standweitsprung**	Schnellkraft / Teilkörper, untere Extremität	Die Weite von der Absprunglinie bis zur Ferse des hinteren Fußes in cm (2 Versuche)
4.	**Situps**	Messung der Kraft der Bauchmuskulatur und der Hüftbeuger	Korrekte Situps in 40 s (1 Probeversuch)
5.	**Einbeinstand**	Koordination bei Präzisionsaufgabe: Standgleichgewicht einbeinig (Augen geöffnet!)	Quantitativ: Bodenkontakt mit dem Spielbein während 1 min Qualitativ: Überwiegend ruhige Haltung? Starke Ausgleichsbewegungen mit den Armen und mit dem Spielbein? (1 Probeversuch)
6.	**Liegestütz**	Kraftausdauer / Teilkörper, Rumpf	Richtig ausgeführte Liegestütze in 40 s
7.	**6-min-Lauf**	Aerobe Ausdauer / Ganzkörper	Gemessen wird die in 6 min zurückgelegte Strecke

Materialliste: Stoppuhr, 4 Turnmatten, 1 Maßband, Tesakrepp, 2 Seilchen, »Sit and Reach«-Apparatur

Tipp: Sie können den kompletten Test, samt hilfreicher Instruktionsbilder, noch einmal online nachlesen auf: www.fitnessolympiade.de/Inhalt/manual-dordel-koch-test.pdf (Stand: April 2012).

3.2 Durchführung des DKT

Der Fitnesstest setzt sich aus sieben verschiedenen Testaufgaben zusammen, von denen sechs in Form eines Zirkels durchgeführt werden. Zum Abschluss der Testreihe erfolgt ein 6-min-Lauf. Hier kann von einer kleinen Gruppenaufteilung in eine größere Gruppe gewechselt werden. Während der Testdurchführung ist darauf zu achtet, dass die Aufgaben »Liegestütze« und »Situps« nicht direkt aufeinander folgen, da diese beiden Übungen eine hohe muskuläre Belastung darstellen. Vor der Testdurchführung werden die Testaufgaben jeweils vom Kursleiter und den Eltern, die als Testleiter eingesetzt sind, demonstriert und erklärt. Bei den Stationen »Hin- und Herspringen«, »Situps«, »Einbeinstand« und »Liegestütze« haben die Kinder einen Probeversuch, die übrigen Übungen sollen spontan ohne vorheriges Ausprobieren absolviert werden. Um möglichst gleiche Voraussetzungen sowie eine konstante Durchführung zu gewährleisten, sollen die einzelnen Tests, abgesehen vom 6-min-Lauf, barfuß und in Turnbekleidung durchgeführt werden. Im Folgenden werden die einzelnen Aufgaben detailliert erklärt. Die sechs Teststationen können als eine Art Zirkel oder Stationstraining aufgebaut werden, wobei alle Stationen auch doppelt aufgebaut werden können, wenn so viel Material vorhanden ist.

3.2.1 Seitliches Hin- und Herspringen (SH)

Das »Seitliche Hin- und Herspringen« prüft die Kinder im Hinblick auf ihre Koordination unter Zeitdruck (Ganzkörperkoordination), also auf ihre Schnelligkeit und Kraftausdauer. Um diesen Test durchführen zu können, wird ein vierfach gelegtes Seil mit Tesa-Krepp auf den Boden geklebt und es werden weitere Randmarkierungen zur Orientierung angebracht. In zwei Versuchsdurchgängen hat das Kind nach einem deutlichen Startsignal die Aufgabe, das Seil möglichst schnell, ohne es zu berühren, beidbeinig zu überspringen. Im Falle eines fehlerhaften Überspringens (z. B. mit einem Bein) oder einem Berühren des Seils wird dieser Sprung nicht mitgezählt, und das Kind bzw. der Jugendliche wird motiviert, die Aufgabe fortzusetzen. Die Übung wird nur dann abgebrochen, wenn ersichtlich ist, dass ein Kind die Aufgabenstellung nicht verstanden hat und/ oder den Instruktionen der Eltern bzw. des Kursleiters nicht folgen kann. Nach einer erneuten Anweisung und Demonstration soll der Test wiederholt werden.

Testauswertung: Es werden die korrekt ausgeführten Übersprünge in 2 x 15 s gezählt. Der Sprung wird nicht gezählt, wenn das Seil mit einem oder beiden Füßen berührt oder das Seil nur einbeinig überquert wird.

3.2.2 Sit and Reach (SR)

Beim »Sit and Reach« wird die Flexibilität (vorrangig die Beweglichkeit der Hüftgelenke und der unteren Wirbelsäule; Rumpfbeugefähigkeit) überprüft. Das Kind sitzt im Langsitz, die Füße rechtwinklig an der für diesen Test entwickelten Apparatur angestellt. Die Testperson beugt sich mit dem Oberkörper und den parallel gestreckten Armen nach vorne, wobei die Beine im Kniegelenk gestreckt bleiben. Die Arme wandern dabei langsam nach vorne. Auf der Apparatur ist eine Zentimeterskala so angebracht, dass der Nullpunkt in Höhe der Ferse des Kindes liegt, negative Werte sind im Bereich »Fuß« bzw. »Bein« zu finden, positive in Verlängerung der Beine. Zur Kontrolle der Beinstreckung legt ein Elternteil, als Testleiter, eine Hand auf die Kniegelenke. Die Übung soll langsam ausgeführt werden, um »ein Schwungnehmen« auszuschließen.

Testauswertung: Der Skalenwert wird am weitesten Punkt, den die Fingerspitzen beider Hände berühren, abgelesen.

Tipp: Als Sit-and-Reach-Apparatur kann eine übliche Langbank genommen werden. Die Kinder setzen sich am Längsende der Bank auf den Boden und berühren, bei gestreckten Beinen, mit ihren Fußsohlen den »Fuß« der Bank – dabei ragt die Sitzfläche über die Füße der Kinder hervor. Dort, wo die Sitzfläche mit dem Fuß der Bank (welchen die Kinder mit ihren Füßen berühren) zusammentrifft, wird ein Stück Kreppband aufgeklebt. Dies entspricht dem »Nullpunkt« oder der »Nulllinie«. Von dort wird dann in beide Richtungen der Bank die Beweglichkeit der Kinder gemessen. Je nachdem, ob das zu testende Kind überdurchschnittlich oder unterdurchschnittlich gedehnt ist, wird dann der gemessene Wert mit Minus oder Plus versehen. Das Vorzeichen hängt davon ab, in welche Richtung vom »Nullpunkt« gemessen wird. Im Plusbereich ist alles, was über den »Nullpunkt« hinaus, also Richtung Bankmitte, geht. Im Minusbereich ist ein Kind dann, wenn es es nicht schafft, die »Nulllinie« zu berühren, sondern darunter bleibt.

3.2.3 Standweitsprung (SWS)

Eine weitere Aufgabe des Fitnesstests besteht im »Standweitsprung«, bei dem die Sprungkraft, also vorwiegend die Schnellkraft der Beinmuskulatur, gemessen wird. Zur Durchführung werden zwei rutschfeste Matten hintereinander gelegt; an der Außenseite wird ein Maßband befestigt. Das Kind steht auf der Matte hinter einer mit Tesa-Krepp angebrachten Markierung (= Nullpunkt der Skala). Aus einem parallelen Stand, die Beine sind gebeugt, soll das Kind mit beiden Beinen möglichst weit springen und sicher auf beiden Füßen landen. Das Schwungholen mit den Armen ist erlaubt. Bei dieser Station ist kein Probeversuch erlaubt. Wenn das Kind nach der Landung hinfällt oder mit den Händen den Boden berührt, ist der Versuch ungültig.

Testauswertung: Es werden zwei gültige Versuche notiert (maximal drei Versuche durchgeführt), der höhere Messwert, gemessen von der Absprunglinie bis zur Ferse des hinteren Fußes, hat Gültigkeit.

3.2.4 Situps (SU)

Die »Situps« messen die Kraft der Bauchmuskulatur und der Hüftbeuger. Das zu testende Kind liegt in Rückenlage auf einer Matte, die Füße etwa hüftbreit aufgestellt. Um ein Schwungnehmen und ein Ziehen am Kopf bzw. Nacken zu verhindern, sollen die Hände die Ohren berühren, die Ellbogen werden weit nach außen gehalten. Die Aufgabe des Kindes liegt darin, den Oberkörper so weit anzuheben, dass es nahezu gerade sitzt. Dann wird der Oberkörper wieder gesenkt, bis die Schulterblätter annähernd Bodenkontakt haben. Wichtig bei dieser Station ist, dass die Ellbogen während der Testausführung stets außen gehalten werden. Um die Übung zu unterstützen, hält der testende Elternteil die Füße des Kindes fest, um Bodenkontakt zu sichern. Bei der Erklärung der Aufgabe ist auf eine regelmäßige Atmung und ein behutsames Absenken des Oberkörpers hinzuweisen. An dieser Station ist ein Probeversuch erlaubt.

Testauswertung: Die Anzahl der korrekt ausgeführten »Situps« in 40 s wird gezählt.

3.2.5 Einbeinstand (ES)

Bei der fünften Testaufgabe wird das Standgleichgewicht einbeinig (»Einbeinstand«) sowohl quantitativ, indem die Bodenkontakte mit dem Spielbein während 1 min gezählt werden, wie auch qualitativ durch die Beurteilung der Haltung geprüft. Das Kind soll mit einem zuvor frei gewählten Bein barfuß 1 min lang auf einem doppelt gelegten Seil stehen, während das Spielbein - ohne Kontakt zum Standbein - in der Luft gehalten wird. Die Arme dürfen zum Ausbalancieren verwendet werden. Falls das Gleichgewicht kurzzeitig nicht gehalten werden kann, darf der freie Fuß kurz den Boden berühren, der Einbeinstand soll aber sofort wieder eingenommen werden. Während des Tests darf das Standbein nicht gewechselt und das Seil nicht verlassen werden. Bei mehr als 15 Kontakten in 30 s wird der Test abgebrochen und später wiederholt. Ferner wird die Qualität des Einbeinstands nach

- Ausgleichsbewegungen mit dem Spielbein,
- Ausgleichsbewegungen mit den Armen,
- der Wahl des Standbeins und
- der Haltung (ruhig oder unruhig)

dreistufig beurteilt. Die Einteilung erfolgt dreistufig in »sehr«-»nicht so sehr«-»gar nicht«.

3.2.6 Liegestütze (LS)

Eine weitere Testaufgabe sind die »Liegestütze«, in der die Kraft der Arm- und Rumpfmuskulatur geprüft wird (Kraftausdauer). Die Versuchsperson liegt in Bauchlage, die Hände über dem Gesäß ineinandergelegt. Nun werden die Hände unmittelbar neben den Schultern aufgesetzt, das Kind drückt sich mit seinem ganzen Oberkörper bis zur Streckung der Arme vom Boden ab. Eine beliebige Hand löst sich vom Boden und berührt die andere, stützende Hand. In dieser Phase haben bei korrekter Ausführung nur die Zehen und die Hände Bodenkontakt, der Rumpf und die Beine bilden eine Linie und sind somit gestreckt (Hohlkreuz vermeiden!). Danach werden die Arme wieder gebeugt, bis der Körper sich in Bauchlage befindet und die Ausgangsposition mit Händen hinter dem Rücken wieder eingenommen wird. Eine Demonstration des Tests durch die Eltern, den Kursleiter oder angeleitete Kinder ist aufgrund der Komplexität der Aufgabe wichtig, ein Probeversuch seitens des Kindes ist erlaubt. Während der Testdurchführung ist darauf zu achten, dass der Oberkörper »leise« und behutsam (mit Kraft) abgesenkt wird.

Testauswertung: Es werden nur die richtig ausgeführten Liegestütze innerhalb von 40 s gezählt.

3.2.7 6-min-Lauf (Lauf)

Wenn alle Kinder beziehungsweise Jugendlichen die sechs Stationen des Fitnesstests absolviert haben, folgt in größeren Gruppen (max. 12-16 Kinder) der »6-min-Lauf«, in dem die Ausdauerleistungsfähigkeit (aerobe Ausdauer) gemessen wird. Die Versuchsperson soll ein Volleyballfeld (54 m) in 6 min möglichst oft umlaufen. Um Unfälle und Wettkampfcharakter zu vermeiden, werden die Startpositionen gesplittet, an jeder Ecke des Volleyballfeldes starten beispielsweise drei Kinder. Pro Gruppe hält ein Elternteil die gelaufenen Runden anhand von Strichlisten schriftlich fest. Vor Beginn des Laufs erklären die Eltern die Zielsetzung des Tests sowie die Eigenschaften des Joggens, um ein Losrennen, insbesondere der Grundschulkinder, zu vermeiden. Während des Laufs werden die Kinder zum Weiterlaufen animiert und gegebenenfalls zur Korrektur der Laufgeschwindigkeit aufgefordert. Neben Joggen ist das Gehen gestattet. Andere Kinder dürfen überholt werden, jedoch ohne die langsamer Laufenden zu stören. Die letzte Runde wird angesagt. Nach den 6 min sollen die Kinder sich direkt hinsetzen, damit die testenden Eltern die anhand einer Strichliste gelaufenen Runden abschließend notieren können. Danach folgt ein lockeres Auslaufen von 2-3 Runden.

Testauswertung: Die Wegstrecke wird schließlich aus der Anzahl der gelaufenen Runden (1 Runde = 54 m) plus der Strecke der angefangenen letzten Runde errechnet.

3.3 Material und Testdauer

Benötigte Materialien

- Stoppuhren/ Handys mit Stoppuhrfunktion für jedes Elternpaar
- 4 Gymnastik- bzw. Turnmatten
- 1 Maßband
- Tesa-Krepp/ Kreppklebeband (2- oder 3-m-Rolle)
- 2 Sprungseile
- »Sit-and-Reach«-Apparatur: etwa eine Langbank mit Skala sowie ein Brett oder Kasten für die Füße
- 6 kleine Kästen bzw. Hütchen
- Ein Protokollbogen pro Kind (Anhang S. 230-231)

Wenn jeder Teilnehmer ein Elternteil bzw. einen Betreuer hat, der mit ihm die einzelnen Aufgaben durchläuft und seine Ergebnisse notiert, ist der Test in 70-90 min durchführbar.

Anmerkung: Alle Informationen sind aus *Basistests zur Erfassung der motorischen Leistungsfähigkeit von Kindern und Jugendlichen – »Dordel-Koch-Test« DKT-Fitnessolympiade* (Dordel, S., Koch, B., Jouck, S. & Staudenmaier, K., 2010).

Teil IV Hinweise und Informationen zu den Kursmedien und zum Elternabend

4.1 Hinweise zu den Medien für den Kursleiter

Dieses Kapitel beschreibt die Materialien, die vom Kursleiter im Kurs verwendet werden oder aber an die Teilnehmer ausgehändigt werden sollen. Die Unterlagen sind nicht in den Kursmaterialien enthalten und werden deshalb extra aufgeführt. Dabei wird der Einsatz der Medien unter didaktisch-methodischen Gesichtspunkten erläutert, was dem Kursleiter den Einsatz der Materialien vereinfachen soll.

4.1.1 PowerMOVES-Ordner – Kurssammelmedium

Der PowerMOVES-Ordner ist ein selbst gestaltetes Sammelmedium für sämtliche Kursmaterialien und Hausaufgaben. Er wird von zu Hause mitgebracht und sollte DIN A4 groß sein, um Aufgabenblätter, Memory®-Karten, Regelposter (gefaltet) etc. einwandfrei abheften zu können. Die erste Seite des Ordners sollte mit einer Übersicht versehen werden, welche Materialien darin gesammelt werden und wann sie zum Einsatz kommen. Empfohlen wird außerdem, das Cover des Ordners mit einem Bild der Kursgruppe zu bekleben, sodass der Ordner für Sie und auch die Kinder einen hohen Wiedererkennungswert hat.

Einsatzbereich / -zeitpunkt

Der Ordner wird ab der ersten Kursstunde benötigt und sollte somit auch jedes Mal mitgebracht werden. Ebenso sollen die Kinder ihre selbst gestalteten Ordner jedes Mal mitbringen, um einzelne Materialien abzuheften und Hausaufgaben besprechen zu können.

Zielstellung / Zweck

Die gesammelten Errungenschaften bzw. Materialien verschaffen dem Teilnehmer einen Überblick darüber, was sie bereits im Kurs und zu Hause gemacht bzw. geschafft haben. Die Übungen und Materialien sollen dabei die Kinder immer wieder erinnern, Dinge noch einmal auszuprobieren und Spiele und Übungen selbst oder mit Freunden umzusetzen. Außerdem soll das Sammelmedium der Kinder nachhaltig wirken, indem es die Kinder bestärkt, ihr aktiveres Verhalten und einen gesünderen Lebensstil selbst in die Hand zu nehmen. Die Kinder können dabei natürlich auch nach dem Kurs weiteres Material sammeln und testen.

Didaktisch-methodische Anwendungshinweise

Der PowerMOVES-Ordner wird von den Kindern selbstständig oder mithilfe der Eltern gestaltet, dabei können Fotos, Zeichnungen oder andere Dinge verwendet werden, um die Hülle bzw. das

Cover zu verschönern und zu individualisieren. Auf die Unterstützungsmöglichkeiten durch die Eltern oder Familienmitglieder sollte im Bewegungskurs immer wieder hingewiesen werden. Bei Bedarf kann der Kursleiter auch »Hausaufgabenhilfe« im Anschluss an die Kursstunde geben. Aufgrund seiner Vorbildwirkung sollte der Kursleiter selbst auch seinen Ordner individuell gestalten und verändern.

4.1.2 Elternvertrag

Der Vertrag mit den Eltern der Kursteilnehmer ist ein Dokument, das die Bereitschaft der Eltern, ihr Kind zu unterstützen, sichern soll. Beide Elternteile sollten den Vertrag unterschreiben und die Vorschläge, die der Vertrag enthält, wahrnehmen. (Anhang S. 196)

Einsatzbereich / -zeitpunkt

Der Elternvertrag wird beim Elterninformationsabend in der Stunde »0« ausgegeben und kommt anschließend in den PowerMOVES-Ordner des jeweiligen Kindes.

Zielstellung / Zweck

Ein Ziel des Elternvertrags ist es, den Eltern deutlich zu machen, dass es wichtig ist, ihr Kind zu unterstützen und ihm zu helfen, ein aktiveres Leben zu gestalten. Eine weitere Zielstellung ist die, dem Kind das Gefühl zu geben, dass seine Eltern es unterstützen und ihm helfen wollen. Das bringt Vertrauen in die Eltern-Kind-Beziehung und in den Kurs.

Methodisch-didaktische Hinweise

Weisen Sie deutlich auf die Wichtigkeit des Vertrags hin und darauf, diesen unbedingt einzuhalten, da er für Eltern und Kinder gleichermaßen wichtig ist.

4.1.3 MOVES-Kursplakat

Das MOVES-Kursplakat (Anhang S. 202–203) ist ein Überblickmedium in A3-Format, welches in der Mitte gefaltet in den PowerMOVES-Ordner des Kursleiters geheftet werden sollte. Es hält fest, welche Teilschritte die Gruppe auf dem Weg der angestrebten, aktiveren Lebensweise bereits gemacht hat und welche noch ausstehen.

Einsatzbereich / -zeitpunkt

Möglichst am Anfang jeder Kursstunde, in der Einleitung der jeweiligen Stunde bzw. bei der Hausaufgabenauswertung sollte das Plakat eingesetzt werden. Es ist ein einfaches Medium, um die kommende Stunde einzuleiten und bereits durchgeführte Stunden »abzuhaken«. Am Ende, bei der Verteilung der Hausaufgaben, zeigt der Kursleiter dann den nächsten Schritt des PowerMOVES-Programms auf.

Der Kursleiter kann dabei jeweils wichtige Wünsche, Hinweise oder Ideen der Kinder zur jeweiligen Stunde aufschreiben, um diese in der / den nächsten Stunde / n aufzunehmen und umzusetzen.

Zielstellung / Zweck

Das Übersichtsplakat führt durch den gesamten Kurs und dient dem Kursleiter, wie auch den Kindern, als Besprechungsunterstützung für die Wochenstunden und -aufträge. Durch den Vermerk von Einwänden, Wünschen etc. durch den Kursleiter dient es als Hilfestellung für den weiteren Kursverlauf. Das Plakat zielt darauf ab, die Kinder hinsichtlich realistischer Zielsetzung und aktiver Verhaltensänderung zu schulen. Dies erfolgt über die Auswertung bzw. Ausübung der Hausaufgaben und Informationssequenzen. Abschließend wird auf dem Familienfest am Ende des Kurses in einer »Familienaufgabe« nachhaltig festgehalten, wie das gemeinsame, zukünftige Bewegungsverhalten aussehen bzw. geändert werden soll.

Didaktisch-methodische Hinweise

Das MOVES-Plakat wird als unterstützendes Medium vom Kursleiter am Anfang und / oder Ende möglichst jeder Kursstunde eingesetzt. Es empfiehlt sich, das Plakat für jede Stunde an der gleichen Stelle in der Halle – möglichst neben dem Regelplakat (siehe Kap. 4.1.4) – aufzuhängen, um beides im Blick zu haben. Mit einem Stift können Vermerke direkt in die jeweilige Stundenrubrik auf dem Plakat vorgenommen werden. Alternativ besteht, bei besonders vielen Notizen, die Möglichkeit, zusätzliche Blätter zu verwenden, die dann an das Plakat angeheftet oder geklebt werden. Innerhalb eines Kursverlaufs sollten zur besseren Übersicht für den Kursleiter und für die Kinder die Vermerke möglichst auf dem Plakat verbleiben.

4.1.4 Regelplakat

Das Regelplakat »Unsere Kursregeln« (Anhang S. 204–205) kann A3 oder A4 groß sein und wird mit den Kindern erarbeitet und dann in den PowerMOVES-Ordner des Kursleiters geheftet. Es enthält normalerweise 4-5 einfache, aber wichtige Regeln, die der Kursleiter mit den Kindern festlegt, um den Kurs reibungslos, fair und einfach durchführen zu können. Die Regeln sollten vom Kursleiter und von allen teilnehmenden Kindern unterschrieben werden.

Einsatzbereich / -zeitpunkt

Am Anfang der ersten Kursstunde wird das Regelplakat mit den Kursteilnehmern erarbeitet und in jeder folgenden Stunde zusammen mit dem MOVES-Plakat möglichst an der gleichen Stelle in der Halle aufgehängt.

Zielstellung / Zweck

Wann immer ein Regelverstoß vorliegt, wird dann auf die gemeinsam unterschriebenen Regeln verwiesen, die gut sichtbar an einer Hallenwand hängen. Die Kinder sollen lernen, sich an gewisse Richtlinien zu halten, um so ein gutes und faires Klima zu schaffen. Die Regeln sollten, wenn möglich, so oft wie möglich besprochen werden, sodass sie auch nachhaltig außerhalb des Kursprogramms in Sportstunden oder beim Zusammensein mit Freunden unbewusst Verwendung finden.

Didaktisch-methodische Hinweise

Das Regelplakat wird als unterstützendes Medium für den Kursleiter und die Kinder verstanden, um einen geregelten, fairen und dennoch spaßigen Umgang miteinander zu gewährleisten. Dabei ist darauf zu achten, dass der Kursleiter klarmacht, dass drei Regelverstöße zu einer Sonderaufgabe führen, wie beispielsweise »Halle aufräumen«, eine zusätzliche Hausaufgabe oder Ähnliches. Dabei liegt es im Ermessen des Kursleiters, die Regelverstöße zu ahnden. Wichtig ist nur, dass die Kinder wissen, dass Konsequenzen folgen werden!

Regeln können sein:

1. Wir tun keinem anderen körperlich weh!
2. Wir mobben oder ärgern niemanden aus der Gruppe!
3. Wir lassen andere ausreden und hören aufmerksam zu!
4. Wir fangen erst dann mit den Spielen / Übungen an, wenn der Kursleiter es sagt!
5. (Hier kann eine weitere Regel aufgeschrieben werden, die vielleicht in einem speziellen Kurs wichtig ist.)

4.1.5 Erfassungsbogen »DKT«

Der Erfassungsbogen ist ein Dokument, in das die Ergebnisdaten der Testübungen für jedes einzelne Kind eingetragen werden. Der Bogen dient den Kindern, Eltern und dem Kursleiter als Rückmeldung führ ihre individuellen Leistungen vor und nach dem Kurs. Er dokumentiert dabei den individuellen Leistungsfortschritt jedes Kindes. Die Vorlage finden Sie im Anhang S. 230–231.

Einsatzbereich / -zeitpunkt

Der DKT wird jeweils in der Stunde »0« und »11« durchgeführt. Dabei sollten möglichst alle Eltern bzw. je ein Elternteil jedes Kindes mithelfen und die Wertungen ihrer eigenen Kinder aufschreiben. So geht der Test schneller vonstatten und hilft dabei, ein engeres Band zwischen Eltern und Kind zu knüpfen. Die Erfassung der Daten erfolgt unmittelbar im Anschluss der Absolvierung des Tests durch den Kursleiter. Die Teilnehmer erhalten jeweils einen eigenständigen Testbogen für Kursstunde »0« und »11«.

Zielstellung / Zweck

Ziel des motorischen Tests ist es, den Kindern, aber letztlich auch den Eltern und dem Kursleiter, eine Rückmeldung über den individuellen Leistungsstand und -fortschritt zu geben. Dieser wird durch die Bögen bzw. Urkunden dokumentiert. Es ist wichtig, dass die Ergebnisse jedes Einzelnen nicht im Vergleich zu Normwerten zu bewerten sind, sondern anhand der Teilnehmerleistungen beim ersten Testzeitpunkt. Die Schlusstestung in Stunde 11 dient dabei nicht nur zur Testung der individuellen Verbesserung, sondern gleichzeitig auch zur Bewertung des Kurses. Das Ergebnis kann außerdem als Hinweis auf die Wahl zukünftiger Inhalte von Bewegungs- und Sportprogrammen gesehen werden.

Didaktisch-methodische Anwendungshinweise

Bei der Testung ist besonders das pädagogische Feingefühl des Kursleiters und vor allem auch der Eltern gefordert. So weist der Kursleiter die Eltern, die bei den Testdurchläufen ihre eigenen Kinder begleiten, darauf hin, dass den Kindern klargemacht werden muss, dass es nicht um den Leistungsvergleich untereinander geht, sondern um das Erkennen der eigenen Stärken und den intraindividuellen Leistungsfortschritt zwischen dem Anfangs- und Endtest. Er erklärt den Eltern, dass sie Sätze prägen sollen wie etwa: »Jeder testet nur sich selbst!« »Vergleicht euch nicht mit anderen, sondern seid gespannt auf eure eigenen Ergebnisse!« Somit sollten die Eltern am Ende der zweiten Testung auch fragen: »Wo habt ihr euch verbessert?« oder: »Wo liegen deine persönlichen Stärken?«

Mit dem erkannten Leistungsanstieg sollen die Kinder darin gestärkt werden, entsprechend ihrer Stärken neue, fortführende Bewegungsinhalte zu wählen und langfristig regelmäßiges Sporttreiben in ihr Leben zu integrieren. Denn nur, wenn die Kinder neben dem Spaß an der Bewegung selbst den Nutzen von Sport und Bewegung (durch den Kurs) erkennen, werden sie nachhaltig ihr alltägliches Aktivitätsverhalten ändern und eine aufrechte und starke Haltung sowie ein verbessertes Körpergefühl erreichen können.

4.1.6 DKT-Urkunde

Die DKT-Urkunde zeigt alle individuellen Ergebnisse der ersten und der zweiten Testdurchführung eines jeweiligen Kindes. Die Urkunde zeigt somit den individuellen Fortschritt der Kinder und ist vom Kursleiter unterschrieben. (Anhang S. 193)

Einsatzbereich / -zeitpunkt

Die DKT-Urkunde wird direkt nach dem ersten Testdurchlauf vor dem eigentlichen Kursbeginn ausgegeben. Da nur die erste Spalte der jeweiligen Einzeltests ausgefüllt ist, wirkt die Urkunde motivierend und anspornend auf die Kinder, die sich meist alle in der zweiten Spalte, also bei dem zweiten Testdurchlauf, verbessern wollen. Nach der 12. Stunde, vor dem abschließenden Spielfest, findet dieser zweite Testdurchlauf statt. Die Ergebnisse werden direkt in die Urkunde eingetragen. Diese wird den Kindern gemeinsam nach Beendigung des DKT von ihren Eltern ausgehändigt.

Zielstellung / Zweck

Die DKT-Urkunde soll einerseits als Erinnerung an den Kurs dienen, andererseits aber auch Motivation schaffen, um sich auch über den Kurs hinaus zu bewegen und Sport zu treiben. Die Kinder haben anhand der Urkunde einen Beweis, dass man sich innerhalb kürzester Zeit sportlich verbessern kann, was sie zu weiterem Sporttreiben motivieren sollte.

Didaktisch-methodische Hinweise

Der Kursleiter sollte die Eltern darauf hinweisen, dass die Kinder sich anhand der Urkunde und ihrer Leistungen nicht mit den anderen Kindern, sondern nur mit sich selbst vergleichen. Es geht um den intraindividuellen Fortschritt jedes Einzelnen, der mit der Urkunde gewürdigt und hervorgehoben werden soll. Die Eltern sollen den Kindern deutlich sagen bzw. zeigen, wo sie sich verbessert haben und sie ermutigen, dass sie sich auch weiterhin verbessern können, wenn sie »am Ball bleiben«!

4.1.7 Kursabschlussurkunde

Die Kursabschlussurkunde bestätigt die erfolgreiche Kursteilnahme. Auf der Urkunde unterschreiben sowohl Sie, als Kursleiter, wie auch alle anderen Kursteilnehmer. (Anhang S. 197)

Einsatzbereich / -zeitpunkt

Die Abschlussurkunde wird am Ende der Testung in der 11. Kursstunde feierlich auf dem Familienfest ausgehändigt.

Zielstellung / Zweck

Die Urkunde soll als Erinnerung an den Kurs und als Motivation für weitere sportliche Aktivitäten, sowie einen aktiveren Lebensstil dienen. Ermuntern Sie die Teilnehmer darum, der Urkunde zu Hause einen »besonderen« Platz zu geben. Dabei kann »PowerMOVES für jeden Tag!« der Slogan sein, mit dem Sie die Urkunde feierlich an die Kinder überreichen!

Didaktisch-methodische Hinweise

Lassen Sie sich bei dem Akt der Urkundenübergabe Zeit und gestalten Sie die Aushändigung feierlich. Gratulieren Sie jedem einzelnen Kind zur erfolgreichen Teilnahme und danken Sie für sein Erscheinen, Mitmachen und Engagement. Vielleicht können Sie die Urkundenübergabe mit Musik untermalen. Danken Sie in diesem Zusammenhang auch den Eltern, dass sie den Kurs und ihr Kind in dieser Zeit so gut unterstützt haben (auch wenn das nicht der Fall war). Falls Sie Zeit finden und einige Tipps für die Eltern oder aber auch Kritik an der Unterstützung anbringen können, so ist jetzt der richtige Zeitpunkt, diese im Einzelgespräch zu äußern. Erwähnen Sie bei der Übergabe die Wichtigkeit, mit der Bewegung und Haltungsschulung fortzufahren.

4.1.8 Kursleiterbewertungsbogen (für Kinder und Eltern)

Der Bewertungsbogen ist eine Rückmeldung für Sie als Kursleiter. Er unterteilt sich in zwei unterschiedliche Bögen, die die Kinder idealerweise zusammen mit ihren Eltern ausfüllen. (Anhang S. 198–199)

Einsatzbereich / -zeitpunkt

Der Einsatz des Bogens für die Kinder erfolgt am Ende der Kursstunde 10. Der Bogen für die Eltern sollte bei Beginn des Spielfests ausgehändigt werden und zum Abschluss des Festes abgegeben sein.

Zielstellung / Zweck

Der Bewertungsbogen ist eine Rückmeldung für Sie als Kursleiter und für das Gesamtkonzept des Programms. Sie bekommen zwei unterschiedliche Rückmeldungen, einmal von den Kindern, mit denen Sie 10 Kurswochen verbracht haben und dann auch von den Eltern, die einen Elterninformationsabend mit Ihnen als Kursleiter erfahren haben, sowie von den Kindern Verschiedenes gezeigt und erzählt bekommen haben.

Didaktisch-methodische Hinweise

Nehmen Sie die Rückmeldung ernst, jedoch nicht persönlich. Die Kritik, positive wie negative, spiegelt Ihnen das subjektive Empfinden wider, was die Kinder und Eltern in Bezug auf Ihre Leistungen erhielten. Denken Sie daran, selbstkritisch zu sein, aber auch positives Lob anzunehmen. Falls Sie vornehmlich negatives Feedback erhalten, sollten Sie nach den Ursachen forschen und vielleicht einen Kollegen zu einem der nächsten Kurse bitten, um Ihnen eine Rückmeldung auf fachlicher und sachlicher Basis zu geben. Auch dabei gilt, dass man sich selbst nicht zu negativ beurteilen sollte, sondern sich eher einer positiven Selbstkritik stellt, um an den gemachten Erfahrungen zu wachsen. Sollten Sie ein Kursleiter mit wenig Kurserfahrung sein, sollten Sie auch bedenken, dass man mit der Zeit, gerade im Umgang mit »schwierigen« Gruppen, erst seine Erfahrungen machen muss, um sich rundum zurechtzufinden. Es ist ja schließlich noch kein Meister vom Himmel gefallen. Nehmen Sie also die Rückmeldung als Möglichkeit, in Ihrem Übungsleiterverhalten Erfahrungen zu sammeln und daran zu wachsen.

Durch eine gesunde Selbstkritik, jedoch nicht im negativen Sinne, sind Fortschritte im Gruppenumgang am schnellsten zu erreichen. Jede Gruppe stellt eine neue Herausforderung dar, die anfangs noch nicht zu überschauen ist. Deshalb ist es wichtig, dass Sie mit der Gruppe (zusammen-)wachsen und sich stets von Neuem den Herausforderungen stellen, die sich ergeben.

Tipp: Um die Anonymität zu gewährleisten, können Sie beispielsweise unbeschriftete Briefumschläge austeilen oder einen Karton aufstellen.

Wir wünschen Ihnen dabei alles Gute!

4.1.9 Familienaufgabe – ein nachhaltiger Handlungsauftrag der Familie

Die Familienaufgabe ist ein Dokument der Familie selbst, worin Eltern und Kind gemeinsam zum Kursabschluss (auf dem Familienfest) nachhaltig neue Ziele für die Zukunft nennen sollen. Dies sollten neue Ideen in Bezug auf das Bewegungsverhalten der gesamten Familie sein, wie beispielsweise mehr Wege zu Fuß zu gehen, sich gegenseitig zum aufrechten Sitzen zu ermuntern, oder generell mindestens eine halbe Stunde am Nachmittag im Freien zu toben, oder aber, einem Sportverein beizutreten. (Anhang S. 200)

Einsatzbereich / -zeitpunkt

Die Familienaufgabe wird in der Kursstunde 10 an die Kinder ausgeteilt und auf dem Familienfest präsentiert. So sollen Eltern und Kinder animiert werden, nach dem Kursende weitere Aktivitäten für den aktiven, gesunden und aufrechten Lebensstil zu initiieren. Das Kursprogramm versteht sich dabei als Anregung für nachhaltige Verhaltensänderungen.

Didaktisch-methodische Hinweise

Weisen Sie nochmals auf die Wichtigkeit der zukünftigen Handlungsaufträge hin. Nur wer die Familienaufgabe ernsthaft in der Zukunft umsetzt, wird entsprechend Erfolg bezüglich der aufrechten und starken Haltung und Lebensweise haben können.

4.2 Hinweise zum Einsatz der Medien für die Kinder

In diesem Kapitel werden die Kursmedien der Kinder beschrieben, die sie vom Kursleiter - meist als Hausaufgabe oder Kursaufgabe - ausgeteilt bekommen. Der Einsatzbereich der Materialien wird definiert, der Zweck, die Zielstellung und didaktisch-methodische Hinweise werden erläutert.

Anmerkung: Die Beschreibung sowie die Hinweise für den PowerMOVES-Ordner der Kinder können in den Hinweisen für den Kursleiter in Kap. 4.1.1 nachgelesen werden. An dieser Stelle soll nur noch einmal gesagt werden, dass Sie, als Kursleiter, die Kinder darauf hinweisen, den Ordner in jeder Kursstunde mitzubringen und ihre Materialien immer darin abzuheften.

4.2.1 Hausaufgaben

In den Kursstunden werden an die Kinder Hausaufgaben verteilt, die sie alleine bzw. gemeinsam mit ihren Eltern und Freunden in der Woche bis zur nächsten Kursstunde bearbeiten sollen. Auf dem jeweiligen Arbeitsblatt stehen die verschiedenen Aufgaben, die bis zur Folgestunde erledigt bzw. geübt werden sollen, um sie dann im Kurs zu besprechen und vorzumachen.

Einsatzbereich / -zeitpunkt

In jeder Kursstunde, ab der Kennenlern- bis zur Haltungsstunde, wird jeweils eine speziell auf die Stunde ausgerichtete Hausaufgabe vergeben. Dabei werden die Hausaufgaben der letzten Stunde zu Beginn jeder Kursstunde besprochen bzw. vorgemacht und die neuen Aufgaben für die folgende Woche am Ende in der Hausaufgabensequenz ausgegeben und erläutert.

Hinweise zum Einsatz der Medien für die Kinder

Zielstellung / Zweck

Die Kinder sollen sich durch die Hausaufgaben, die meist über mehrere Tage in der Woche verteilt werden können bzw. sollen, auch außerhalb der Kursstunde aktiv bewegen und die theoretischen Informationen aus dem Kurs in ihren Alltag integrieren bzw. mit alltäglichen Situationen verknüpfen.

Didaktisch-methodische Hinweise

Es ist wichtig, dass die Kinder ihre Hausaufgaben jede Woche machen und vom Kursleiter darüber aufgeklärt werden, wie wichtig die Hausaufgaben für den Verlauf und den nachhaltigen Effekt des Kursprogramms sind. Bei Bedarf, d. h., wenn die Hausaufgaben öfter vergessen werden, kann vom Kursleiter festgelegt werden, dass die Eltern jede Hausaufgabe unterzeichnen müssen. So ist gewährleistet, dass die Kinder ihre Hausaufgaben auch tatsächlich erledigen und die Eltern sie dazu motivieren. Natürlich müssen bei Nichterledigung Konsequenzen besprochen werden, die auf beispielsweise 3 x fehlende oder vergessene Hausaufgaben folgen. Eine solche Konsequenz könnte zum Beispiel das Aufräumen der Geräte und der Halle am Ende der Kursstunden sein.

Tab. 3: Hausaufgabenübersicht

Kursstunde 1: Kennenlernstunde	Bewegungsstrichliste führen und Anstrengung bewerten.
Kursstunde 2: Ausdauer	Atem- und Laufübung durchführen und bewerten.
Kursstunde 3: Schnelligkeit	»Anti-Stress-Pro-Bewegung« zeichnen und durchführen.
Kursstunde 4: Beweglichkeit	Beweglichkeits- und Dehnübungen mit der Familie.
Kursstunde 5: Kraft	Kraftübungen im Alltag mit der Familie.
Kursstunde 6: Koordination I	Koordinationsübungen mit der »schwachen« Hand / Seite.
Kursstunde 7: Koordination II	Koordinationsübungen mit kognitiven Anteilen trainieren.
Kursstunde 8: Koordination III	Koordinationsübungen mit dem Schwerpunkt Gleichgewicht üben.
Kursstunde 9: Koordination IV	Anhand von alltäglichen, koordinativen Übungen herausfinden, welcher Gehirntyp die Kinder sind.
Kursstunde 10: Haltung	Kreieren eigener Haltungsübungen, die im Alltag durchführbar sind.
Kursstunde 11: DKT und Familienfest	»MOV(I)E«-Stars für jeden Tag« vorstellen und mit den Eltern und Freunden noch einmal gemeinsam spielen.

4.2.2 »MOV(I)E«-Stars für jeden Tag«-Arbeitsblatt

Das »MOV(I)E«-Stars für jeden Tag«-Arbeitsblatt (Anhang S. 206–207) ist ein Überblicksmedium, in dem die Kinder ihr jeweiliges Lieblingsspiel aus jeder Kursstunde aufschreiben bzw. zeichnen sollen und zu Hause mit Freunden nachspielen können. Im unteren Teil des Blattes werden dann noch einmal die Top Drei (die »MOVESBlockbuster«) aus den Top-Ten-Spielen ausgewählt.

Einsatzbereich / -zeitpunkt

Das Arbeitsblatt wird in der ersten Stunde vom Kursleiter ausgeteilt und erklärt. Die Spiel- und Übungsformen, die in jeder Kursstunde durchgeführt worden sind, dienen als »MOVES« für jeden Tag und sollen die Kinder motivieren, die Spiele in ihrer Freizeit mit Freunden, Eltern oder Geschwistern nachzuspielen. Die Kinder sollen bis zum Abschlussfest drei »MOVESBlockbuster«, also die besten drei der besten 10 Spiele auswählen, die sie dann mit den anderen Kindern und Eltern beim Fest nachspielen können.

Zielstellung / Zweck

Das Arbeitsblatt soll den Kindern einen Bewegungsschatz bieten und sie zu mehr Bewegung motivieren. Außerdem können im Kursabschlussfest (Stunde 12) einige Lieblingsspiele als »MOVESBlockbuster« den Eltern vorgestellt und mit ihnen zusammen durchgespielt werden.

Didaktisch-methodische Hinweise

Wenn die Kinder in einer Stunde kein Spiel richtig toll fanden, müssen sie natürlich auch kein Spiel aufschreiben. Nach der letzten Kursstunde (Haltungsstunde) sollen die Kinder dann aus den jeweils notierten bzw. gemalten Lieblingsspielen drei Spiele auswählen, die ihre absoluten »MOVES Blockbuster« sind, d. h. die besten drei Spiele des gesamten Kurses.

Hat ein Kind ein Spiel zu Hause mit den Freunden oder Eltern nachgespielt, kann das Kind es in der nächsten Kursstunde in der Einstiegssequenz erwähnen und bekommt von den anderen Kursmitgliedern dafür einen kräftigen Applaus. Das steigert noch einmal die Motivation – auch für die anderen Kursteilnehmer. Wenn die Kinder also ein Spiel zu Hause ausprobieren wollen, können Sie bis zur nächsten Stunde auch Materialien bzw. Kleingeräte verleihen.

4.3 Elterninformationen

Nachdem der Kursleiter die Eltern begrüßt hat, erläutert er ihnen kurz den Verlauf des Elternabends (Elternabend Folie 1, S. 208), bevor er in die Kursübersicht einsteigt.

4.3.1 Bewegung und Bewegungsmangel: Hintergründe und Folgen

Zunächst fragt der Kursleiter die Eltern, warum sich Kinder überhaupt bewegen sollen und wartet deren Aussagen ab. Dann nennt der Leiter einige aktuelle Untersuchungsergebnisse, um die aktuelle Gesundheitsentwicklung der Kinder i. S. v. Bewegungsmangel und motorischen Auffälligkeiten zu verdeutlichen.

Aktueller, wissenschaftlicher Forschungsstand: Die WIAD-AOK-DSB-Studie (2003) zeigt, dass 40-60 % aller Schulkinder Haltungsschwächen und deutliche Koordinations- und Ausdauerschwächen zeigen. Zudem sind rund 30-40 % (senso-)motorisch auffällig. Dies bestätigt auch eine weitere Studie, die belegt, dass ca. 50 % der Schulkinder Haltungsschwächen oder Haltungsauffälligkeiten aufweisen (Ludwig, Mazet & Schmitt, 2003, S. 3).

Anschließend klärt der Kursleiter die Eltern über mögliche Ursachen dieser Negativentwicklung hinsichtlich Haltung und Motorik auf:

1. Mangelnde Bewegung bei gleichzeitig zu viel sitzender Tätigkeit.
2. »Verinselung« der Gesellschaft. Eltern fahren ihre Kinder von »Insel A« nach »Insel B«.
3. Fehlhaltungen in Schule und Alltag:
   - schlechte Sitzposition,
   - runder Rücken bei stehenden Tätigkeiten,
   - Beinlängendifferenz führt zu einem Beckenschiefstand und Krümmung (bei stehenden Tätigkeiten),
   - habituelle Haltung nähert sich Ruhehaltung (durch Übermüdung, Stress, fehlende Muskulatur).
4. Falsche Bewegungsmuster im Alltag:
   - Schultasche seitlich tragen,
   - mit rundem Rücken oft schwer heben.
5. Psychische Belastung, Stress:
   - Ängstliche Kinder oder Jugendliche ohne ausreichendes Selbstbewusstsein haben oft auch eine »verschlossene« Haltung (gebeugt, geduckt, »klein«).

Kinder mit Bewegungsauffälligkeiten können so in einem Teufelskreis landen, aus dem es scheinbar keinen Ausweg gibt.
(Elternabend Folie 2, S. 209)

4.3.2 Eine aufrechte und starke Haltung

Im folgenden Abschnitt verdeutlicht der Kursleiter den Eltern, was eine gesunde Haltung ist, wie Haltungsschwächen sichtbar werden und wie diese wieder ausgeglichen werden können.

Haltung ist die »vom Organismus gegen die Schwerkraft selbstgehaltene Stellung des Körpers im Raum« (Liebisch, 1995, S. 28). Somit ist Haltung der Gleichgewichtszustand zwischen Schwerkraft und den eigenen Haltekräften (in Form von Muskeln und Bändern). Gleichzeitig ist sie Ausdruck einer leistungsfähigen Muskulatur und abhängig vom Ermüdungszustand wie auch von der psychischen Lage (Depression, Persönlichkeitsstruktur). Jeder, Erwachsene wie Kinder, sollte in der Lage sein, den eigenen Körperschwerpunkt über der Unterstützungsfläche (Füße) zu halten. Nur so ist die Haltung stabil. Eine stabile Haltung meint daher die Aufrechterhaltung einer aufrechten, funktionellen und möglichst ökonomischen Körperposition gegen die Schwerkraft und eventuelle Störfaktoren. Die permanent notwendigen Korrekturen zur Stabilisierung der aufrechten Haltung berechnet und steuert das zentrale Nervensystem (ZNS). Dabei greift es auf bestehende Bewegungsmuster zurück und wird entscheidend von der Sensorik und Motorik mitbestimmt. (Elternabend Folie 3, S. 210) Bei Kindern ist das ZNS noch nicht vollständig ausgereift. Dadurch können sich »falsche« Halte- und Bewegungsmuster einfacher einprägen als bei einem Erwachsenen. Ökonomische Bewegungsmuster und eine gesunde Haltung sind daher Kindern besonders wichtig. Anschließend erklärt der Kursleiter die drei Stufen der menschlichen Körperhaltung, die von jedem Menschen eingenommen werden.

Die aktive Haltung mit aktiver Muskelspannung ist meist nur über einen kurzen Zeitraum einnehmbar, da relativ viel Energie verbraucht wird und dies schnell zu einer Ermüdung der Muskulatur führen kann. Allerdings schont die aktive Haltung den passiven Bewegungsapparat, wie Gelenke und Sehnen, und führt zu einer aufrechten und starken Haltung. Ein Beispiel, wie Kinder eine aktive Haltung einnehmen können, ist, ihnen zu sagen: »Halt dich aufrecht!« Damit ist gemeint, dass die Knie nicht ganz durchgestreckt sind, das Becken aufgerichtet und die Schultern nach hinten unten gezogen werden. Eine aktive Haltung wird durch regelmäßige Muskelaktivität (Training, Alltagsaktivitäten etc.) unterstützt und bildet eine wichtige Basis für einen gesunden Muskel-Skelett-Apparat.

Die Ruhehaltung meint, dass nur ganz wenig Muskelspannung vorhanden ist, um den Körper aufrecht zu halten. Stattdessen ist die Haltung der Schwerkraft überlassen und ist außerdem abhängig von der Beweglichkeit und Dehnbarkeit des passiven Bewegungsapparats. Meist sind die Schultern in der Ruhehaltung nach vorne gezogen, der Rücken gerundet, das Becken nach vorne/hinten gekippt, was zu einem Hohlkreuz/Rundrücken führt, und der Oberkörper zurückverlagert. Die Ruhehaltung ist eine wichtige Entlastungshaltung, sollte aber nicht in eine Dauerhaltung übergehen.

Die habituelle Haltung beschreibt die normale Haltung am Tag, die zwischen der aktiven Haltung und der Ruhehaltung wechselt. Durch passives, langes Sitzen oder Stehen nehmen viele Menschen oft vermehrt die Ruhehaltung ein, besonders dann, wenn ihre Haltemuskulatur bereits schwach oder verkürzt ist bzw. durch einseitige oder ausbleibende Belastungen muskuläre Dysbalancen vorliegen. So kann eine lange aufrechterhaltene Ruhe- oder habituelle Haltung zu langfristigen Haltungsfehlern und z. B. Rückenbeschwerden führen. Es ist natürlich wichtig, nicht den ganzen Tag nur in ein und derselben aktiven Haltung zu »verharren«, da diese zu Muskelverspannungen und -verhärtungen, Ermüdung, Konzentrationsproblemen und einem schlechten Körpergefühl führen kann. Außerdem kann auch eine dauerhaft aufrechterhaltene aktive Haltung zu muskulären Dysbalancen und damit zu Haltungsproblemen und Rückenbeschwerden führen. Wichtig ist darum: »Die NÄCHSTE Haltungsposition ist immer die Beste!«, was so viel meint wie »raus aus der Inaktivität« und möglichst oft die Sitz- oder Halteposition wechseln.

4.3.3 Muskuläre Dysbalancen und Haltungsfehler

Der Kursleiter weist die Eltern darauf hin, dass viele Haltungsprobleme bzw. -schwächen auf muskulären Dysbalancen (= Ungleichgewicht zweier komplementär arbeitenden Muskelgruppen) basieren und erklärt im weiteren Verlauf, was Dysbalancen sind und wieso sie eine gesundheitsschädigende Wirkung haben können (Elternabend Folie 4, S. 211).

Muskuläre Dysbalancen beschreiben ein Ungleichgewicht zwischen aktiven Skelettmuskeln (Agonisten), wie etwa den hinteren Nackenstreckmuskeln, und ihren Gegenspielern (Antagonisten), den vorderen Halsmuskeln. Begünstigt werden Dysbalancen durch die natürliche Neigung bestimmter Muskelgruppen zu verkürzen bzw. zu verspannen oder abzuschwächen. So neigen etwa Brustmuskeln, der Kniestrecker (Oberschenkelmuskel vorne), der untere Rücken, wie auch die Wadenmuskeln zur Verkürzung, während die Bauch-, Gesäß- und oberen Nackenmuskeln zur Abschwächung neigen. Kräftige Bauch-, Rücken- und Hüftmuskeln stabilisieren normalerweise die Wirbelsäule und halten das Becken automatisch in seiner anatomisch korrekten Position. Sind diese Muskeln jedoch verkürzt oder abgeschwächt, durch beispielsweise fehlende oder einseitige Bewegungen oder zu langes, monotones Sitzen, kippt das Becken leicht nach vorne und schiebt die Lendenwirbelsäule in die Hohlkreuzposition. Dies ist nur ein Beispiel, wie eine Haltungsschwäche entstehen kann. Es gibt auch funktionelle Haltungsfehlstellungen bzw. einen Haltungsverfall, wie etwa zum Ausgleich einer Beinlängendifferenz und strukturelle Fehlstellungen der Wirbelsäule (Skoliose), die zu einer anatomischen Fehlhaltung führen. Diese können nicht durch einfache Bewegungsübungen behoben werden. Bevor also durch muskuläre Dysbalancen eine krankhafte Veränderung der Strukturen, wie z. B. der Wirbelsäule, entsteht, sollte präventiv eingegriffen werden und der Teufelskreis von mangelnder Bewegung und Haltungsschäden durchbrochen werden. Das vorliegende Kursprogramm möchte hierzu einen Beitrag leisten.

4.3.4 Durchbrechen des Teufelskreises

Der Kursleiter thematisiert, wie die Kinder dem Teufelskreis entrinnen können, z. B. indem die gesamte Familie sich gegenseitig hilft und unterstützt, um mehr gesundheitsorientierte Aktivitäten und haltungsfördernde Bewegungen in den Alltag zu integrieren (Elternabend Folie 5). Nur gemeinsam kann es klappen!

Dabei macht der Kursleiter noch einmal deutlich, wie wichtig Bewegung für die kindliche Entwicklung, nicht nur in physischer, sondern auch in psychischer, emotionaler und sozialer Hinsicht ist, denn Bewegung »ist Ausdruck von Vitalität, von kindlicher Neugier und Lebensfreude« (Brechtken et al., 2009, S. 5)! »Kinder hüpfen und tanzen häufig spontan, wenn sie sich freuen. Umgekehrt können Verstimmung, Ärger und Traurigkeit durch psychomotorische Übungen (...) positiv beeinflußt werden« (Kiphard, 1979, S. 24). Bewegung verschafft den Kindern so nicht nur ein besseres Körpergefühl, sondern stärkt auch deren Selbstbewusstsein und, damit einhergehend, eine aufrechte Haltung.

Diese Leitgedanken spiegeln sich im Namen des Programms wider, denn MOVES meint (Elternabend Folie 5, S. 212):

M-obilisieren von körperlichen und geistigen Ressourcen;
O-ffen sein für neue Menschen und Aktivitäten;
V-ertrauen in den eigenen Körper und die eigenen Fähigkeiten;
E-ntwickeln der eigenen (senso-)motorischen Fähigkeiten und Fertigkeiten;
S-porttreiben, um aufrecht und stark durch den Alltag zu kommen.

Dadurch will das vorliegende Programm präventiv eingreifen und einem negativen Verlauf der kindlichen Entwicklung entgegenwirken. Ziel des Programms ist es, die Bewegungsfrequenz und -motivation der Kinder zu steigern sowie die Bewegungsqualität langfristig zu verbessern. Dabei werden sie gleichzeitig in ihren motorischen Fähigkeiten gestärkt und so bewusst auf eine aufrechte und starke Haltung, i. S. v. Körperhaltung, aber auch Haltung gegenüber sich selbst und ihrem Leben gelenkt. Dies gelingt jedoch nur nachhaltig, wenn die Eltern ihren Unterstützungsauftrag ernst nehmen. An dieser Stelle sollte der Kursleiter schon einmal auf den Elternvertrag hinweisen, den die Eltern zum Abschluss des Abends unterzeichnen und in den MOVES-Ordner ihres Kindes heften sollen. Danach nennt der Kursleiter die Eckpunkte des Kursprogramms. Dauer des Kurses? Wo findet der Kurs statt? Wann ist die nächste Testung der Kinder, bei der die Eltern erneut helfen? Wie endet der Kurs (Spielfest!)?

4.3.5 Praktische Alltagstipps

Die Eltern sollen in diesem Teil des Abends erfahren, wie sie während und nach dem Abschluss des Kurses, mit einfachen Mitteln, die täglichen Bewegungszeiten ihres Kindes, aber auch von sich selbst, erhöhen und so ihre Haltung positiv beeinflussen können (Elternabend Folie 6, S. 213).

Wenn die Wege zwischen den »Alltagsinseln« wieder aktiv genutzt werden, anstelle von passivem Auto- oder Bahnfahren, ist schon viel an täglicher Bewegungszeit gewonnen. Natürlich lässt sich dies nicht mit jeder Strecke und an jedem Tag zu 100 % durchführen, allerdings kann man die kleineren Wege zur Schule, zum Sportverein, zu Freunden oder zum Einkaufsladen durchaus mit dem Fahrrad oder zu Fuß zurücklegen. Anstelle eines Einkaufsbummels kann ein gemeinsames Inlineskating, ein Fahrradausflug oder Schwimmbadbesuch stattfinden. Außerdem können die Kinder in einen Sportverein eintreten, wenn die Eltern ausreichend motivierend wirken und am besten selbst im Sportverein aktiv sind. Zudem gibt es genügend alltägliche Fitnessstationen sowie kleine Kräftigungs- und Dehnübungen für die Rumpfmuskulatur, die einfach zu Hause ausgeführt werden können. Beispielhaft sind vier Übungen im Anhang zu finden, die den Eltern mit nach Hause gegeben werden sollen (Elternabend Folie 6).

4.3.6 Hinweise zu Elterneinbindung und -aufgaben

Der Kursleiter gibt im abschließenden Teil des Elternabends Hinweise, wie die Eltern ihre Kinder aktiv unterstützen können während und auch nach dem Kursprogramm (Elternabend Folie 7, S. 214). Dies beginnt mit dem gemeinsamen Basteln eines MOVES-Ordners, in den das Kind alle Materialien und Hausaufgaben abheften soll. Dieser soll zu Beginn der praktischen Kursstunden mitgebracht werden und bis dahin individuell gestaltet sein.

Die Eltern sollten sich deshalb gemeinsam mit ihrem Kind einen Nachmittag Zeit nehmen und einen Ordner gestalten, wobei die Eltern nur als Hilfestellung bzw. Tippgeber gesehen werden sollten, während die Kinder den Ordner mit ihren eigenen Händen bemalen, bekleben und verschönern. Dieses gemeinsame Projekt stimmt Eltern und Kind gemeinsam auf die bevorstehenden Kurswochen ein und schafft gemeinschaftliche Motivation.

Des Weiteren ist es wichtig, dass die Eltern während des Verlaufs des Kursprogramms echtes Interesse an den Erlebnissen ihres Kindes zeigen, ihm aufmerksam zuhören, wenn es von den Kursstunden erzählt, und Fragen zu einzelnen Inhalten stellen. So setzen sich Eltern wie Kinder noch einmal aktiv mit den Inhalten des Kurses auseinander und verknüpfen ihre Lebenswelten. Dies verbindet, zeigt Unterstützungsbereitschaft, bildet Motivation für die Kinder und schafft Vertrauen innerhalb der Familie.

Weiterhin müssen die Eltern darauf hingewiesen werden, dass es wichtig ist, dass ihr Kind immer die Kurshausaufgaben macht, um so das Bestmögliche aus sich selbst und dem Kurs herausholen zu können. Am besten unterschreiben die Eltern jeweils die erledigten Hausaufgaben, so können sie sichergehen, dass die Aufgaben immer gemacht wurden und gleichzeitig geben sie ihrem Kind das Gefühl von Unterstützung und Anteilnahme. Bei einigen Hausaufgaben sind die Eltern mit eingebunden und sollen die jeweiligen Aufgaben mit dem Kind gemeinsam durchführen. So erweitern auch die Eltern ihren Horizont in Bezug auf das Thema Bewegung und Haltung. Die Eltern sollen spüren, dass gemeinsame Bewegungsaufgaben Spaß machen und durch einfache alltägliche Bewegungsspiele und kleine Bewegungswettkämpfe mit ihren Kindern das Familienleben und gleichzeitig auch ihre Gesundheit gefördert werden. Zusätzlich sollen sie ihre Kinder ermutigen und bestärken, an sportlichen Aktivitäten teilzunehmen oder einem Sportverein beizutreten.

Außerdem ist es sinnvoll, die passiven Zeiten vor Computer, Fernseher und Co. zu reduzieren und stattdessen ein aktiveres Programm (Familienspiele, gemeinsames Kochen oder auch gemeinsame Rückenkräftigungsübungen, wie aus dem vorliegenden Programm) anzubieten.

Als Kursabschluss folgt ein Spiel-/Familienfest, das die Eltern wie auch die Kinder gemeinsam einbindet. Hierzu erläutert der Kursleiter, dass vorab wieder der DKT gemeinsam mit den Eltern durchgeführt wird und anschließend das Fest stattfindet, an dem die Kinder ihre Kurs- und DKT-Urkunden erhalten und außerdem ihre Lieblingsspiele, die »BlockbusterMOVES«, gemeinsam mit den Eltern durchspielen können. Zu diesem Termin sollten die Eltern selbst auch Sportkleidung tragen. Die Kinder werden in der Stunde vor dem Fest noch einmal darauf hingewiesen, dass auch die Eltern sportlich aktiv werden sollen. Zudem können die Eltern gerne Kuchen backen und Salate mitbringen, um gemeinsam zu feiern. Getränke können je nach Vereinsgröße vom Verein gestellt werden oder aber auch von den Eltern mitgebracht werden.

Zu guter Letzt sollte der Kursleiter erwähnen, dass die Eltern selbst Vorbildfunktion übernehmen müssen, also ihren eigenen Alltag aktiver gestalten und eine aufrechte und starke Haltung vorleben sollen. So ist es für die Kinder einfacher und motivierender, ein langfristig aktiveres Leben zu führen.

4.3.7 Elternvertrag und Klärung von Fragen

Bevor der Elternabend aufgelöst wird, werden ausstehende Fragen geklärt und der Elternvertrag (siehe Anhang) verteilt und unterschrieben. Des Weiteren kann der Kursleiter darauf hinweisen, dass die Eltern ihn bei Ideen, Problemen oder Anregungen immer anrufen können.

Anmerkung:
Die Elternabendfolien Nr. 5, 6 und 7 sowie der Elternvertrag sollten den Eltern kopiert und ausgeteilt werden, damit sie nachhaltig mit den Informationen und Übungen den Alltag verändern bzw. gestalten können!

Teil V Qualitätssicherung und -management

Qualitätssicherung spielt vor allem im Gesundheitssport eine immer wichtigere Rolle. Dies hängt einerseits mit der Finanzierung der Entwicklung fundierter Ausbildungsprogramme, andererseits mit der gewünschten (anteiligen) Kostenerstattung durch Krankenkassen bei Durchführung und der wissenschaftlichen Nachweisbarkeit der Effektivität solcher Programme zusammen. Qualität sollte aber gerade im Kinderbereich immer einen hohen Stellenwert haben. Kinder sind unsere Zukunft und wenn wir im Kindesalter die Möglichkeit haben, die Grundlage für eine gesunde und stabile körperlich-soziale Entwicklung zu legen, dann sollten wir dies mit einem hohen Qualitätsanspruch verfolgen.

5.1 Qualifikation der Kursleiter

Für eine langfristige Qualitätssicherung des Programms ist die Qualifikation der Kursleiter/Ausbilder von entscheidender Bedeutung. Im Bereich Vereine müssen Kursleiter daher ausgebildete Übungsleiter im Bereich Prävention sein und eine Qualifikation auf der 2. Lizenzstufe im Bereich »Sport in der Prävention« mit dem Profil »Gesundheitsförderung für Kinder« nachweisen. Im Bereich Schulen, Kindertagesstätten und therapeutische Einrichtungen müssen Kursleiter entweder die oben genannte Qualifikation oder eine staatlich anerkannte Ausbildung im Bereich Bewegung (Sportlehrer, Physiotherapeut etc.) nachweisen. Darüber hinaus müssen alle Kursleiter mit einem Zertifikat nachweisen, dass sie in die Durchführung des Programms »PowerMOVES für fitte Kids« mittels einer speziellen Fortbildung eingewiesen wurden. Die Schulung umfasst 8 UE und wird als spezielle Tagesfortbildung durch die »DTB-Akademie vor Ort« für den Bereich des Organisierten Sports, durch das Artzt-Institut für Schulen und therapeutische Einrichtungen oder im Rahmen der DTB-Akademie-Ausbildung »Aufrecht und Stark« durchgeführt.

5.2 Vernetzung

Durch die Zusammenarbeit mit dem Artzt-Institut kann auf langjährige Erfahrungen im Bereich Kinder zurückgegriffen werden. Insbesondere das bereits am Markt erprobte Bewegungsprogramm *Spielerisch Fit* (Schott, Buscher & Karger, 2008) für die Alterstufe 3-10 Jahre wurde wissenschaftlich begleitet (Karlsruher Institut für Technologie, Fachgebiet Sportwissenschaft/Deutsche Sporthochschule Köln) und konnte unterstützende methodisch-didaktische und inhaltliche Synergieeffekte liefern.

5.3 Testung und Elternarbeit

Fester Bestandteil des Programms und der Schulung ist die Vermittlung eines sportmotorischen Tests (Dordel-Koch-Test), der objektiv Auskunft über Eingangs- und Ausgangsparameter der teilnehmenden Kinder gibt.

Idealerweise sollten die Eltern der Kinder den Test als auch die regelmäßigen Hausaufgaben der Kinder begleiten. Gerade die Hausaufgaben ermöglichen die Erfassung subjektiver Erfahrungswerte neben den objektiven Testdaten und bilden somit ein solides Feedback zum Bewegungsprogramm. Die konsequente Begleitung der Eltern bildet zudem eine wichtige Grundlage für einen langfristigen, aktiven Lebensstil der Kinder und bringt Vertrauen in die Eltern-Kind-Beziehung.

5.4 Evaluation

Eine weitere wichtige Säule für die langfristige Qualitätssicherung von Bewegungsprogrammen ist die Evaluation. Für das vorliegende Kursmanual liegt derzeit noch keine wissenschaftliche Evaluation im Hinblick auf die Wirksamkeit vor. Die von Praktikern gemachten Erfahrungen und die Erprobung der Umsetzbarkeit lassen eine breitere Erprobung aber als wünschenswert erscheinen. »PowerMOVES für fitte Kids« soll im Rahmen eines Forschungsprojekts evaluiert werden. Die wissenschaftliche Evaluierung des Kursmanuals und die Einbindung des Bewegungsprogramms in ein umfassendes Qualitätsmanagementsystem soll »PowerMOVES für fitte Kids« zu einem wichtigen und geprüften Bestandteil des Gesundheitssystems im Bereich der Prävention und Intervention machen.

Teil VI Praktische Hinweise

Damit das Bewegungsprogramm ohne größere Probleme langfristig Einbindung in Sportvereine, Schulen und andere Gesundheits- und Fitnesseinrichtungen findet, möchten wir an dieser Stelle noch einige praktische Tipps zur »Installierung« geben.

6.1 Organisatorisches

Sofern das Programm als eigenständiges Angebot installiert werden soll, ist eine ausreichende Vorlaufzeit für Bewerbung, Organisation von Räumlichkeiten bzw. Hallenzeiten und den Abschluss sinnvoller Kooperationen mit Therapeuten, Lerninstituten und Kinderärzten zu beachten. Je frühzeitiger diese Bewerbungsphase starten kann (idealerweise sechs Monate vor Kursbeginn), desto Erfolg versprechender ist der Start. Kursleiter mit Kindern, die bisher keinem Verein angehören und nicht im Rahmen des Schulbetriebs agieren, sollten zudem an den Versicherungsschutz der Kinder denken.

6.2 Die Bewerbung und Finanzierung des Kursprogramms

Der DTB und die Firma Ludwig Artzt GmbH haben zum Bewegungsprogramm einen ausführlichen Informationsflyer erstellt. Dieser kann für Vereine über den DTB (info@dtb-online.de) und für Schulen und andere Gesundheits- und Fitnesseinrichtungen über die Firma Ludwig Artzt GmbH (info@artzt.eu) angefordert werden. Für Vereine und Fitnesseinrichtungen ist eine Zusammenarbeit mit Schulen generell sinnvoll. Hier kann das Programm in Projekttagen oder einer Gesundheitsaktion vorgestellt werden und interessierte Kinder können nach Rücksprache mit den Eltern direkt für den Kurs gewonnen werden. Darüber hinaus kann der mit einem Stempel der ausführenden Institution versehene Flyer im Vorfeld in Schulen sowie Therapieeinrichtungen, Lerninstituten und bei Kinderärzten ausgelegt werden. Aufgrund der flächendeckenden Präsenz heutiger Onlinemedien ist eine Bewerbung der Kurse über Internetplattformen und -foren eine weitere effektive Möglichkeit. Dieses kann über die Homepage des Qualitätssiegels PLUSPUNKT GESUNDHEIT DTB www.pluspunkt-gesundheit.de erfolgen, oder nach Rücksprache mit der Firma Ludwig Artzt GmbH auch über das Wissensportal www.physiotherapeut.de. Werden noch nicht vorhandene Produkte für die Bewegungsstunden des Programms benötigt, so können diese über die Firma Arzt bezogen werden.

6.3 Hinweise zu Anschlussangeboten und Kooperationen

Nach Durchführung einer »geschlossenen« Kursstunde »PowerMOVES für fitte Kids« stellt sich die Frage nach fortführenden Bewegungsangeboten, um nachhaltige Effekte im Bereich Bewegung und Haltung, aber auch langfristige Verhaltensänderungen im sozialen Bereich zu erzielen. Durch den spielerischen Charakter des Bewegungsprogramms kann dieses relativ problemlos in bestehende Angebote für Kinder integriert werden und idealerweise als abwechslungsreiche Ergänzung der bisherigen Elemente genutzt werden. So haben die Kinder einen gewissen Wiedererkennungseffekt und fühlen sich in dem Angebot direkt »gut aufgehoben«. Als hilfreich und besonders einfach anzuschließen haben sich hier Angebote erwiesen, die zur gleichen Zeit, am gleichen Tag und Ort stattfinden. Ist dann auch noch der Kursleiter identisch, ist es für Kinder und Eltern sehr einfach, das Angebot als Fortsetzung von »PowerMOVES für fitte Kids« zu akzeptieren und zu »buchen«.

Sofern Sie als Therapieeinrichtung oder Schule den Kurs einmalig angeboten haben, können regionale Vereine eine ideale Lösung zur weiteren Aktivität der Kinder sein. In der Regel bieten die Vereine ein breites Spektrum an Angeboten, die auch weiterhin die Schulung der Koordination in den Mittelpunkt stellen. Für Kinder, die gerne mit Bällen umgehen, sind alle Ballsportarten zu nennen, auch wenn hier teilweise die »aufrechte Haltung« nicht so im Vordergrund der Bewegungsförderung steht. Idealer sind Angebote aus dem Kampfsport und Yoga, aber auch Turnen und Leichtathletik. Letztendlich sollte das Kind sich von dem Angebot angesprochen fühlen. Einige Teststunden, die bei jedem Anbieter möglich sind, am besten noch mit einem Freund, sind hier eine ideale Möglichkeit, um die Eignung des Angebots für das Kind auszuprobieren. Eine weitere Möglichkeit sind Fitnessstudios, Tanzschulen oder andere private Anbieter, die spezielle Kinderkurse zum Thema Haltung oder auch zu aktuellen Themen wie zum Beispiel Hip Hop oder Freerunning/Parcouring anbieten.

Sofern Sie als Kursleiter noch freie Zeit zur Verfügung haben, aber ein Folgeangebot in Ihrem Verein nicht möglich ist, lohnt sich auch die Kontaktaufnahme mit Schulen im Ganztagesbetrieb oder Fitnesseinrichtungen. Solche Kooperationen sollten Sie frühzeitig in Angriff nehmen, damit ein Folgeangebot schon im Laufe der Kursstunde steht und somit auch beworben werden kann.

Literaturliste

Monografien und Zeitschriften:

Beigel, D. (2009). *Flügel und Wurzeln. Persistierende Restreaktionen frühkindlicher Reflexe und ihre Auswirkungen auf Lernen und Verhalten.* Dortmund: Verlag modernes lernen.

Beigel, D. &. Grönemeyer, D. (2011). *Von Anfang an im Gleichgewicht. Ein Bewegungsprogramm für den Kindergarten.* Dortmund. Bormann Media.

Bös, K. (1987). *Handbuch sportmotorischer Tests.* Göttingen, Toronto, Zürich: Hogrefe Verlag für Psychologie.

Bös, K., Opper, E. & Woll, A. (2002). *Fitness in der Grundschule. Endbericht.* Wiesbaden: Eigenverlag.

Bös, K., Oberger, J. ,Opper, E., Romahn, N., Wagner, M. & Worth, A. (2006). *Motorik-Modul (MoMo).* Präsentation im Rahmen des KiGGS-Symposiums 2006.

Bös, K., Worth, A., Opper, E., Oberger, J., Romahn, N., Wagner, M., Jekauc, D., Mess, F. & Woll, A. (2009). *Motorik-Modul: Eine Studie zur motorischen Leistungsfähigkeit und körperlich-sportlichen Aktivität von Kindern und Jugendlichen in Deutschland.* Baden-Baden: Nomos Verlag.

Brechtken, R., Sautter, D. & Vöcking, J. (2009). Kinderturnen - Die Zukunftschance für eine nachhaltige Bewegungsförderung. In *Leitfaden Kinderturn-Test.* Deutscher Turner-Bund.

Brehm, W., Bös, K., Opper, E. & Saam J. (2002). *Gesundheitssportprogramme in Deutschland. Analysen und Hilfen zum Qualitätsmanagement für Sportverbände, Sportvereine und andere Anbieter von Gesundheitssport.* Schorndorf: Hofmann.

Breuer, C., Bös, K., Brehm, W., Fehres, K., Hartmann, H., Pauly, P., Rühl, J., Schulke, H., Tiemann, M. & Pahmeier, I. (2005). Gesundheitsfördernde Lebenswelten im Turn- und Sportverein. *Zeitschrift für Prävention (3)*, 81-86.

Buchner, C. (2008). *Der Räuber Thalamus und andere Geschichten.* Kirchzarten: VAK Verlags GmbH.

Delp, C. (2006). *Kickboxen Basics: Mit Weltmeister Martin Albers.* Stuttgart: Pietsch Verlag.

Dennisen, P. & Dennison G. (1997). *Brain-Gym-Lehrerhandbuch.* Freiburg: VAK Verlags GmbH.

Dordel, S., Koch, B., Jouck, S. & Staudenmaier, K. (2010). *Basistests zur Erfassung der motorischen Leistungsfähigkeit von Kindern und Jugendlichen - »Dordel-Koch-Test« DKT-Fitnessolympiade - Manual.* http://www.fitnessolympiade.de/ Inhalt/ manual-dordel-koch-test.pdf (20. 03. 2012)

Ellert, U., Neuhauser & Roth-Isigkeit. (2007). Schmerzen bei Kindern und Jugendlichen in Deutschland: Prävalenz und Inanspruchnahme medizinischer Leistungen. Ergebnisse des Kinder- und Jugendgesundheitssurveys (KiGGS). *Bundesgesundheitsblatt - Gesundheitsforschung - Gesundheitsschutz (50)*, 711-717.

Hannaford, C. (2008). *Bewegung - das Tor zum Lernen.* S. 13. 2. Aufl. Kirchzarten: VAK Verlags GmbH.

Jouck, S. (2008). *Dordel-Koch-Test (DKT) - Ein Test zur Erfassung der motorischen Leistungsfähigkeit im Kindes- und Jugendalter.* Dissertation, Deutsche Sporthochschule Köln.

Kiphard, E. J. (1979). *Psychomotorik als Prävention und Rehabilitation: Bewegungshilfen für Kinder.* Gütersloh: Flöttmann Verlag.

Kiphard, E. J. (1998). *Motopädagogik: Psychomotorische Entwicklungsförderung - Band 1.* Dortmund: Verlag moderns Lernen.

Lampert, T., Mensink, G. B. M., Romahn, N. & Woll, A. (2007). Körperlich-sportliche Aktivität von Kindern und Jugendlichen in Deutschland. Ergebnisse des Kinder- und Jugendgesundheitssurveys *Bundesgesundheitsblatt - Gesundheitsforschung - Gesundheitsschutz, (50),* 634-642.

Liebisch, R. (1995). Koordinationsmehrkampf - Eine motivierende Möglichkeit zur Förderung koordinativer Fähigkeiten und der Wahrnehmung. *Haltung und Bewegung, (15),* 19-35.

Ludwig, O., Mazet, D. & Schmitt, E. (2003). Haltungsschwächen bei Kindern und Jugendlichen - Eine interdisziplinäre Betrachtung. *Gesundheitssport und Sporttherapie, 19.* 3. http://www.kidcheck.de/publ_haltungsschwaechen.pdf (22. 3. 2012).

Marktscheffel, M. (2000). *Übungslandschaften im Kinderturnen.* Aachen: Meyer & Meyer. S. 30, 46.

Marktscheffel, M. (2004). *Fitte Kids in Spiel und Sport - Kinderturnen.* S. 42-49. Aachen: Meyer & Meyer.

Meinel, K. & Schnabel, G. (2007). *Bewegungslehre - Sportmotorik: Abriss einer Theorie der sportlichen Motorik unter pädagogischem Aspekt.* Aachen: Meyer & Meyer.

Ornstein, R. & Thompson, R. F. (1993). *Unser Gehirn: das lebendige Labyrinth.* Reinbek bei Hamburg: ro ro ro.

Rühl, J., Best, J. & Opper, E. (2008.) *Pluspunk Gesundheit.DTB - Qualität im Gesundheitssport.* Frankfurt am Main: Societätsdruck.

Rühl, J., Goebel, S. & Laubach, V. (2011). *Rücken-Aktiv - Bewegen statt Schonen.* Aachen: Meyer & Meyer Verlag.

Salbert, 2011.

Schott, N., Buscher, A. & Karger, C. (2008). *Spielerisch Fit. Ein Bewegungsprogramm für Kindergarten und Grundschule.* Schorndorf. Hofmann-Verlag.

Spring, H., Illi, U., Kunz, H.-R., Röthlin, K., Schneider, W. & Tritschler, T. (1986). *Dehn- und Kräftigungsgymnastik* S. 116. 4. unveränderte Auflage. Stuttgart, New York: Thieme.

Starker, A., Lampert, T., Worth, A., Oberger, J., Kahl H. & Bös, K. (2007). Motorische Leistungsfähigkeit. Ergebnisse des Kinder- und Jugendgesundheitssurveys (KiGGS). *Bundesgesundheitsblatt - Gesundheitsforschung - Gesundheitsschutz, (50),* 775-783.

Verstegen & Williams, 2011.

WIAD-AOK-DSB-Studie II. (2003). *Bewegungsstatus von Kindern und Jugendlichen in Deutschland.* www.richtigfit.de/pages/de/aktion/390.htm (Stand Mai 2012).

Willimczik, K. & Singer, R. (2009). Motorische Entwicklung: Gegenstandsbereich. In: J. Baur, K. Bös, A. Conzelmann, R. Singer. *Handbuch motorische Entwicklung.* Schorndorf: Hofmann Verlag.

World Health Organisation (2006). *Basic Documents - Supplements.* (45. Ausg.) Genf: WHO. http://www.who.int/governance/eb/who_constitution_en.pdf (Stand Mai, 2012).

Zimmer, R. (2006). *Handbuch der Psychomotorik.* Freiburg: Verlag Herder GmbH.

Informationsschriften:

Hessisches Kultusministerium. (2010). *Projekt »Schnecke - Bildung braucht Gesundheit«.* Ausgabe 2010.

Anhang mit Kursmaterial

Beweglichkeit

Motorik-Memory®

Schnelligkeit

Motorik-Memory®

Kraft

Motorik-Memory®

Ausdauer

Motorik-Memory®

Koordination

Motorik-Memory®

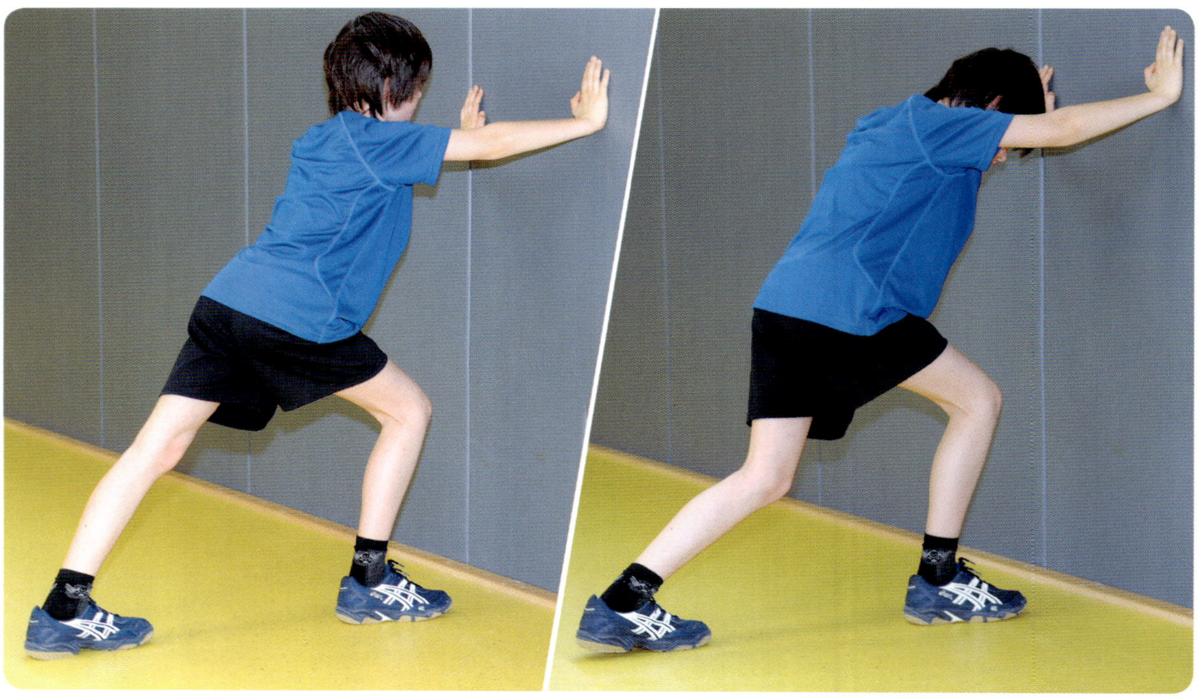

Motorik-Memory®

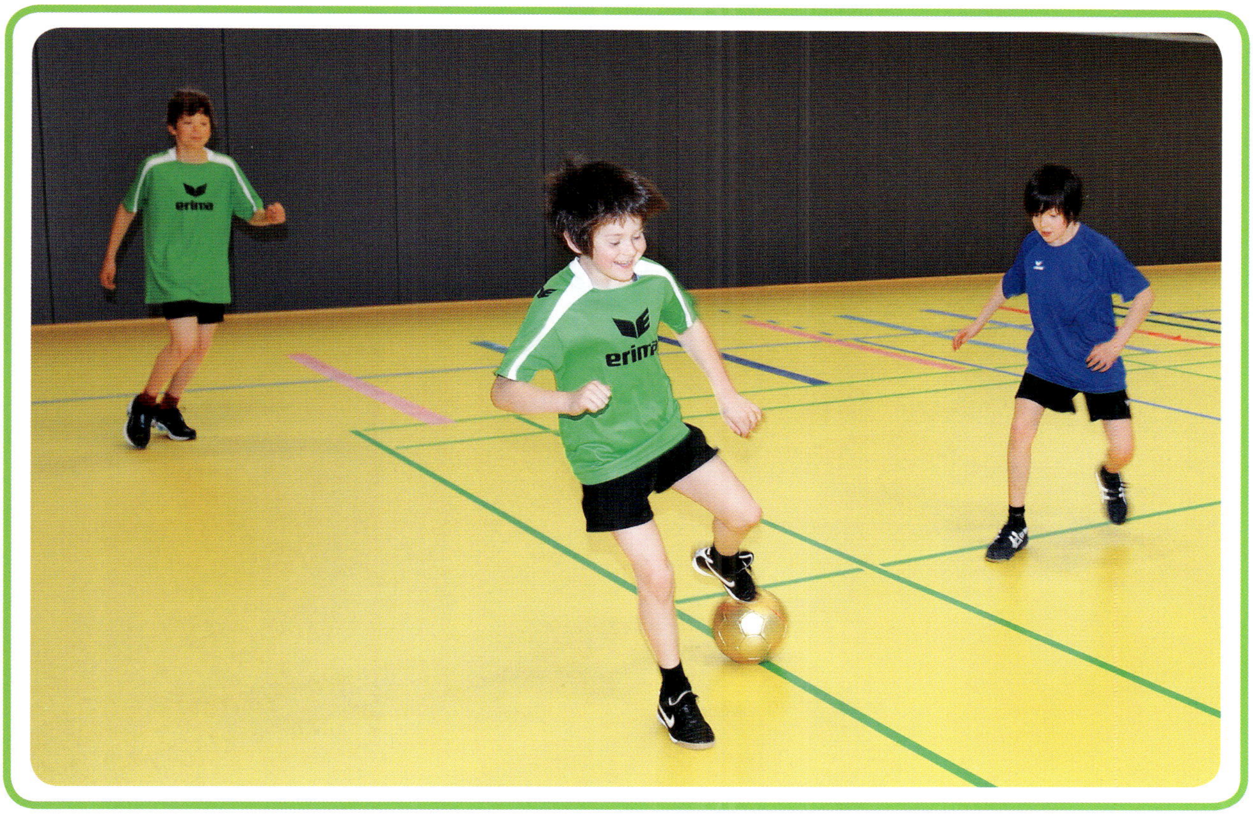

Motorik-Memory®

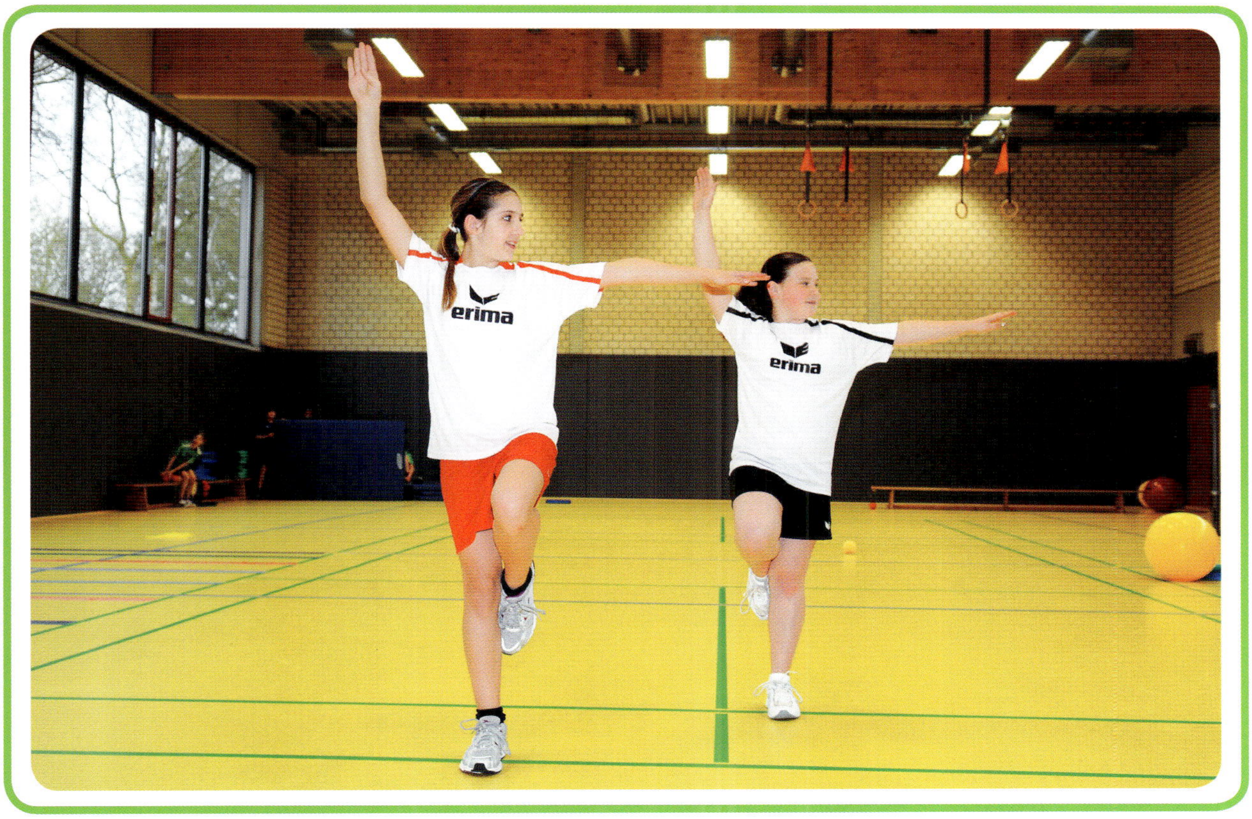

Motorik-Memory®

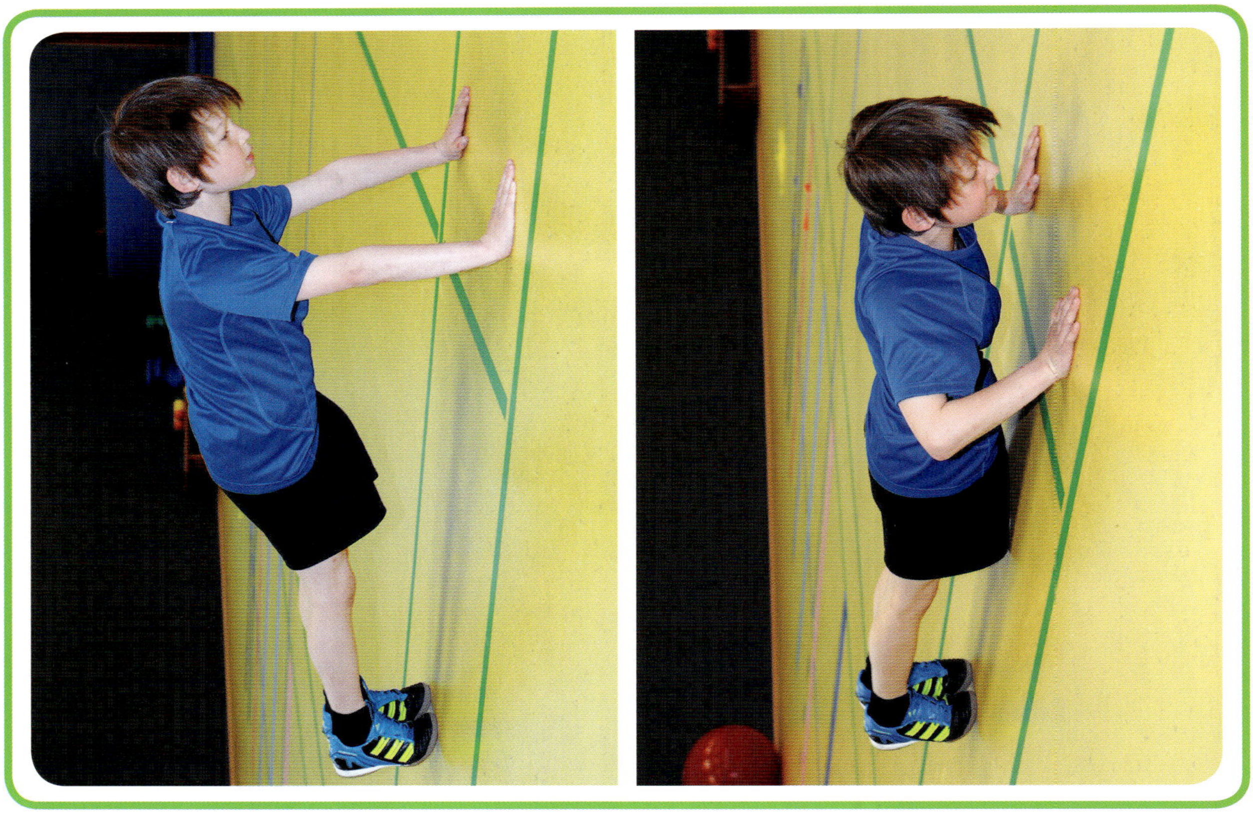

Motorik-Memory®

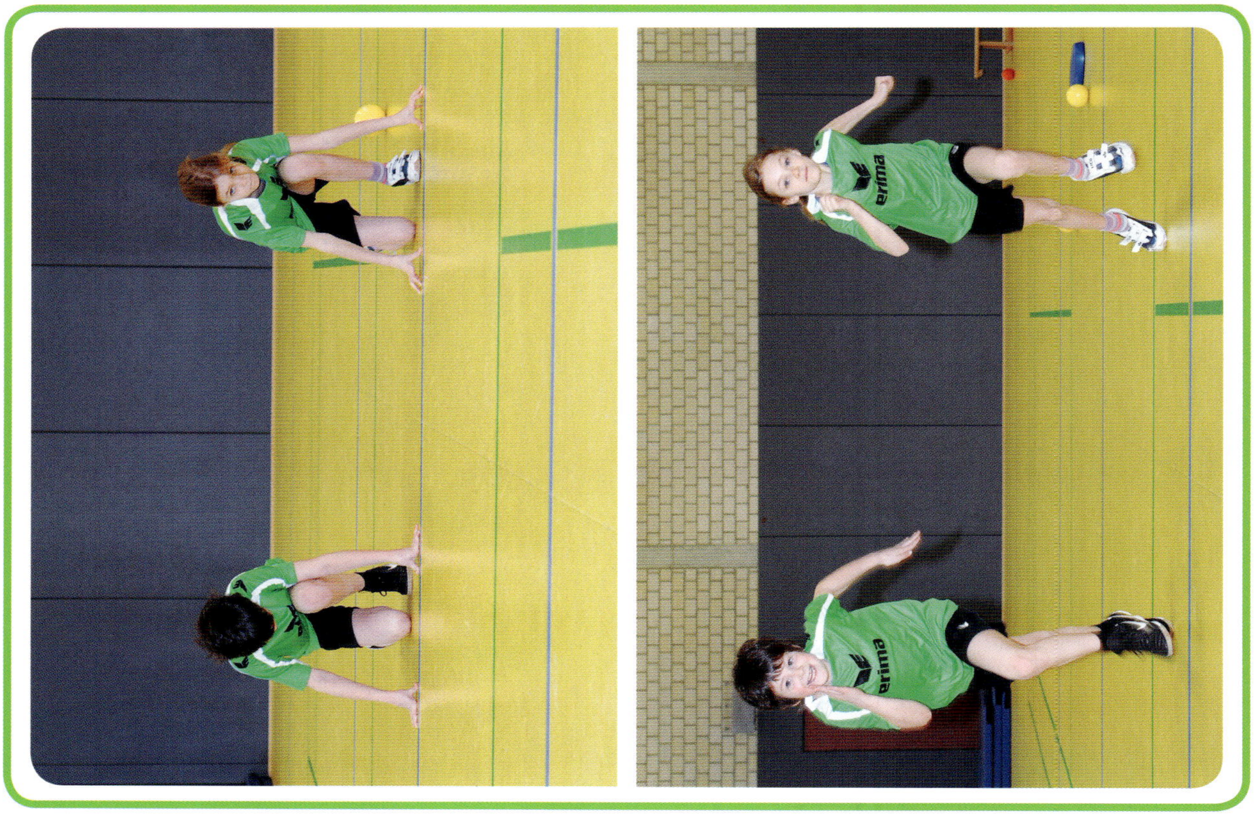

Motorik-Memory®

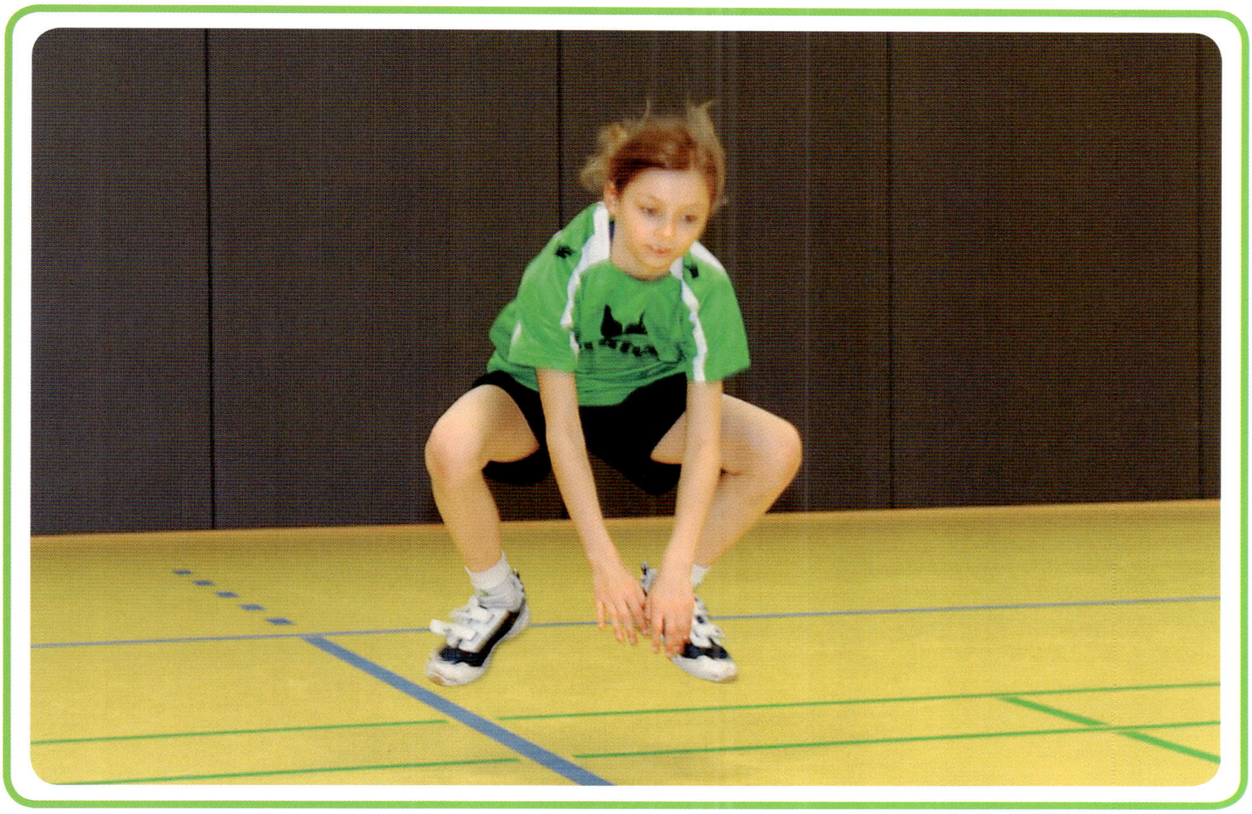

Riesenslalom | Froschhüpfen

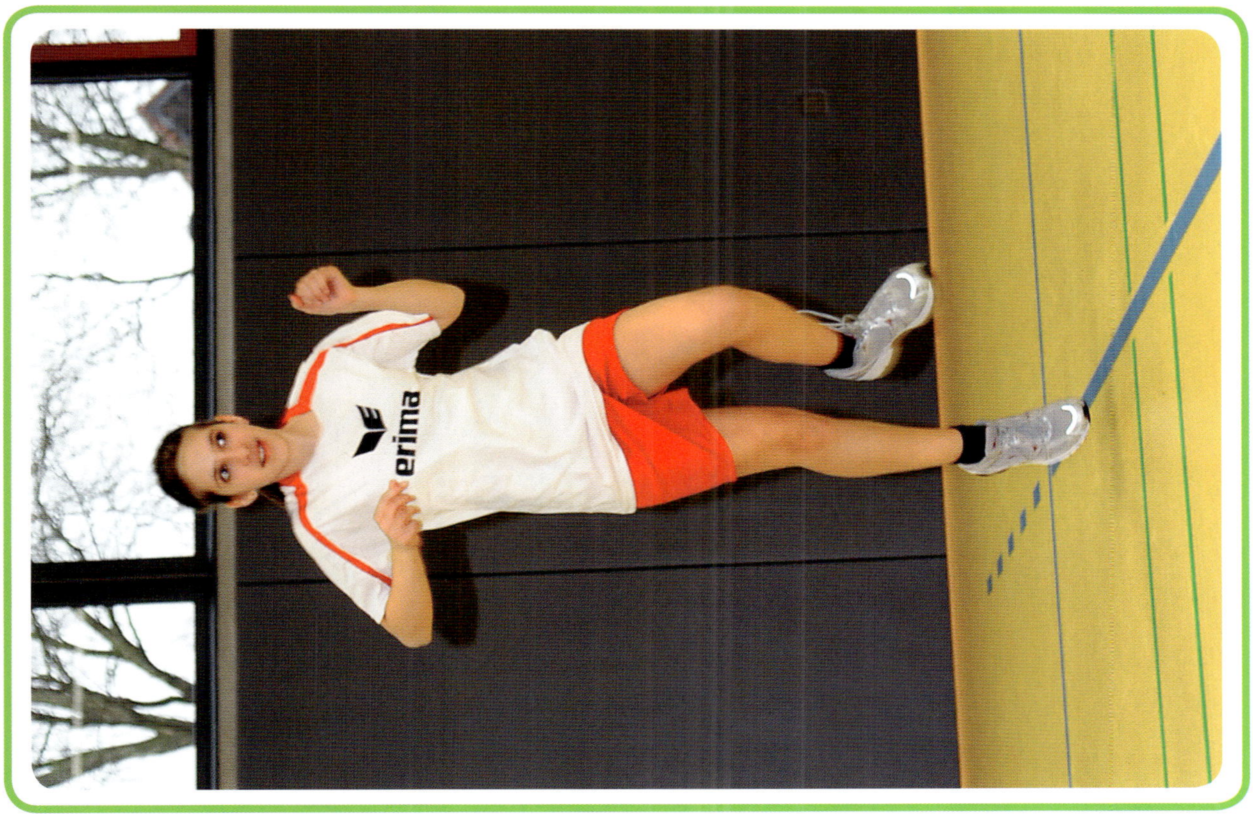

Riesenslalom | Einbeinhüpfen

Bildkarten

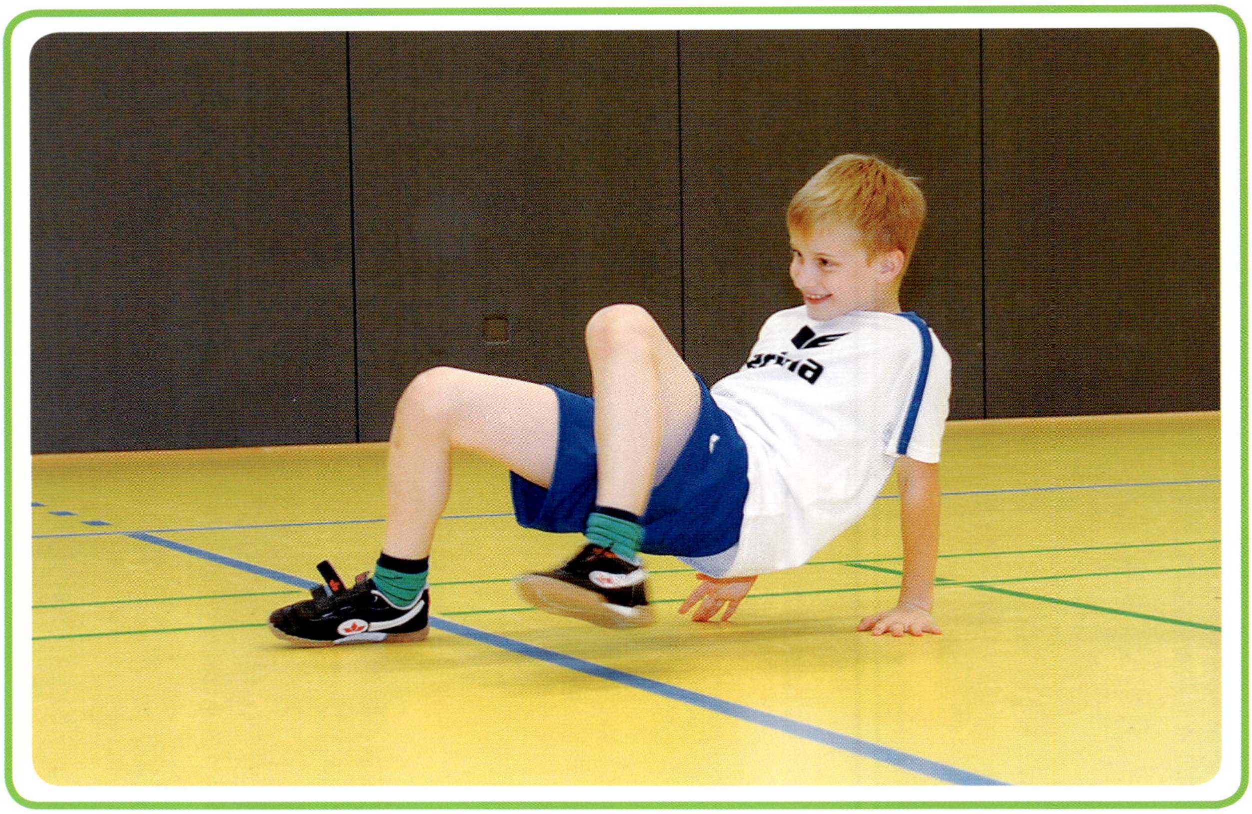

Riesenslalom | Krebsgang seitlich

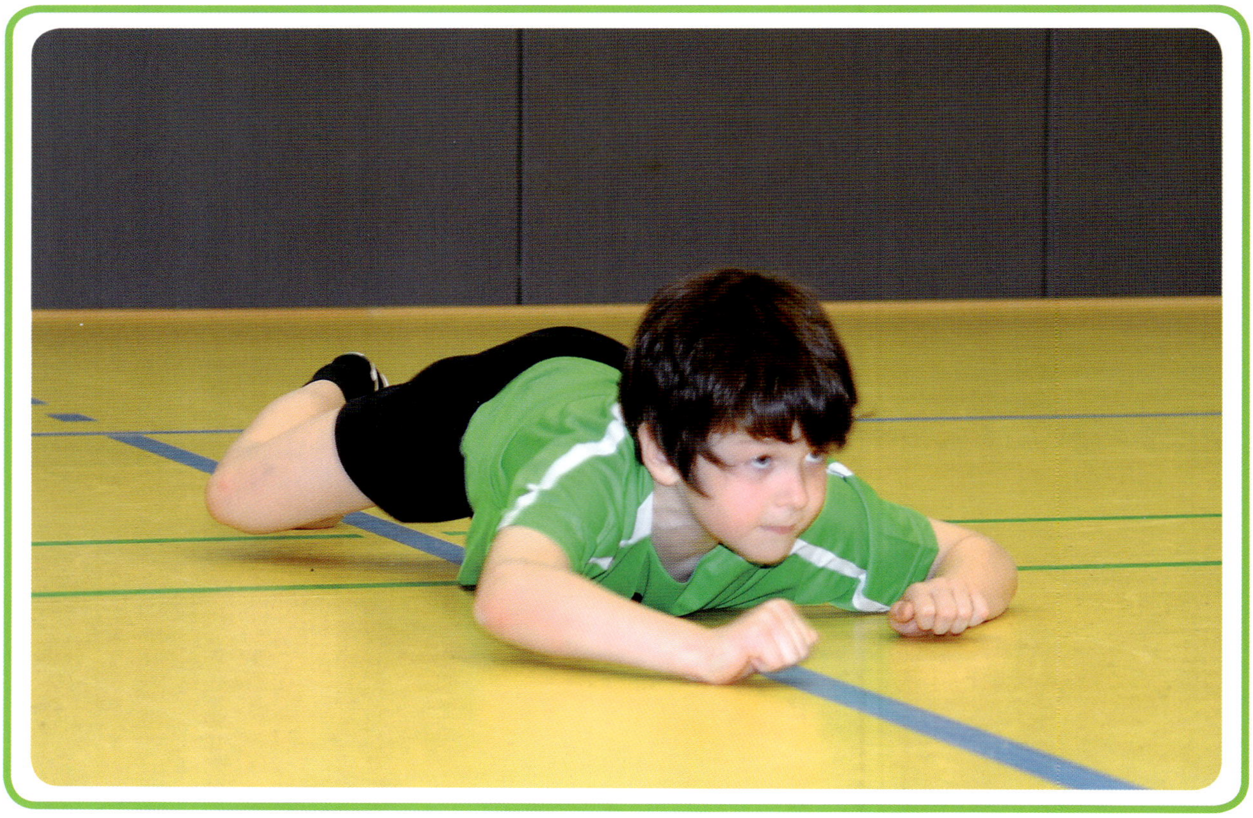

Riesenslalom | Robben

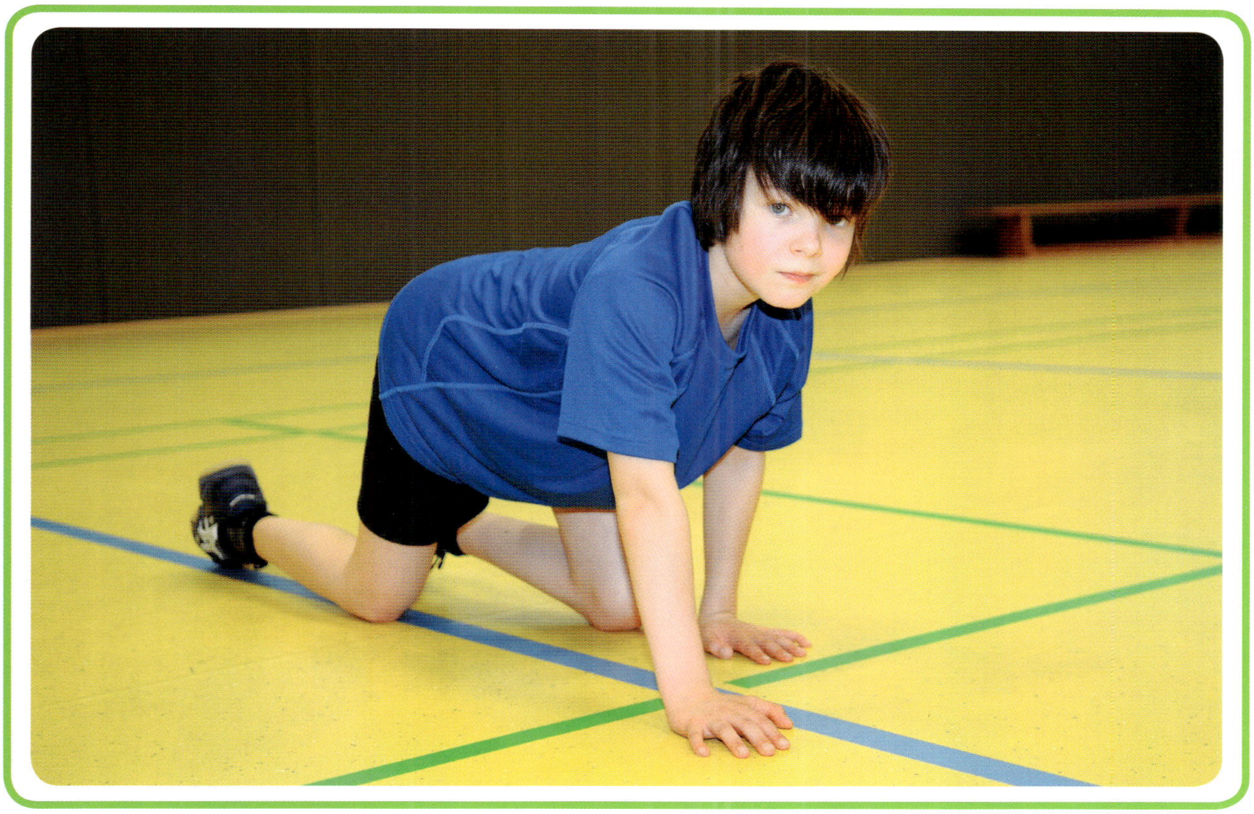

Riesenslalom | Krabbeln

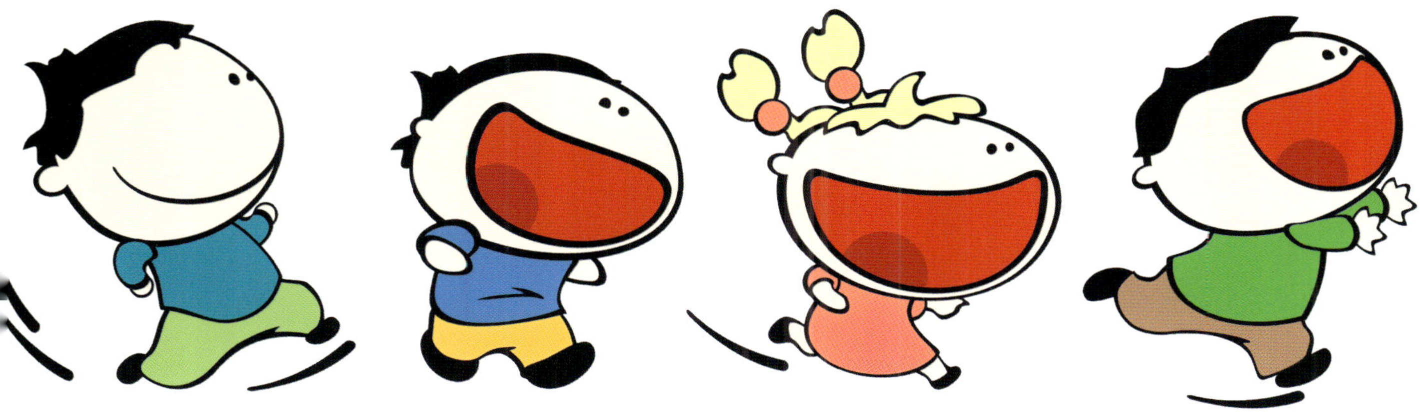

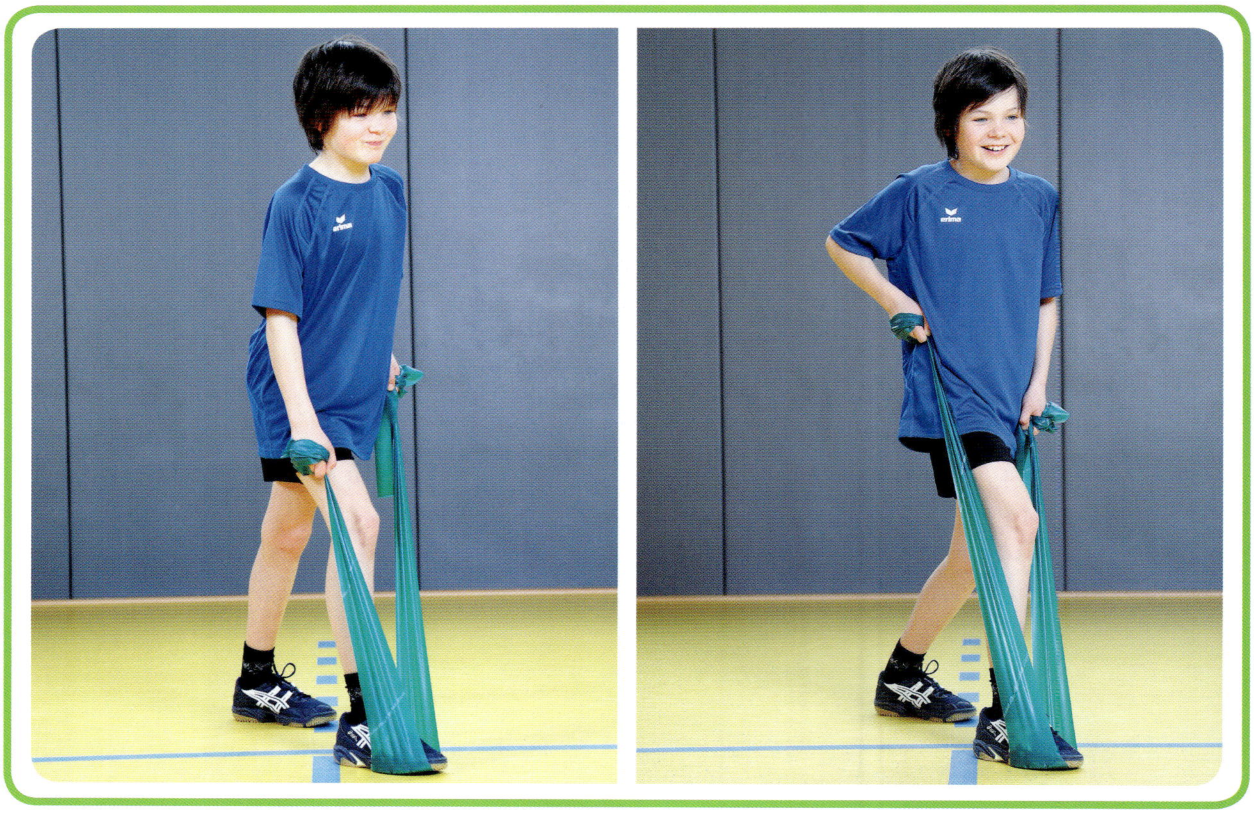

Strongboy Stronggirl Contest | „Kettensäge anwerfen"

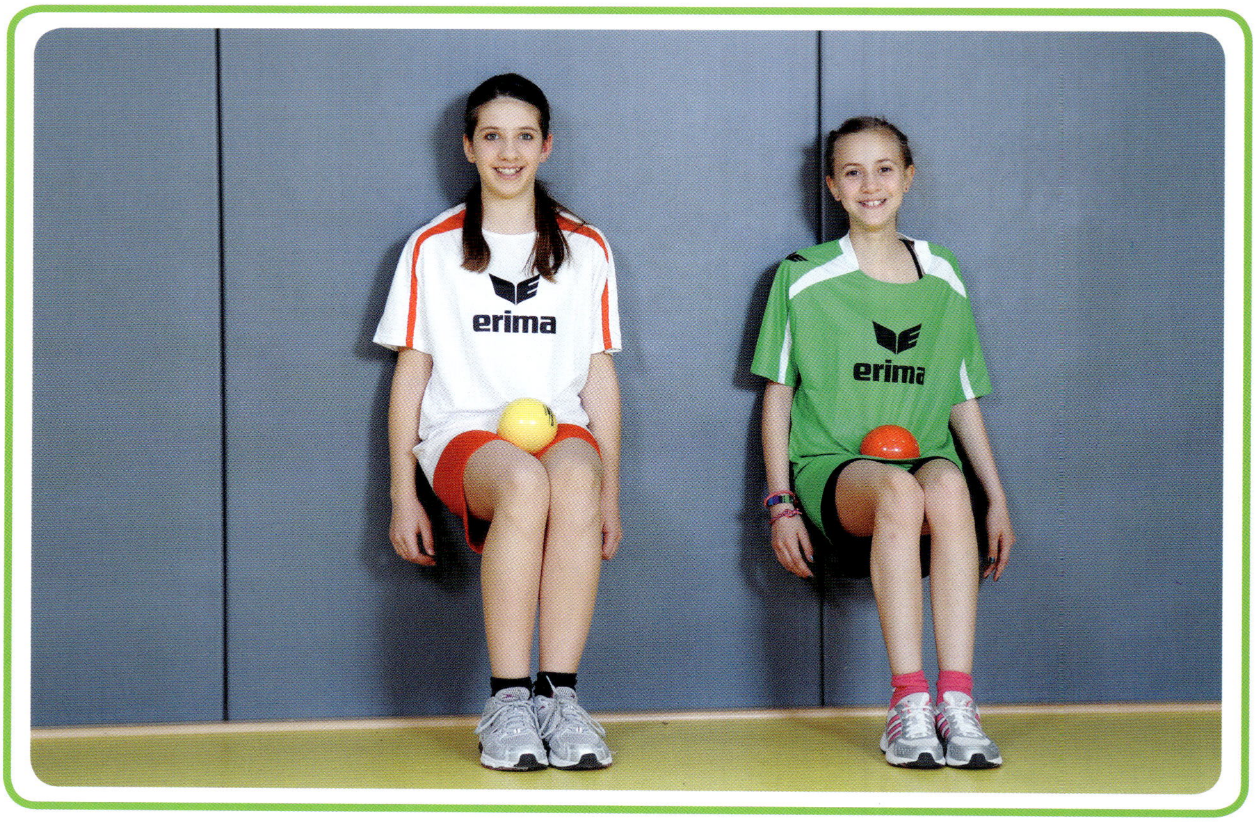

Strongboy Stronggirl Contest | „Halte-Alarm"

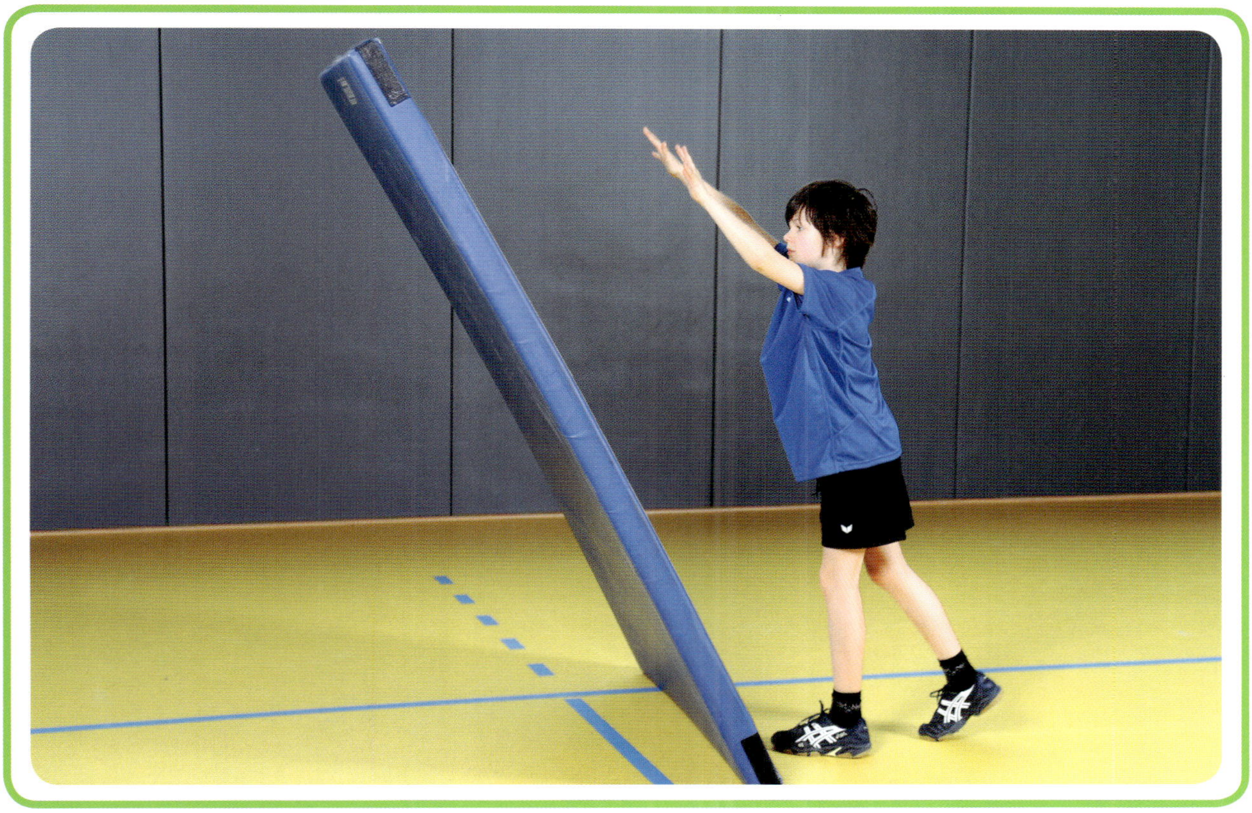

Strongboy Stronggirl Contest | ‚Car Flip"

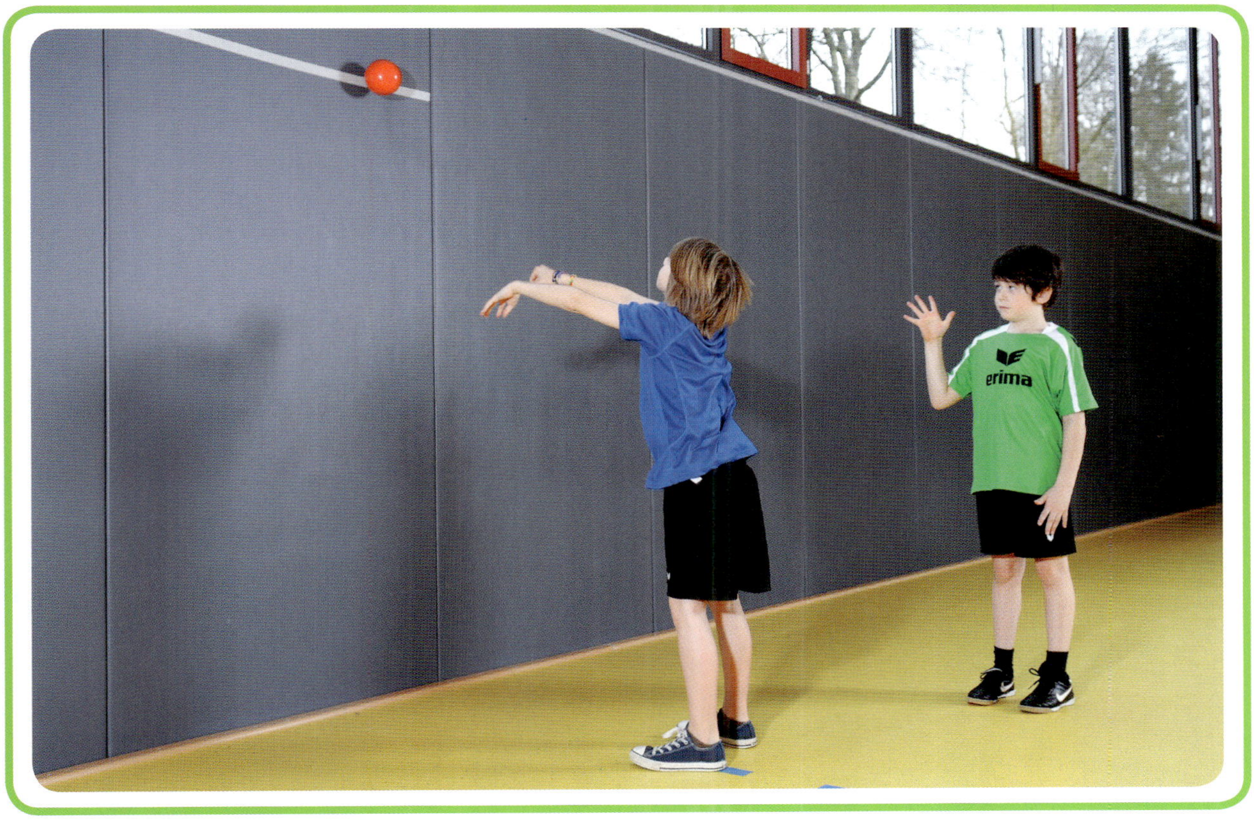

Strongboy Stronggirl Contest | „Hit it"

Bildkarten

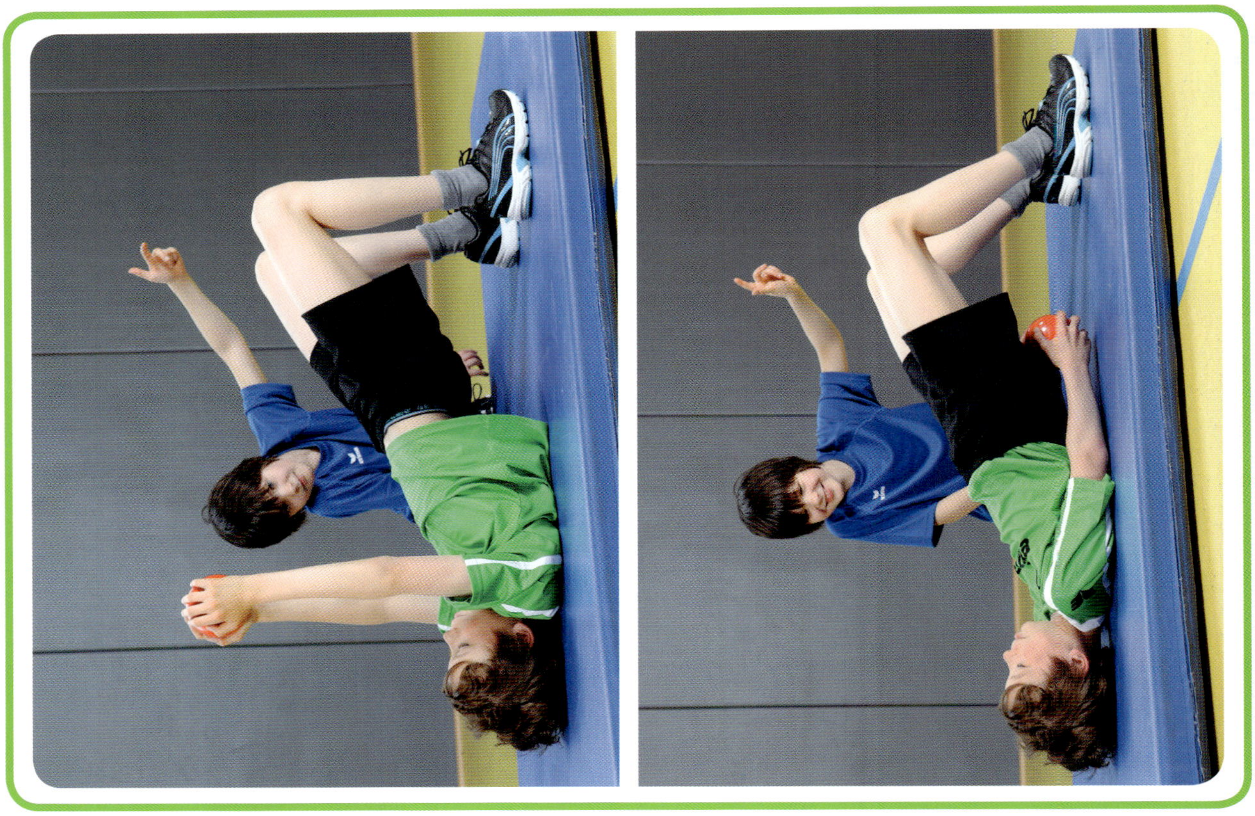

Strongboy Stronggirl Contest | „Up and down"

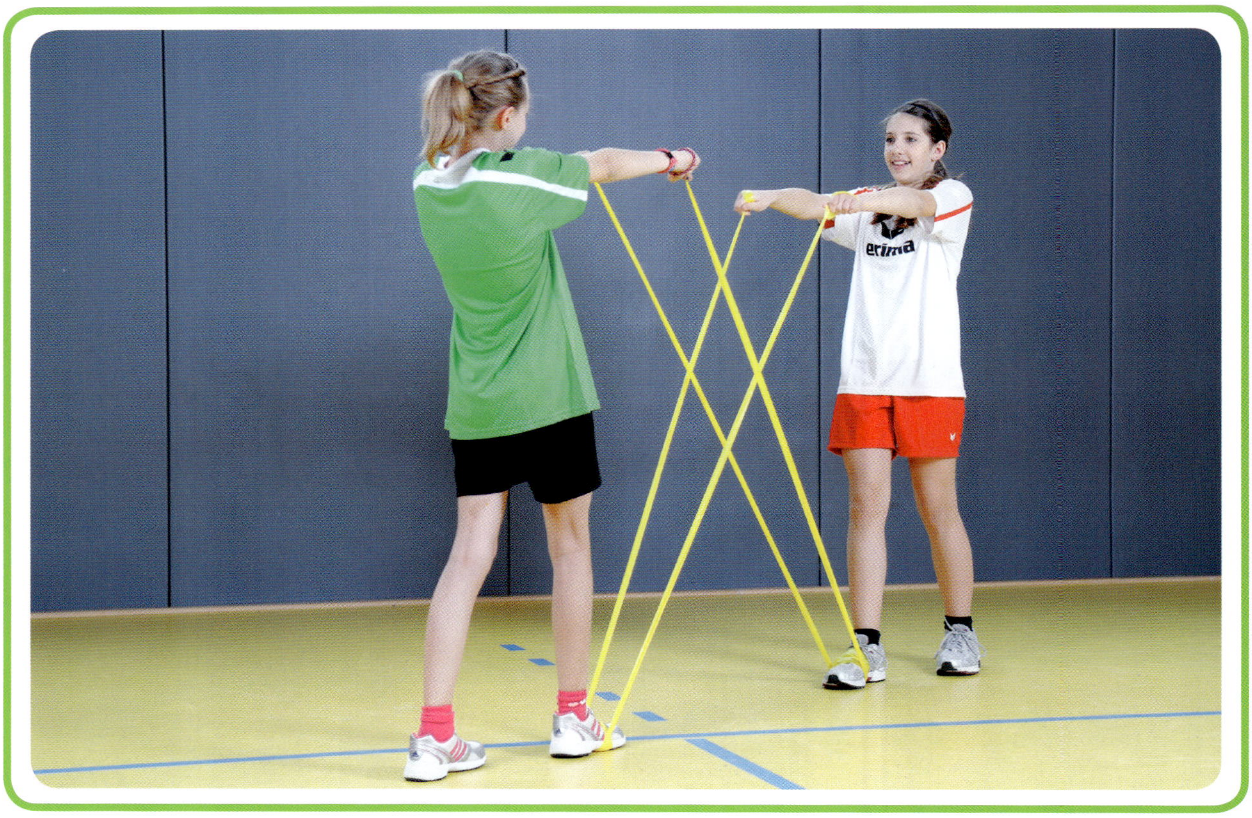

Strongboy Stronggirl Contest | „Power halten"

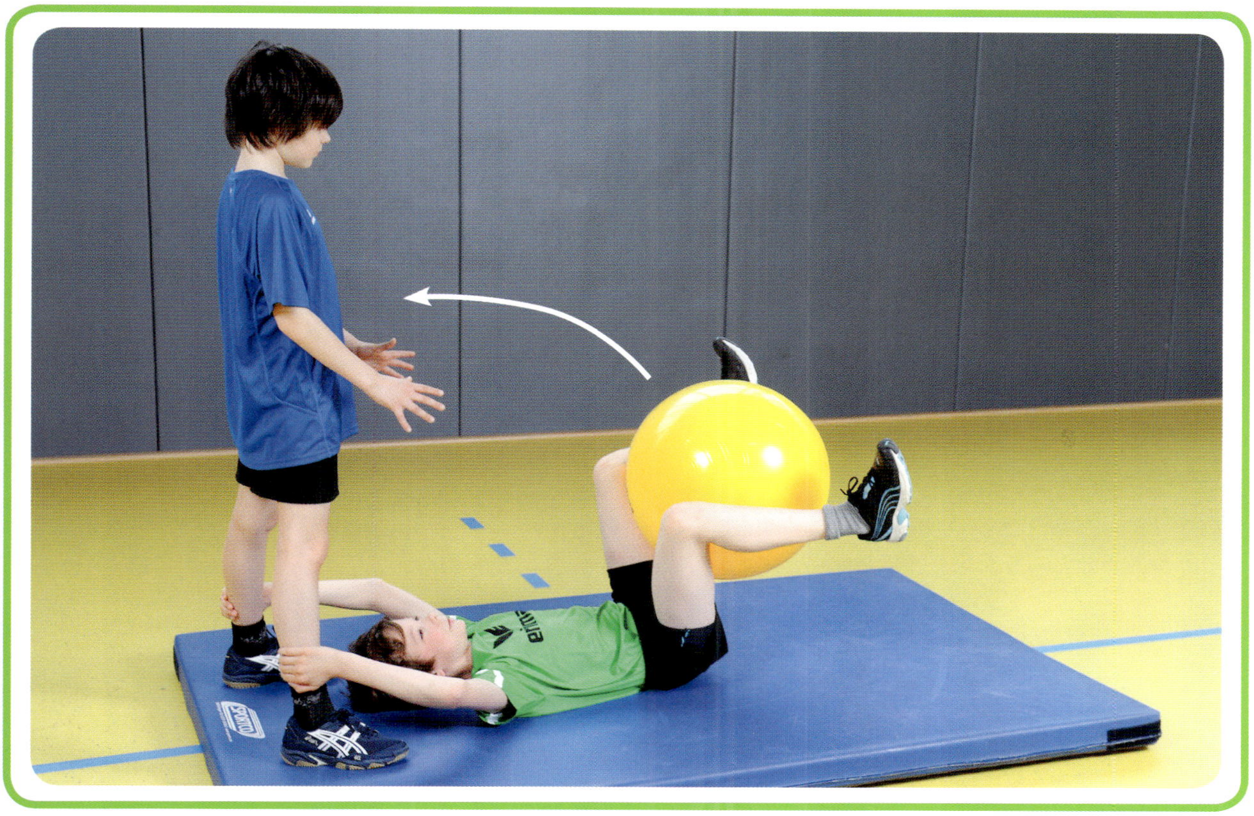

Strongboy Stronggirl Contest | „Touch Ball"

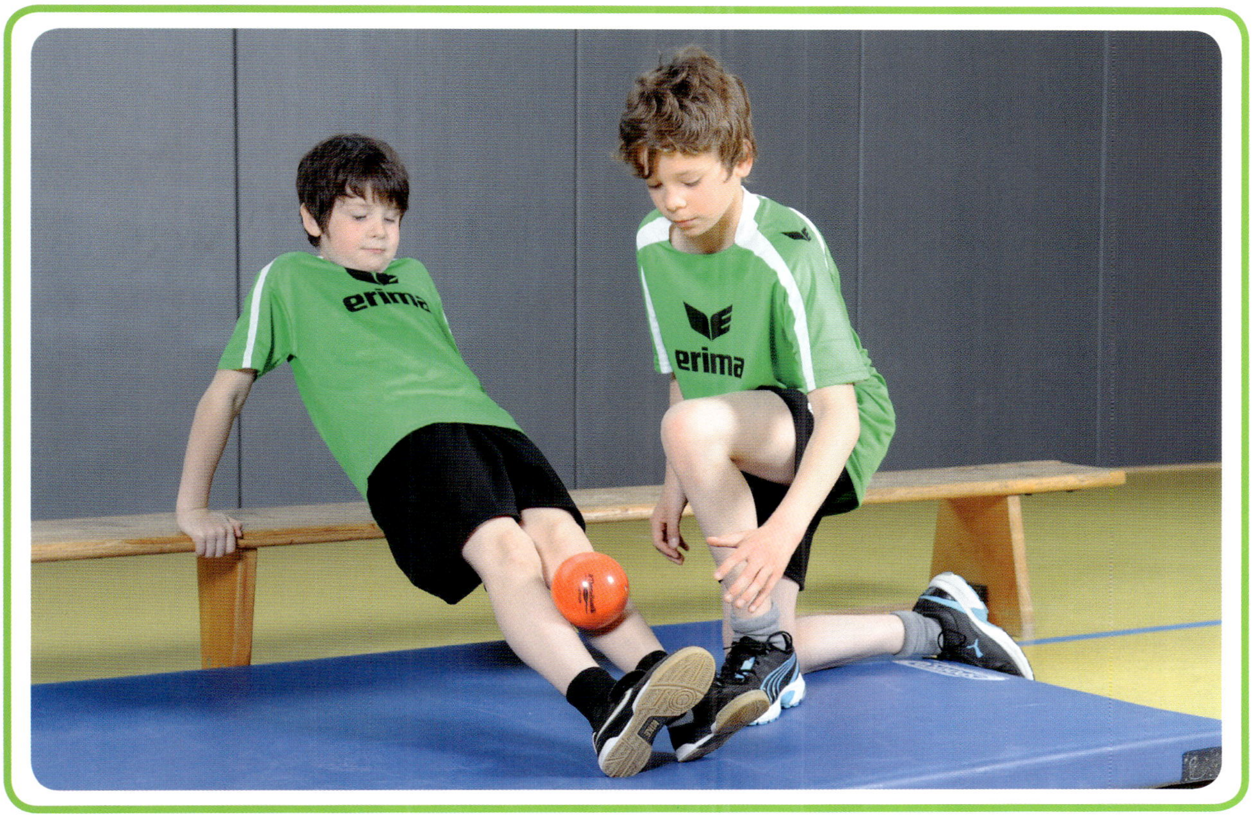

Strongboy Stronggirl Contest | „Roll down"

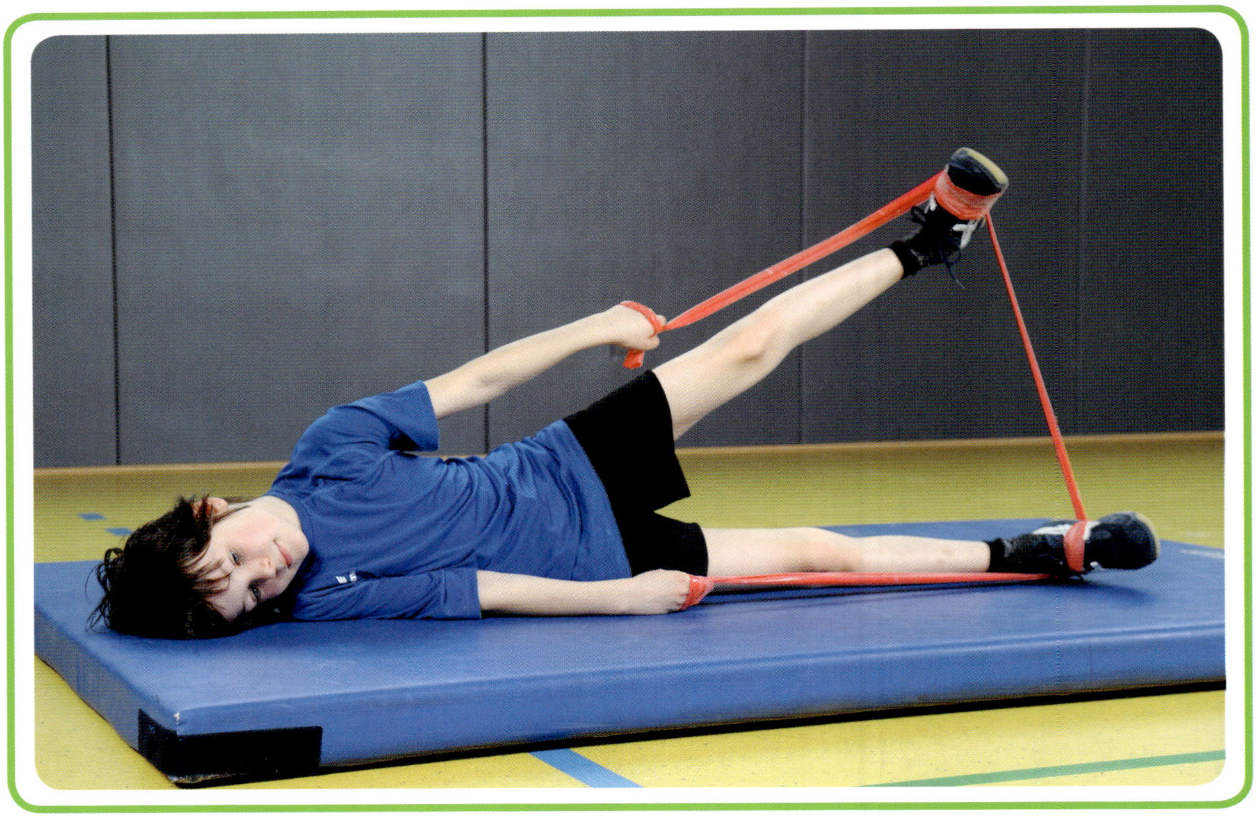

Strongboy Stronggirl Contest | „Müllpresse"

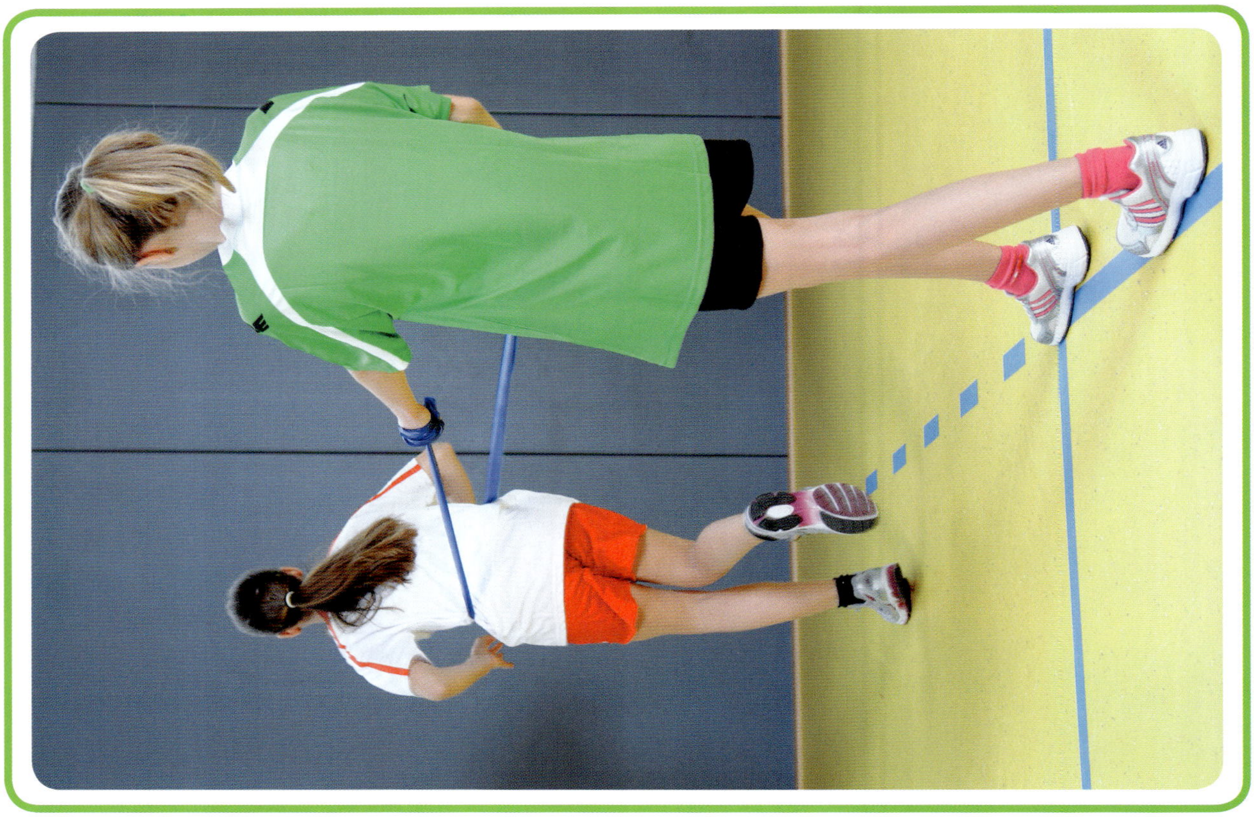

Strongboy Stronggirl Contest | „Strong Run"

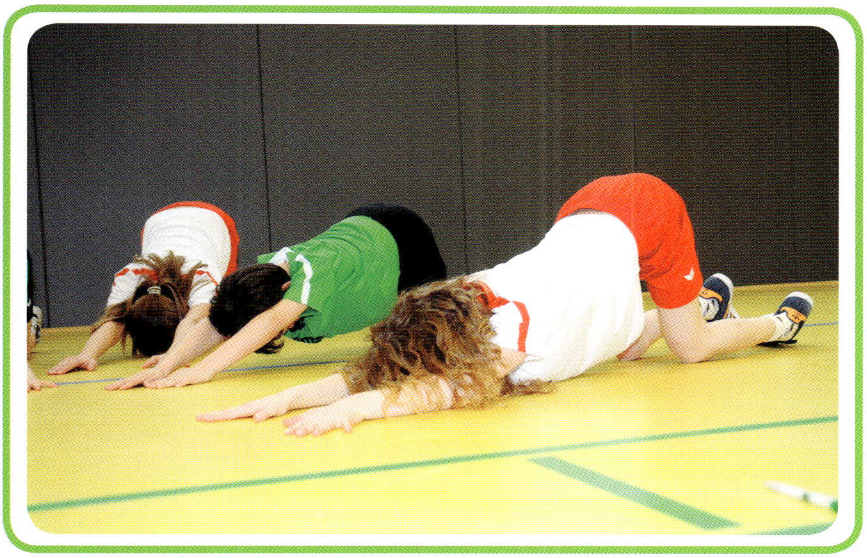

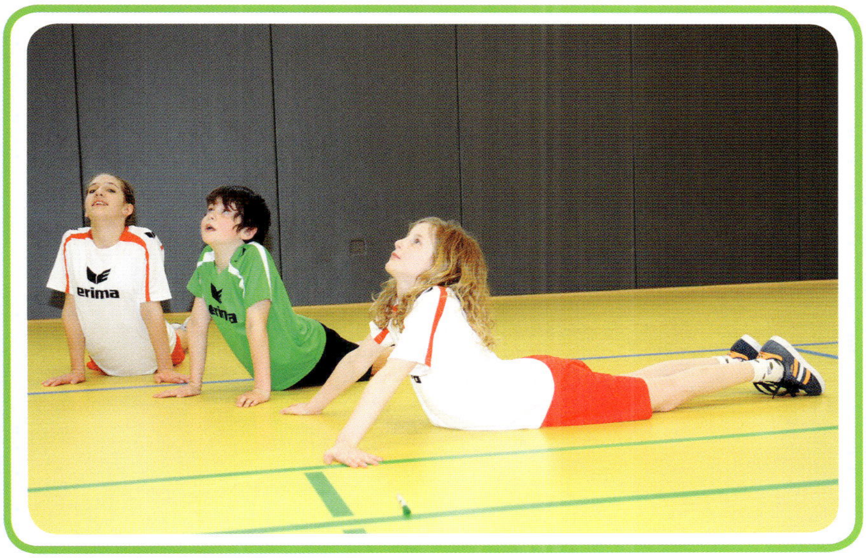

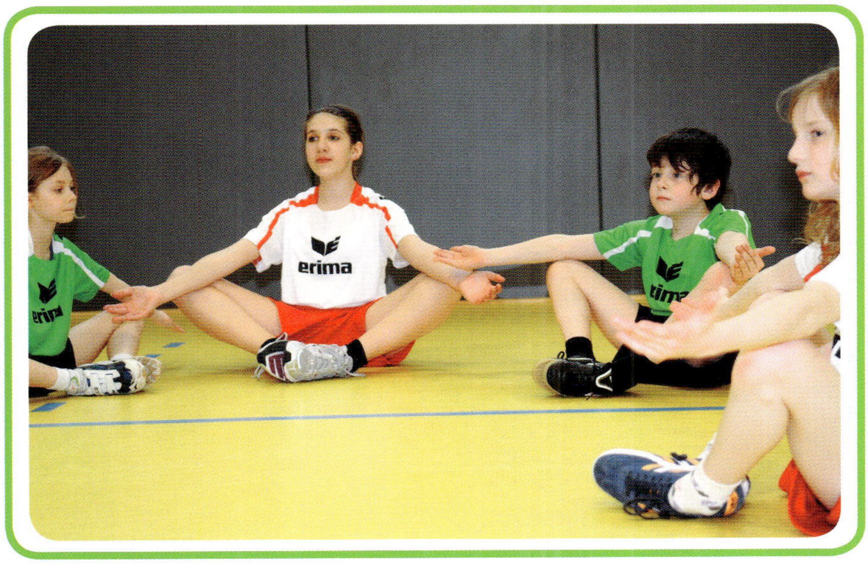

Yoda Yoga

Bildkarten

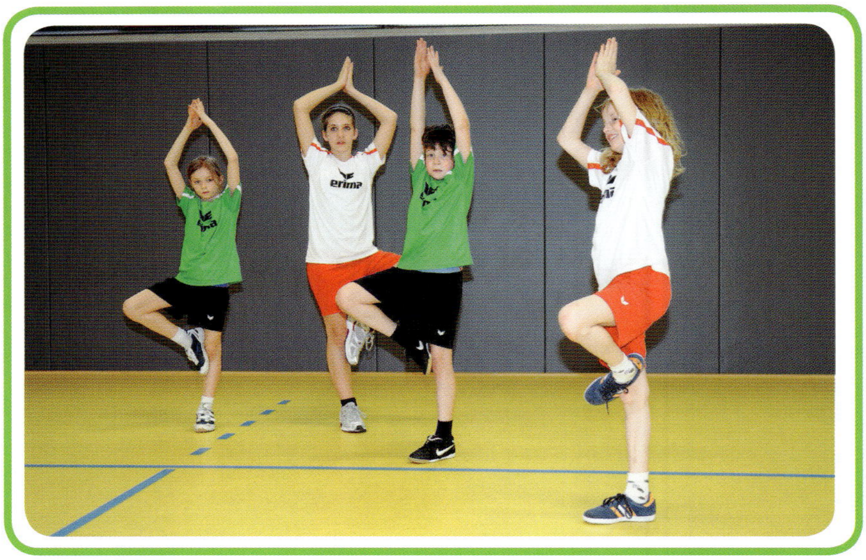

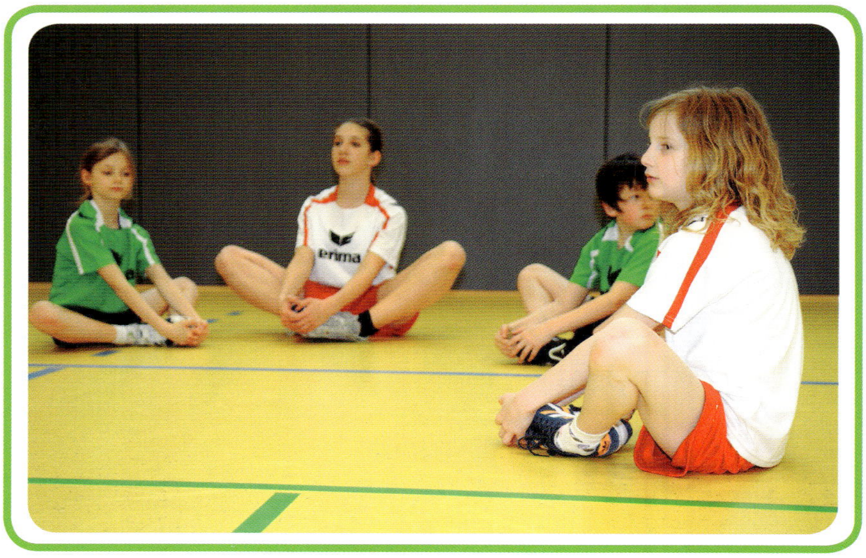

Yoda Yoga

Gratulation!

Gratulation!

Du, ______________________________,

hast dich in folgenden motorischen Fähigkeiten während des ________ wöchigen Kurses **PowerMOVES für fitte Kids** wie folgt verbessert:

1.	Seitliches Hin- und Herspringen:	von ________ mal – auf ________ mal !
2.	Sit and Reach:	von ________ cm – auf ________ cm
3.	Standweitsprung:	von ________ cm – auf ________ cm !
4.	Situps:	von ________ mal – auf ________ mal !
5.	Einbeinstand:	von ________ mal und ________ Pkte – auf ________ mal und ________ Pkte!
6.	Liegestütze:	von ________ mal – auf ________ mal!
7.	6-min-Lauf:	von ________ min/s – auf ________ min/s!

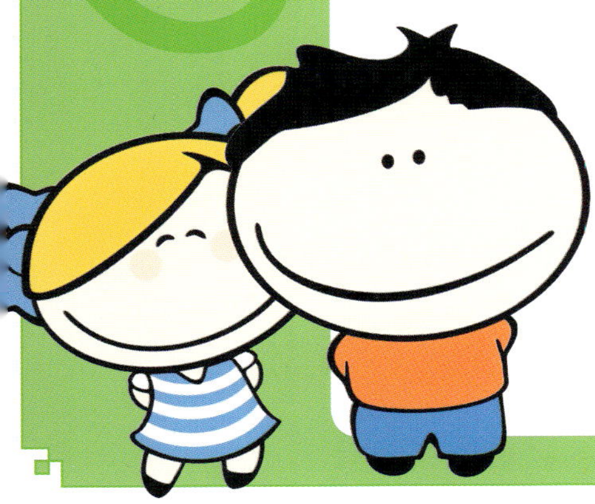

Ich gratuliere dir zu dieser Superleistung und einer tollen Verbesserung!

____

Ort, Datum, Unterschrift des Kursleiters

Laufzettel

„Strongboy Stronggirl Contest“:

Contestpaar: ______________________ und ______________________

Übung/Station:	Punkteliste von:	Punkteliste von:
Kettensäge anwerfen		
Halte-Alarm		
Car-Flip		
Hit it		
Up and down		
Power halten		
Touch Ball		
Roll down		
Monsterpresse		
Strong Run		
GESAMTPUNKTE:		

Strongboy Stronggirl Contest 20____

Der Sieger des

„Strongboy Stronggirl Contest“

im Rahmen des Kursprogramms

„PowerMOVES für fitte Kids“ ist:

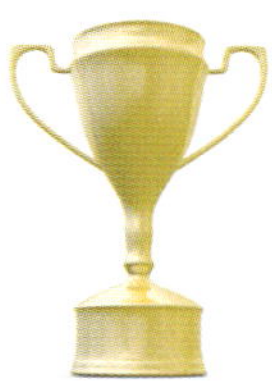

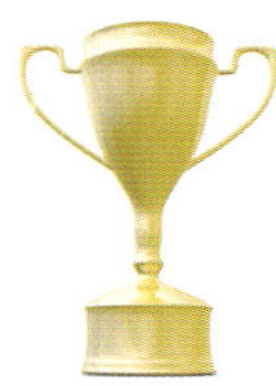

Herzlichen Glückwunsch

zu dieser Spitzenleistung!

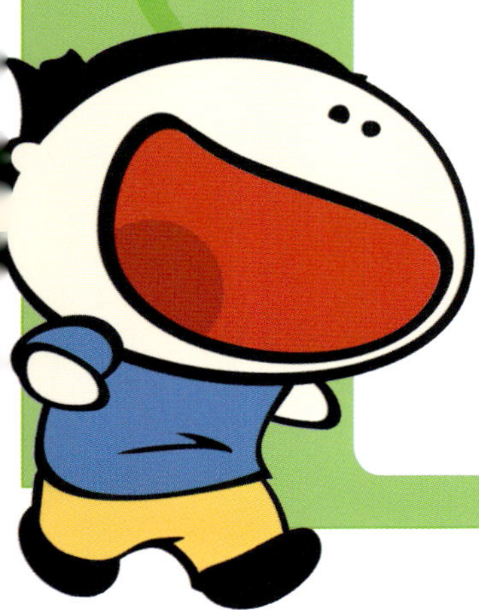

Ort, Datum, Unterschrift des Kursleiters

Elternvertrag

Elternvertrag
PowerMOVES für fitte Kids

1. Für die Zeit des Kurses will ich mein Kind, so gut es geht, immer und überall unterstützen.

2. Ich werde meinem Kind helfen, wenn es mich braucht!

3. Ich finde es toll, wenn mein Kind in dem Kurs richtig mitmacht!

4. Ich nehme an dem teil, was mein Kind in dem Kurs erlebt und will mich, so gut es geht, in das Erlebte hineinversetzen.

5. Ich werde den von mir unterzeichneten Vertrag in den PowerMOVES Ordner meines Kindes heften, damit es weiß, dass ich es auf jegliche Art und Weise auf seinem Weg durch den Kurs und darüber hinaus unterstützen werde.

____

Ort, Datum

______________________________ ______________________________

Unterschrift Mutter Unterschrift Vater

Urkunde

zum Kursabschluss von

„PowerMOVES für fitte Kids“

____

(Name des PowerMOVE-Kids)

hat an dem „MOVES“-Kursprogramm erfolgreich teilgenommen.
Auf der anstrengenden Reise hast du Durchhaltevermögen und Wille bewiesen und zu schönen, aufrechten und starken Erlebnissen beigetragen.

Der Kursleiter ________________________ bedankt sich für deine Mitarbeit und wünscht dir viel Erfolg und weiteres Aktivsein, sodass du das Gelernte auch zu Hause, nach dem Kurs, umsetzen wirst.

Deine „PowerMOVE“-Kameraden“

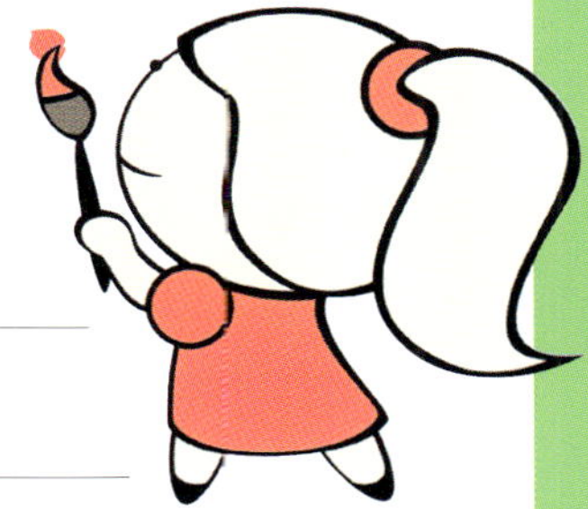

____

____

____

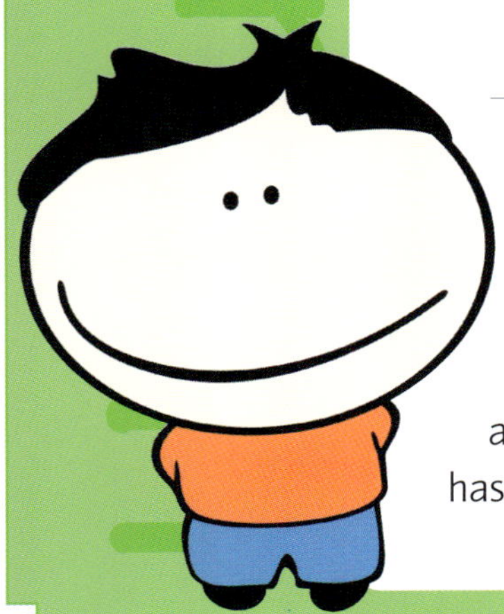

bedanken sich bei dir dafür, dass du mit ihnen zusammen gewagt hast, eine aufrechte und starke Haltung zu finden und du ihnen die Möglichkeit gegeben hast, dich kennenzulernen.

Rückmeldung zum „PowerMOVES“-Bewegungsprogramm

Kursort ____________________ Kursleiter ____________________

Bitte wählen Sie in der Bewertungsskala, was für Sie am ehesten auf den Kursleiter/Kurs zutrifft. Kreuzen Sie dazu die jeweils für Sie zutreffenden Ziffern an. Pro Aussage bitte nur eine Ziffer ankreuzen.

	Ja					Nein
1. Ich fand den Kurs für mich persönlich wichtig.	1	2	3	4	5	6
2. Meine Erwartungen an den Kurs wurden erfüllt.	1	2	3	4	5	6
3. Ich fand mich vom Kursleiter akzeptiert.	1	2	3	4	5	6
4. Während der Kursstunden fühlte ich mich entspannt.	1	2	3	4	5	6
5. Das Kursprogramm war für mich sehr interessant.	1	2	3	4	5	6
6. Der Kursleiter ist für das Thema kompetent.	1	2	3	4	5	6
7. Der Kurs hat Bedeutung für mein Verhalten als Elternteil.	1	2	3	4	5	6
8. Der Kursleiter hat die Inhalte sehr gut vermittelt.	1	2	3	4	5	6
9. Mit dem Erlernten kann ich eine Menge anfangen.	1	2	3	4	5	6
10. Der Kursleiter ist auf meine Fragen ausreichend eingegangen.	1	2	3	4	5	6
11. Der Kursleiter ist auf mich angemessen eingegangen.	1	2	3	4	5	6
12. Ich habe eine Menge wichtiger Dinge gelernt.	1	2	3	4	5	6
13. Der Kursleiter wirkte gut vorbereitet.	1	2	3	4	5	6
14. Der Kursleiter hat die Gruppe gut geleitet.	1	2	3	4	5	6
15. Der Kurs war für mich eine wichtige Erfahrung.	1	2	3	4	5	6
16. Der Kursleiter konnte Kompliziertes gut verständlich machen.	1	2	3	4	5	6
17. Der Kursleiter war engagiert bei der Sache.	1	2	3	4	5	6
18. Der Kurs war das Mitmachen wert.	1	2	3	4	5	6
19. Ich kann diesen Kurs weiterempfehlen.	1	2	3	4	5	6
20. Mit einer Schulnote würde ich den Kurs wie folgt benoten:	1	2	3	4	5	6

Rückmeldung zum „PowerMOVES“-Bewegungsprogramm

Beurteilen Sie bitte in kurzen Sätzen oder in Stichworten die folgenden Kursaspekte.
(Was war gut?/Was war weniger gut?)

Was nehmen Sie aus dem Kurs für sich mit? Würden Sie den Kurs weiterempfehlen?

Programm (Themen/Inhalt; Aufbau; Interessantheit; Bedeutung für Sie ...)

Kursleiter (Fachwissen; Vermittlung; Teilnehmerorientierung; Wirkung ...)

Sonstiges (Räumlichkeiten; Organisation; Kursdauer; Atmosphäre ...)

Familienaufgabe

Hier könnt ihr alle zusammen, deine Eltern und du und eventuell auch Geschwister, notieren, was ihr euch in Zukunft vornehmt in Bezug auf euer Bewegungsverhalten und eure Haltung. Was ihr dabei gerne positiv verändern möchtet und wie dies geschehen soll, könnt ihr in die unten stehenden Zeilen eintragen. Beispielsweise könntet ihr euch gegenseitig darauf aufmerksam machen, wenn ihr krumm am Essenstisch sitzt, oder wenn ihr euch mit rundem Rücken bückt. Ihr könnt aber auch notieren, was ihr als Bewegungsausgleich zum sonstigen „Sitzalltag" machen wollt, wie etwa in einen Verein eintreten usw.

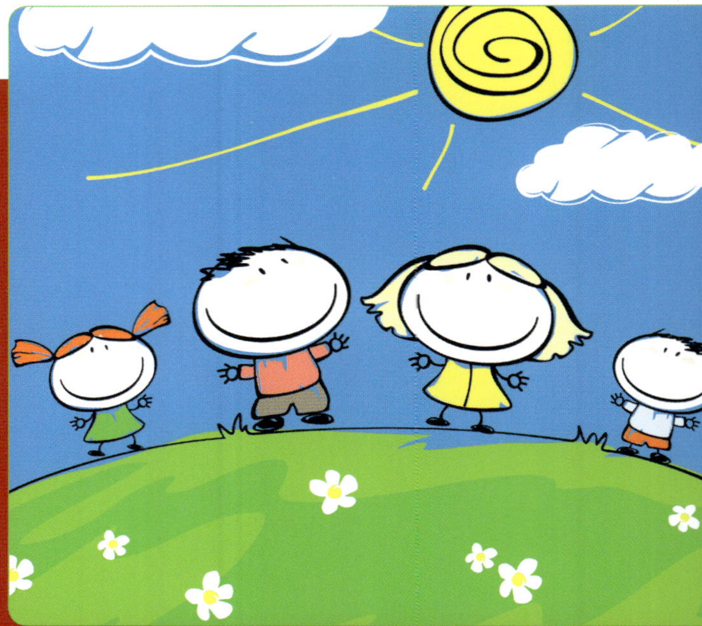

Was möchtet ihr in Zukunft positiv verändern?

Wie soll dies geschehen?

Unterschriften aller Familienmitglieder:

(Mama, Papa, du, evtl. Geschwister)

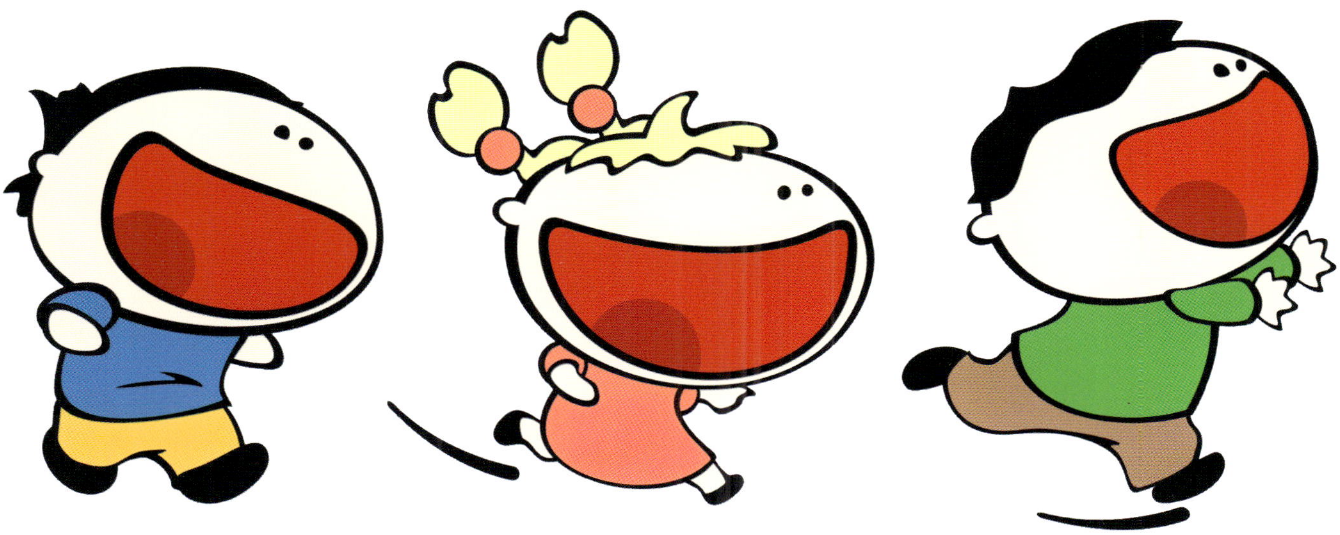

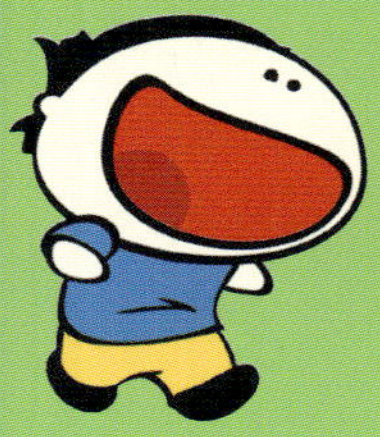

MOVES-Kursplakat

1. Bewegungs-strichliste

2. Ausdauer und Atmung

5. Familien-Kraftwettkampf

9. Noch mehr Koordination

8. Gleichgewicht halten

11. Familienaufgabe

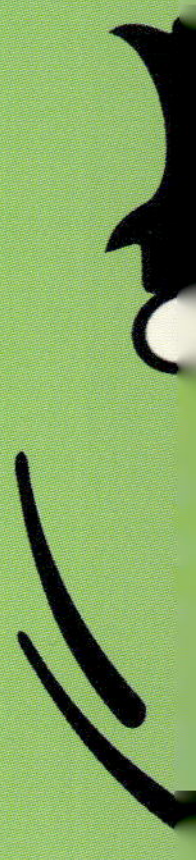

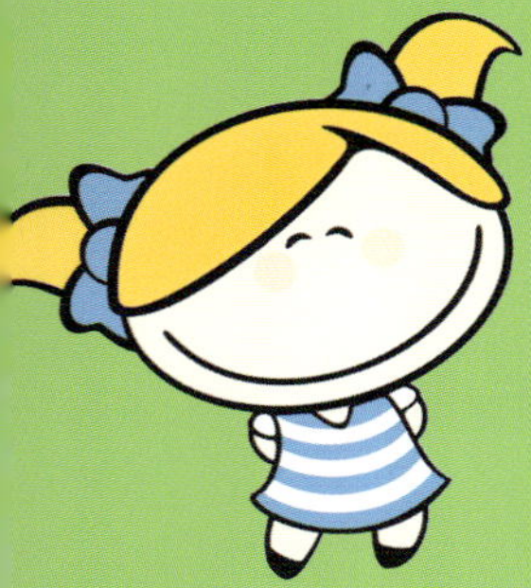

3. Stressabbau und Bewegung

4. Beweglichkeit üben

6. Alltagsbewegung mal anders

7. Kognition und Bewegung

10. Sich aufrecht und stark halten

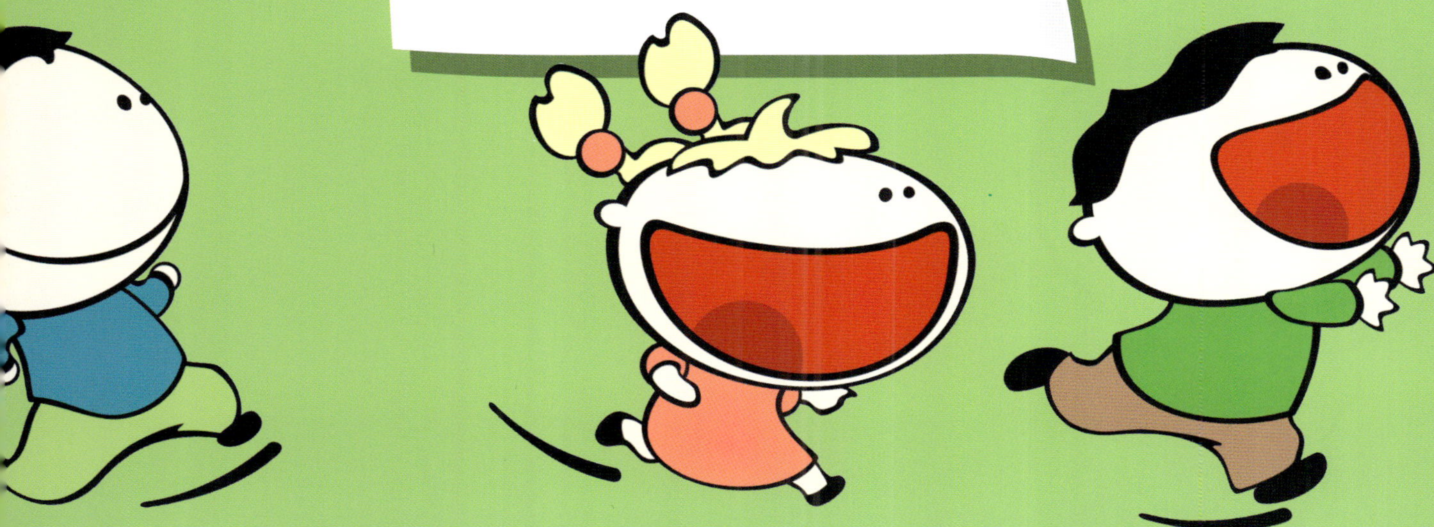

Unsere Kursregeln

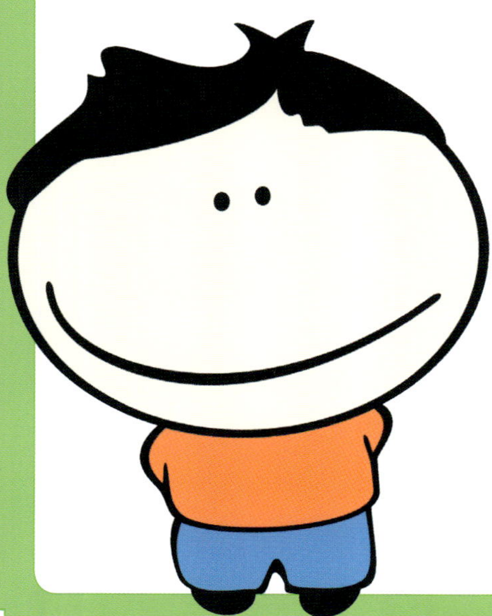

MOV(I)EStars für jeden Tag!

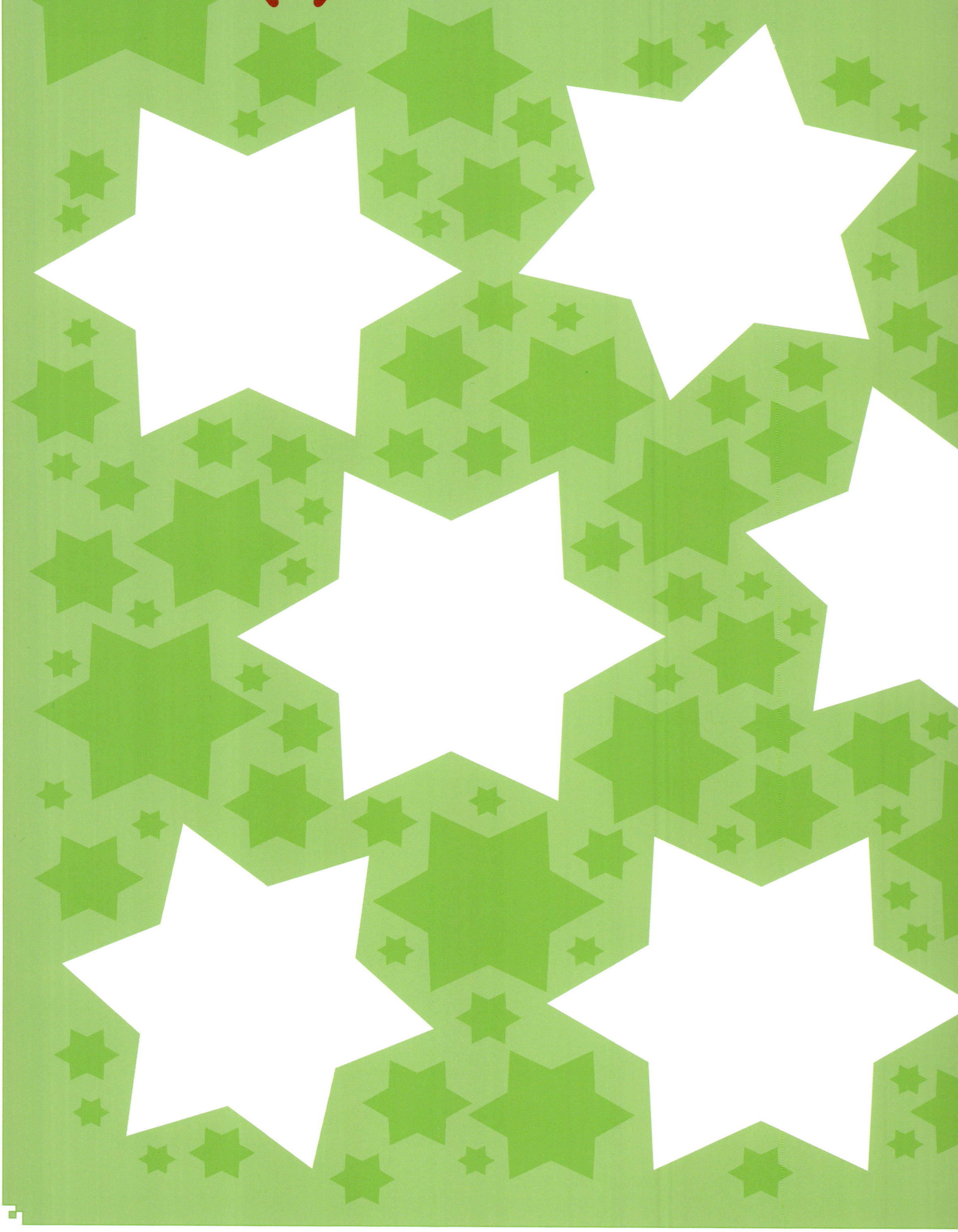

Notiere hier dein Lieblingsspiel aus jeder Stunde und beschreibe es kurz.

Welche dieser Spiele sind deine absoluten Lieblings-»MOVEBlockbuster«?

1.

2.

3.

Ablauf des Elternabends

Thema des Abends: Aufrecht und stark durch den Alltag – Bewegung und Haltung

1. Bewegung und Bewegungsmangel – Hintergründe und Folgen

- Warum ist Bewegung wichtig?
- Aktueller Forschungstand
- Ursachen von Haltungsschwächen und motorischen Auffälligkeiten
- Ein Teufelskreis: Bewegungsmangel – Haltungsschwächen – andere Faktoren

2. Begrifflichkeiten

- Haltung
  - Eine aufrechte und starke Haltung
  - Die drei Haltungsstufen

- Muskuläre Dysbalancen – Entstehung und Einfluss auf die Haltung
  - Abschwächung und Verkürzung von Muskeln
  - Fehlhaltungen

3. Präventionsmaßnahmen – Durchbrechen des Teufelskreises

- Vorstellung des MOVES-Leitmotivs
- Praktische Alltagstipps
- Hinweise zu Elterneinbindung und -aufgaben
- Elternvertrag und Klärung von Fragen

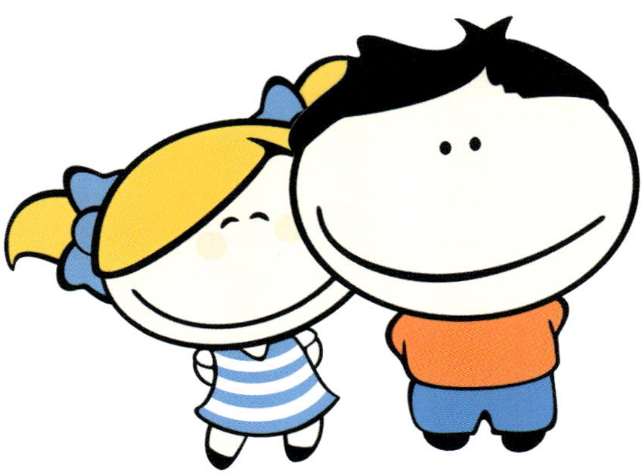

Teufelskreis

Sensomotorische & physische Auffälligkeiten/Beschwerden:

- Haltungsschwächen
- Muskuläre Dysbalancen
- Koordinationsstörungen
- (Selbst-)Wahrnehmungsprobleme
- Herz-Kreislauf-Erkrankungen
- Stoffwechselerkrankungen

Bewegungsmangel & Medienkonsum:

- Vermehrtes Sitzen
- Passiver Lebensstil

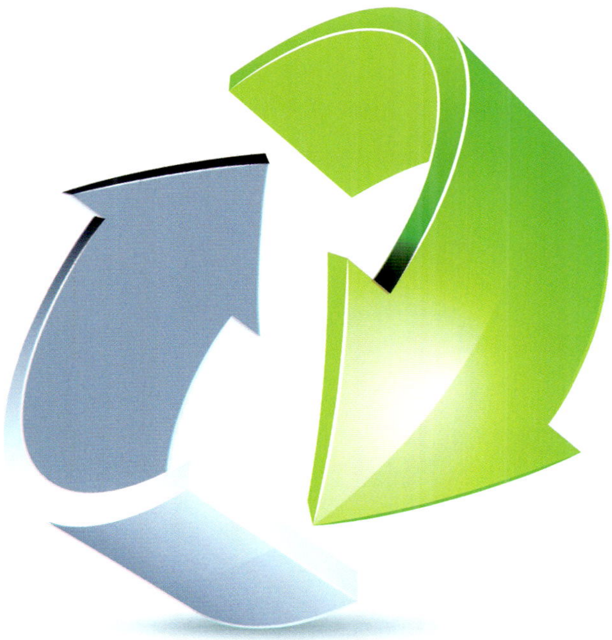

Psycho-kognitive Auffälligkeiten:

- Aufmerksamkeitsstörung
- Konzentrationsmangel
- Aggressivität
- Legasthenie/Dyskalkulie

Soziale Isolation:

- Vereinsamung
- Depression

Haltung ist

Die »vom Organismus gegen die Schwerkraft selbstgehaltene Stellung des Körpers im Raum«

(Liebisch, 1995, S. 28).

- Ein Gleichgewichtszustand zwischen Schwerkraft und den eigenen Haltekräften (in Form von Muskeln und Bändern).
- Der Körperschwerpunkt befindet sich über der Unterstützungsfläche (bedarf permanenter Korrekturen zur Stabilisierung der aufrechten Haltung) (ZNS).
- Ausdruck einer leistungsfähigen Muskulatur.
- Abhängig vom Ermüdungszustand.
- Abhängig von der psychischen Lage (Depression, Persönlichkeitsstruktur).

Drei Haltungsstufen

1) Aktive Haltung mit aktiver Muskelspannung, (»Steh gerade!«)

2) **Ruhehaltung:** keine Muskelspannung, Schwerkraft »formt« die Haltung (Rundrückenposition: Becken nach vorne/hinten gekippt, Hohlkreuz, Oberkörper zurückverlagert.)

3) **Habituelle** Haltung: Normale Haltung am Tag, die zwischen der aktiven und Ruhehaltung hin- und herwechselt.

Muskuläre Dysbalancen

= ein **Ungleichgewicht** zwischen einem aktiven Skelettmuskel (Agonisten) und ihren gegenspielenden Muskeln (Antagonisten).

Dysbalancen sind im Weiteren abhängig von der **Verkürzung** oder **Abschwächung** verschiedener Muskelgruppen.

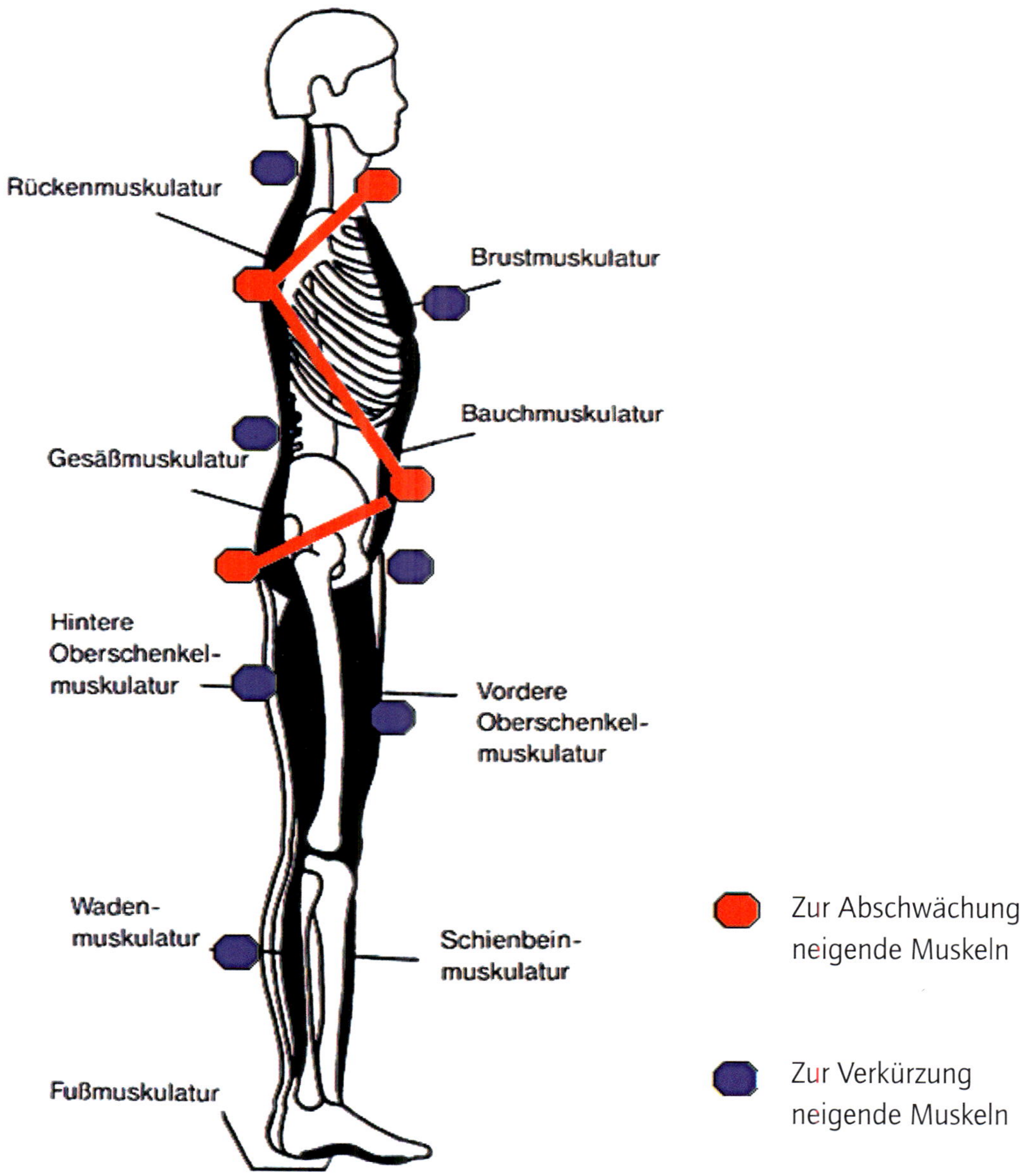

(Bildquelle: http://www.familienhandbuch.de/cmain/f_Fachbeitrag/a_Erziehungsbereiche/s_719.html)

Durchbrechen des Teufelskreises

Sich mehr bewegen und gemeinsam aktiv sein!

Gesundheitssportliche Präventionskurse (PowerMOVES für fitte Kids!)

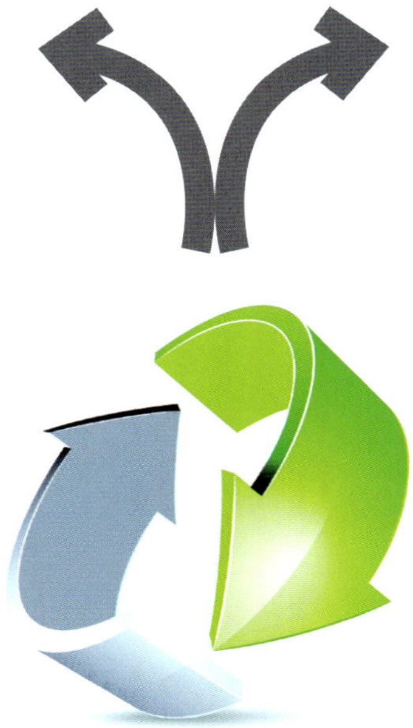

Bewegungsmangel & Medienkonsum:
- Vermehrtes Sitzen
- Passiver Lebensstil

Sensomotorische & physische Auffälligkeiten/Beschwerden:
- Haltungsschwächen
- Muskuläre Dysbalancen
- Koordinationsstörungen
- (Selbst-)Wahrnehmungsprobleme
- Herz-Kreislauf-Erkrankungen
- Stoffwechselerkrankungen

Soziale Isolation:
- Vereinsamung
- Depression

Psycho-kognitive Auffälligkeiten:
- Aufmerksamkeitsstörung
- Konzentrationsmangel
- Aggressivität
- Legasthenie/Dyskalkulie

„PowerMOVES für fitte Kids – aufrecht und stark durch den Alltag!“

M obilisieren von körperlichen und geistigen Ressourcen

O ffen sein für neue Menschen und Aktivitäten

V ertrauen in den eigenen Körper und die eigenen Fähigkeiten

E ntwickeln der eigenen (senso)motorischen Fähigkeiten und Fertigkeiten

S port treiben, um aufrecht und stark durch den Alltag zu gelangen

Und die Eltern unterstützen ihre Kinder kräftig dabei!

Praktische Alltagstipps für die ganze Familie

Aktiv Bewegungsräume nutzen	Freizeit in Bewegung verbringen	Sportliche Betätigung	Haltungsschulung im Alltag
• Treppensteigen, statt Aufzug • Wege zu Fuß oder mit dem Fahrrad zurücklegen, statt mit der Bahn oder dem Auto • Im Haushalt helfen oder im Garten arbeiten, statt am PC zu spielen • Zusammen toben und spielen, statt Fernsehen • Im Wald/Freien spielen, statt im Haus • Etc.	• Fahrrad fahren • Inlineskaten • Fangen spielen • Auf Bäume klettern • Auf dem Spielplatz toben • Seilspringen • Ballspielen • Gummitwist • Spazieren gehen • Wandern • Etc.	• Fußball, Handball, Volleyball • Reiten • Schwimmen • Turnen • Kampfsport • Leichtathletik • Trampolin • Rope Skipping • Jogging, Walking • Etc.	• Sich gegenseitig beobachten und auf fehlende Körperspannung, Ruhehaltung und falsches Tragen aufmerksam machen • Sich gegenseitig zur gesunden Haltung aufrufen „Halt dich aufrecht und stark!" • Gemeinsam regelmäßig kleine Haltungsübungen durchführen (siehe Übungen):

Haltungsübungen:

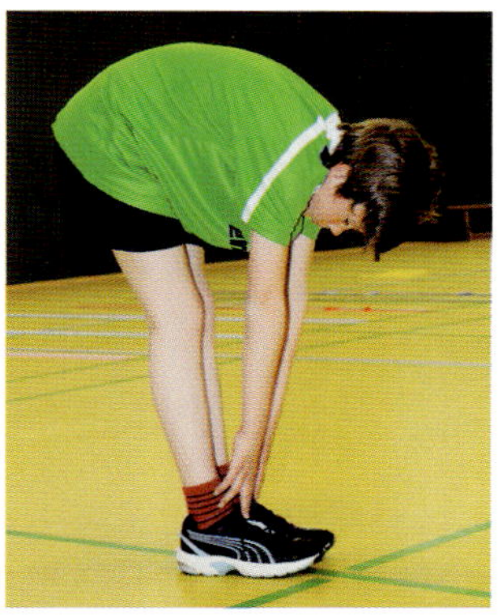

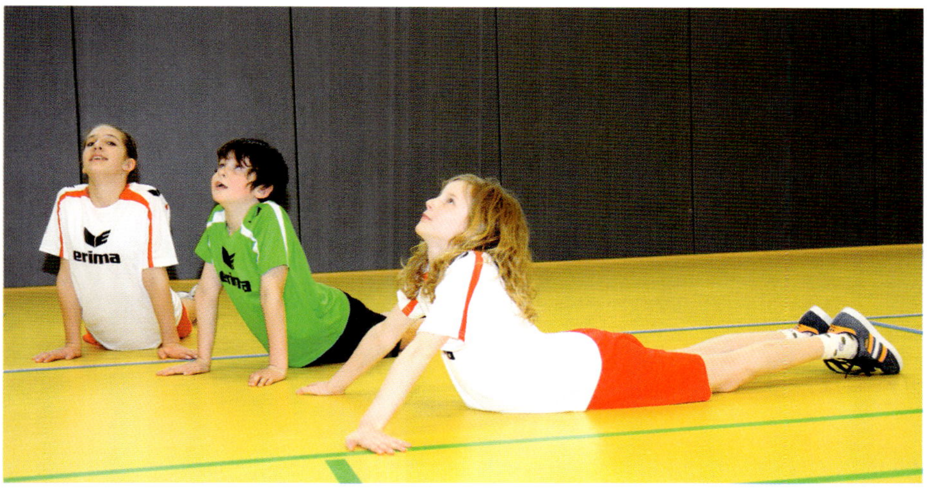

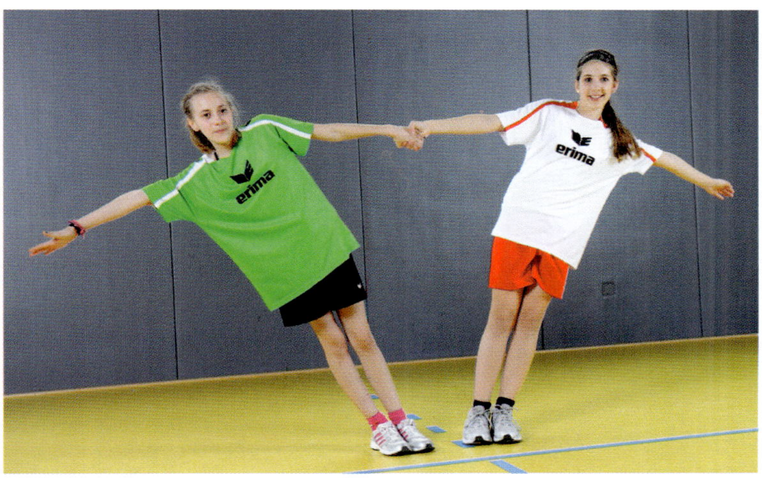

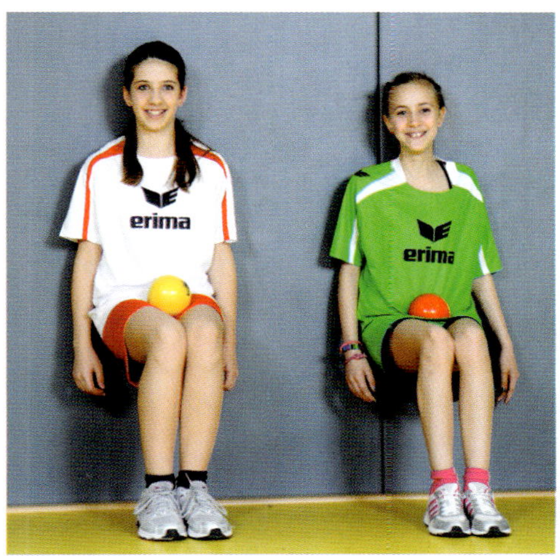

Unterstützung und Aufgaben der Eltern

- Aktiv zuhören, an Erlebnissen des Kindes teilnehmen und nachfragen.
- Stetig Hilfe und Unterstützung anbieten (Bsp.: bei dem Gestalten des Ordners)
- Bewegungshausaufgaben mitmachen und Spaß dabei haben.
- Die Kinder zu einem aktiven Bewegungsverhalten im Alltag motivieren.
- Die Wege zwischen den „Alltagsinseln" aktiv gestalten (mit Fahrrad/zu Fuß ...)
- Die Teilnahme an Sport- und Freizeitaktivitäten fördern.
- Fernseh- und Medienzeiten reduzieren.
- Selbst Vorbild sein: aufrecht und stark durch den Alltag.

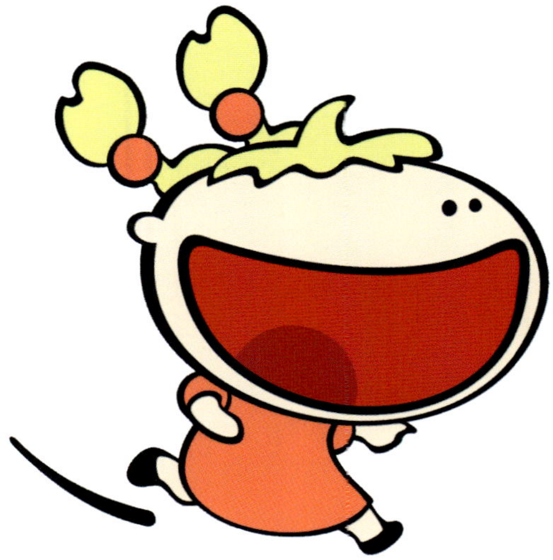

Hausaufgabe Kurseinheit 1: Kennenlernsequenz

Bewegungsstrichliste!

Mache eine Strichliste der Dinge, die du in dieser Woche erledigt hast. Kreuze am Ende der Woche an, wie anstrengend du diese Erledigungen fandest. +++ sehr anstrengend, ++ mittel anstrengend und + wenig anstrengend.

Was hast du gemacht?	Wie oft hast du das in der Woche getan?		Wie anstrengend war es insgesamt?
Koordination	Staubsaugen		+++ ++ +
	Hausaufgaben mit der Hand schreiben		+++ ++ +
	Zähne putzen		+++ ++ +
	Malen/Handwerken		+++ ++ +
	Geschirr spülen		+++ ++ +
	Instrument spielen		+++ ++ +
	Schulsport: Schwimmen/Turnen/Ballspiel		+++ ++ +
	(anderes)		+++ ++ +
Kraft	Treppen steigen		+++ ++ +
	Einkäufe tragen		+++ ++ +
	Boden wischen/saugen		+++ ++ +
	Mit Geschwistern/Freunden raufen/toben		+++ ++ +
	Schulsport: Mannschaftsspiel/Turnen		+++ ++ +
	(anderes)		+++ ++ +
Ausdauer	Spazieren/Hund ausführen		+++ ++ +
	Einkaufen gehen		+++ ++ +
	Fahrrad fahren		+++ ++ +
	Fußball spielen		+++ ++ +
	Schulsport: Laufen/Mannschaftsspiel		+++ ++ +
	(anderes)		+++ ++ +
Schnelligkeit	Zum Bus rennen		+++ ++ +
	Mit Freunden fangen spielen		+++ ++ +
	Fußball spielen		+++ ++ +
	Schnell auf der Tastatur tippen		+++ ++ +
	Schulsport: Sprinten/Mannschaftsspiel		+++ ++ +
	(anderes)		+++ ++ +
Beweglichkeit	Auf dem Klettergerüst toben		+++ ++ +
	Schulsport: Dehnübungen		+++ ++ +
	Verstecken spielen		+++ ++ +
	Auf Bäume/Gerüst klettern		+++ ++ +
	Fangen spielen		+++ ++ +
	(anderes)		+++ ++ +

Hausaufgabe Kurseinheit 2: „Verrückte Olympiade“ – Ausdauer

1. Wie lange kann ich laufen/spazieren gehen und dabei die Luft anhalten?
   Wie lange kann ich sitzen und dabei die Luft anhalten?

2. Wie lange kann ich laufen/spazieren, bis es mich sehr anstrengt, wenn ich ganz lange ein und nur kurz ausatme?
   Wie lange kann ich das im sitzen machen?

3. Wie lange kann ich laufen/spazieren ,ohne dass es richtig anstrengend wird, wenn ich 1 x kurz ein- und 2 x lange ausatmen kann?

Was ist dir bei den Übungen 1-3 aufgefallen?

Welche Atmung fühlte sich in der Bewegung am besten an?

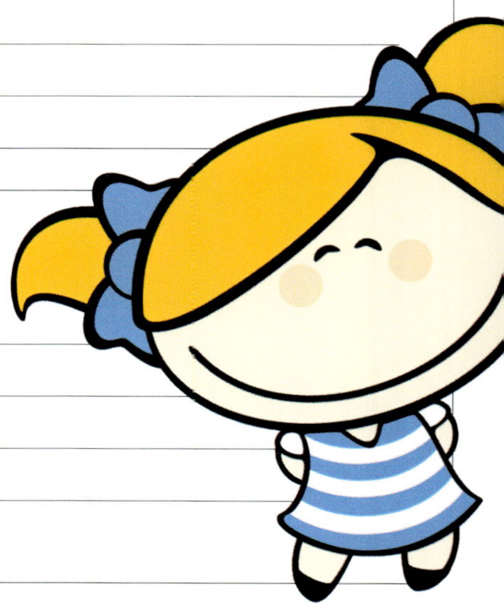

Hausaufgabe Kurseinheit 3: Formel Eins A – Schnelligkeit

Anti-Stress-Pro-Bewegung:

1. Zeichne/male hier ein Bild, das zeigt, wie du dich fühlst, wenn du Angst hast oder sehr gestresst bist:

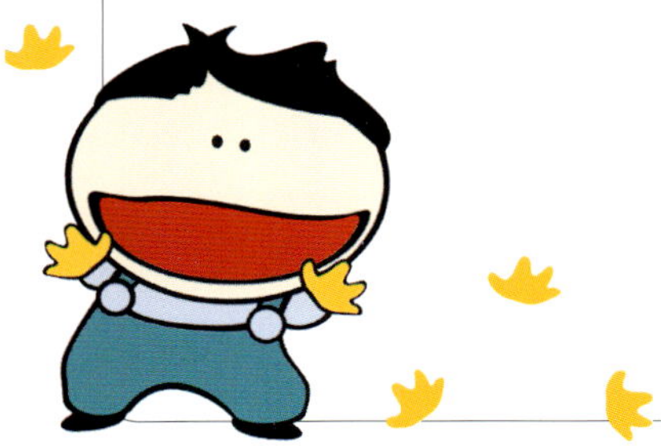

2. Zeichne/male hier ein Bild, das zeigt wie, du dich fühlst, wenn bzw. nachdem du dich wieder entspannt fühlst:

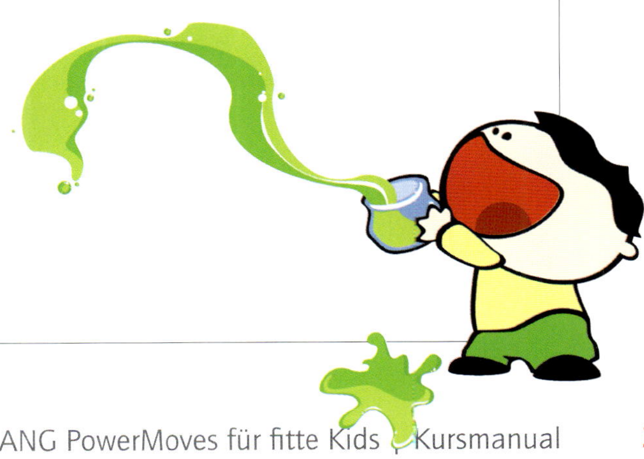

Hausaufgaben

3. Notiere hier eine Woche lang, in welcher Situation du sehr angespannt/gestresst warst, und was du dagegen gemacht hast.

Art der Stresssituation	Stressgefühl vor/während der Stresssituation (1 = wenig, 2 = mittel, 3 = stark, 4 = sehr stark)	Bewegung/Aktivität zum Stressabbau (möglichst direkt nach der Stresssituation)	Stressgefühl nach der Bewegung/Aktivität (1 = wenig, 2 = mittel, 3 = stark, 4 = sehr stark)
Klausur	1 2 3 4		1 2 3 4
Test	1 2 3 4		1 2 3 4
Mündliches Abfragen	1 2 3 4		1 2 3 4
Streit mit Freunden	1 2 3 4		1 2 3 4
Streit mit Familie	1 2 3 4		1 2 3 4
Sportlicher/ musikalischer Wettkampf	1 2 3 4		1 2 3 4
Andere Stress-/ Angstsituation: ____ ____ ____ ____	1 2 3 4		1 2 3 4
Andere Stress-/ Angstsituation: ____ ____ ____ ____	1 2 3 4		1 2 3 4
Andere Stress-/ Angstsituation: ____ ____ ____ ____	1 2 3 4		1 2 3 4

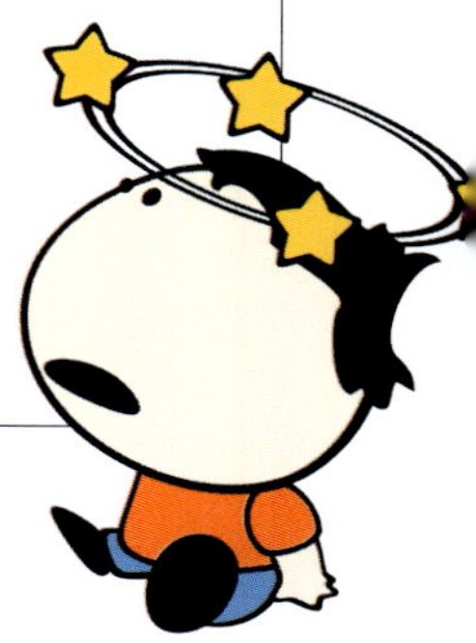

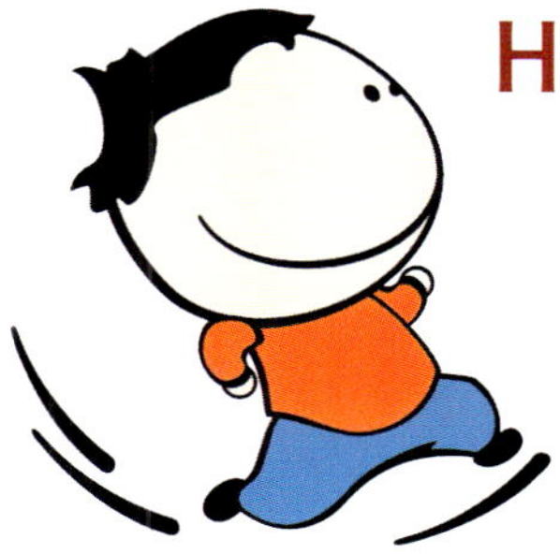

Hausaufgabe Stundeneinheit 4: Beweglichkeit – „Ma-tricks MOVES“

Beweglichkeits- und Dehnübungsblatt: Führe die Übungen, so oft du willst, aber mindestens 1 x bis zur nächsten Kursstunde gemeinsam mit deinen Eltern aus, messe mit einem Lineal nach und notiere zu jedem Übungsbild die jeweiligen cm, die fehlen oder sogar zu viel sind.
Bist du beweglicher als deine Eltern?

1. Rumpfbeuge auf einem Stuhl oder einer Treppenstufe

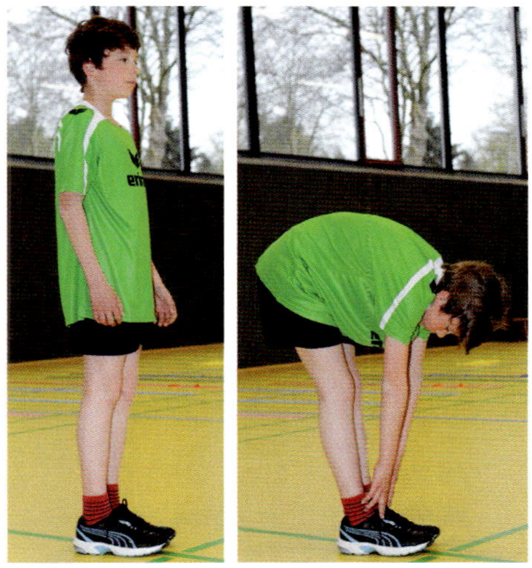

Wichtig: Beine gestreckt lassen!

Wie viele cm fehlen dir zu den Zehen? Oder schaffst du es, unterhalb deiner Zehen zu greifen – wenn ja, wie viele cm ?

Ich	Mama	Papa
________ cm fehlen/sind es mehr	________ cm fehlen/sind es mehr	________ cm fehlen/sind es mehr

2. Wirbelsäulenrotation im Liegen

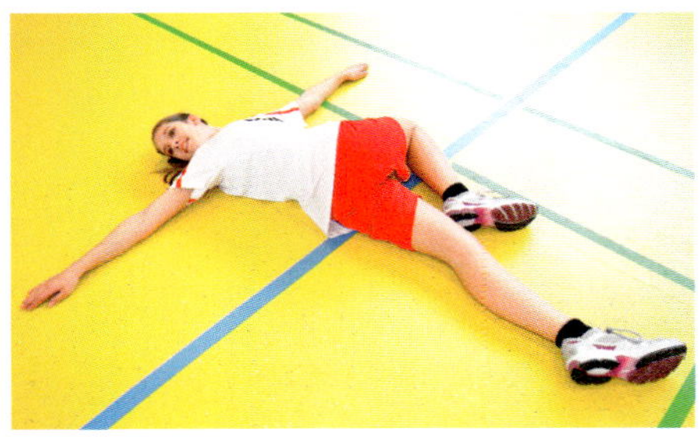

1. Linkes Bein gebeugt über das gestreckte rechte Bein. Kopf nach links drehen.
2. Zwischendurch gerade ausstrecken.
3. Rechtes Bein gebeugt über das gestreckte linke Bein. Kopf nach rechts drehen.

Wichtig: Beide Schultern müssen auf dem Boden bleiben!

Wie viele cm fehlen, damit du dein linkes bzw. dein rechtes Knie auf den Boden ablegen kannst, ohne deine Schulteblätter abzuheben? Oder schaffst du es, dass Knie und die Schultern auf den Boden gebracht werden?

Ich	Mama	Papa
Linkes Bein über rechtes fehlen: ________ cm	Linkes Bein über rechtes fehlen: ________ cm	Linkes Bein über rechtes fehlen: ________ cm
Rechtes Bein über linkes fehlen: ________ cm	Rechtes Bein über linkes fehlen: ________ cm	Rechtes Bein über linkes fehlen: ________ cm

Hausaufgaben

3. Schulterbeweglichkeit – hinter dem Rücken

1. Rechte Hand greift diagonal hinter dem Rücken die linke Hand.
2. Danach Seitenwechsel.

Wichtig: Gehe nicht ins Hohlkreuz - der Rücken bleibt gerade!

Wie viele cm fehlen dir zwischen den Fingerspitzen beider Hände? Oder schaffst du es sogar, mehr zu berühren als nur die Fingerspitzen - wenn ja, wie viele cm mehr?

Ich	Mama	Papa
Links oben, rechts unten fehlen: ________ cm/ sind es ________ cm mehr	Links oben, rechts unten fehlen: ________ cm/ sind es ________ cm mehr	Links oben, rechts unten fehlen: ________ cm/ sind es ________ cm mehr
Rechts oben, links unten fehlen: ________ cm/ sind es ________ cm mehr	Rechts oben, links unten fehlen: ________ cm/ sind es ________ cm mehr	Rechts oben, links unten fehlen: ________ cm/ sind es ________ cm mehr

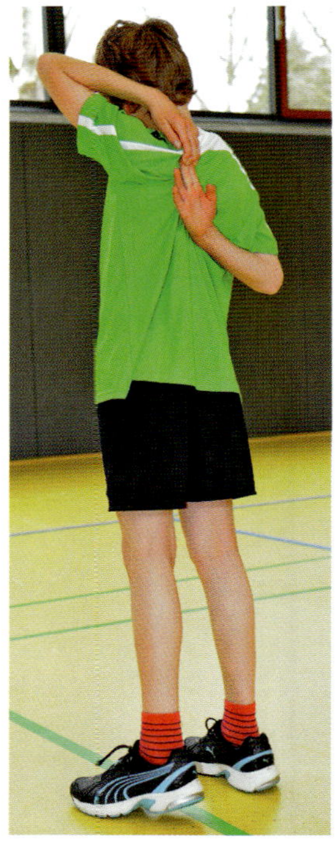

4. Wade – links und rechts

1. Ausfallschritt (Abstand Ferse-Zehenspitze 50 cm), linkes Bein vorne (Fußspitze berührt Wand), rechtes hinten.
2. Ausfallschritt (Abstand Ferse-Zehenspitze 50 cm), rechten Bein vorne (Fußspitze berührt Wand), linkes hinten.

Wichtig: Die Hüfte muss dabei gerade bleiben, nicht ausgedreht werden! Das vordere Knie schiebt Richtung Wand, die hintere Ferse bleibt am Boden.

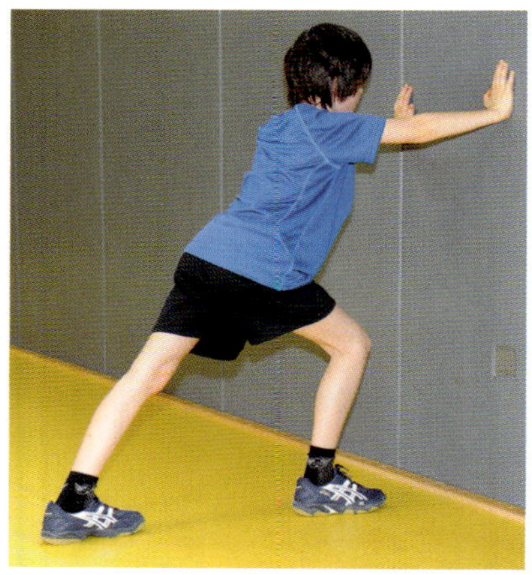

Wie viele Zentimeter fehlen dir vom Knie zur Wand, ohne dabei die Ferse des hinteren Beins anzuheben oder das hintere Bein zu beugen? Oder schaffst du es bis ganz zur Wand?

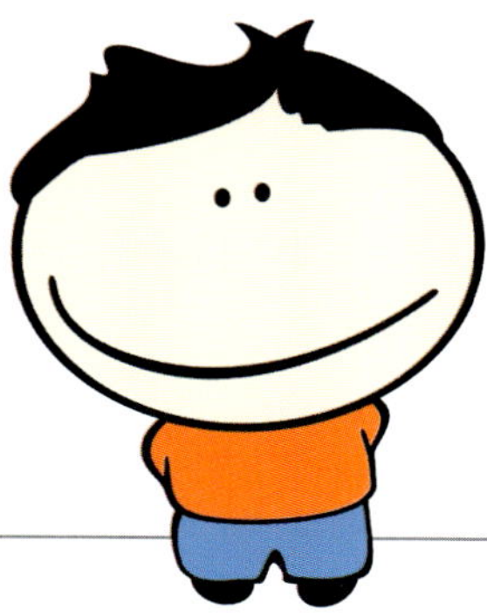

Ich	Mama	Papa
Links oben, rechts unten fehlen: ________ cm/ sind es ________ cm mehr	Links oben, rechts unten fehlen: ________ cm/ sind es ________ cm mehr	Links oben, rechts unten fehlen: ________ cm/ sind es ________ cm mehr
Rechts oben, links unten fehlen: ________ cm/ sind es ________ cm mehr	Rechts oben, links unten fehlen: ________ cm/ sind es ________ cm mehr	Rechts oben, links unten fehlen: ________ cm/ sind es ________ cm mehr

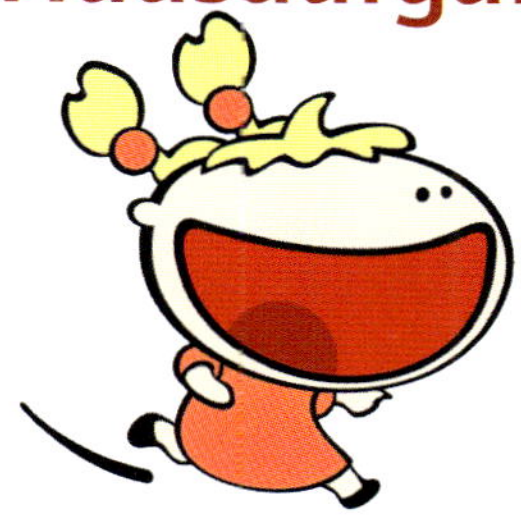

Hausaufgabe zu Kurseinheit 5: „Stronggirl-Strongboy-Contest“ – Krafteinheit

Übung	Ich	Mama	Papa	Geschwister	FreundInnen
1. Wie schnell kannst du die Treppen im Haus/Stockwerk hoch- und wieder runterlaufen? (Zeit stoppen)					
2. Wie lange kannst du eine Wasserflasche mit gestreckten Armen vor der Brust halten? (Zeit stoppen)					
3. Wie lange kannst du dich mit den Fingern an einem Türrahmen/Klettergerüst festhalten, ohne dass die Füße den Boden berühren? (Zeit stoppen)					
4. Wie oft kannst du auf einer am Boden liegend Matratze auf- und abspringen, ohne dass du eine Pause machen musst? (Strichliste)					
5. Wie oft kannst du einen Sack Kartoffeln/Äpfel vom Boden aufheben und über den Kopf stemmen? (Strichliste)					
6. Wie oft kannst du dich in 1 min auf einen Stuhl hinsetzen und wieder aufstehen, ohne dass du eine Pause machen musst? (Strichliste)					
7. Wie lange kannst du dich im Liegestütz über einem Kissen halten, bevor du es mit dem Bauch berührst? (Zeit stoppen)					
8. Wie lang kannst du im „Klositz" an der Wand stehen? (Zeit stoppen)					
9. Wie lang brauchst du, um 10x um den Esstisch zu krabbeln? (Zeit stoppen). Wechsle nach 5 x die Richtung!					

Hausaufgabe zu Stundeneinheit 6:
StarMOVE Wars – Koordination I

Suche dir einen Alltagsgegenstand (Zahnbürste, Kamm etc.) und führe die jeweilige Bewegungen mehrmals in der Woche aus, aber benutze dabei deine ‚schwache' Hand. Was fällt dir nach einer Woche auf?

Mein erster Alltagsgegenstand: (zeichnen/malen)

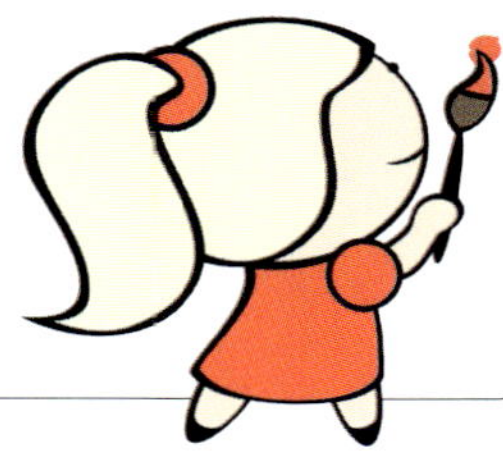

Tag	Wie fühlt sich die Bewegung mit der ‚falschen' Hand an?	Wie oft hast du die Bewegung an jedem Tag geübt? (Strichliste)
1		
2		
3		
4		
5		
6		
7		

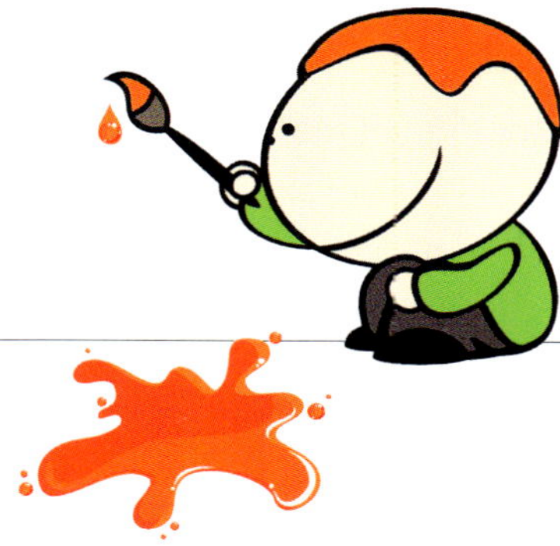

Mein zweiter Alltagsgegenstand: (zeichnen/malen)

Tag	Wie fühlt sich die Bewegung mit der ‚falschen' Hand an?	Wie oft hast du die Bewegung an jedem Tag geübt? (Strichliste)
1		
2		
3		
4		
5		
6		
7		

Hausaufgabe zu Stundeneinheit 7: „Dschungelcamp" – Koordinationsstunde II

Versuche, folgende motorischen Bewegungen durchzuführen und gleichzeitig kognitive Aufgaben zu lösen. Versuche, die Aufgaben mehrmals in der Woche zu wiederholen.

Aufgabe:	Schwierigkeit am Anfang der Woche: (kreuze an)			Schwierigkeit am Ende der Woche: (kreuze an)		
1. Putze dir deine Zähne und buchstabiere gleichzeitig im Kopf alle Namen der Familienmitglieder rückwärts.	Einfach	Geht so	Schwer	Einfach	Geht so	Schwer
2. Gehe Treppen hoch und runter und zähle bis 60 in Sechserschritten: (also 6, 12 ...)	Einfach	Geht so	Schwer	Einfach	Geht so	Schwer
3. Gehe vorsichtig rückwärts durch die Wohnung und buchstabiere einzelne Wörter vorwärts von Gegenständen, die du gerade siehst.	Einfach	Geht so	Schwer	Einfach	Geht so	Schwer
4. Wenn du von der Schule nach Hause gehst oder mit dem Fahrrad fährst, merke dir Dinge oder Personen, an denen du vorbeikommst. Nun reihst du alle Gegenstände aneinander (Wie bei „Ich packe meinen Koffer und nehme mit ..."), bis eine lange Liste entstanden ist. Manchmal ist es einfach, sich die Dinge zu merken, wenn man diese in eine Geschichte verpackt. Zudem macht es Spaß und fördert die Kreativität.	Einfach	Geht so	Schwer	Einfach	Geht so	Schwer

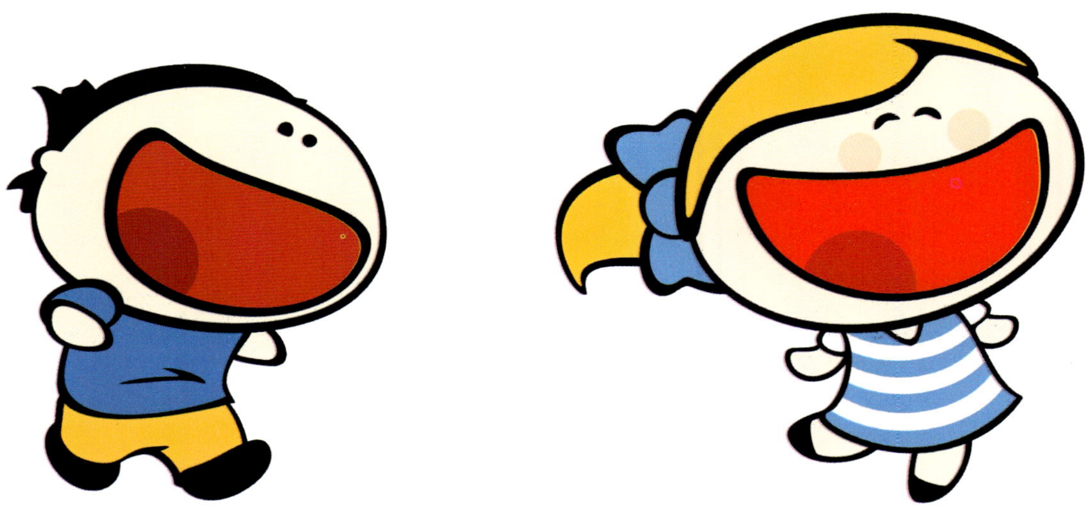

Hausaufgabe Stundeneinheit 8: „Parcouring“ – Koordination III

Denke dir selbst zwei Alltagsübungen aus, mit denen du dein Gleichgewicht schulst und beschreibe oder male sie hier auf.

Meine erste Alltagsübung Gleichgewicht: (zeichnen/malen)

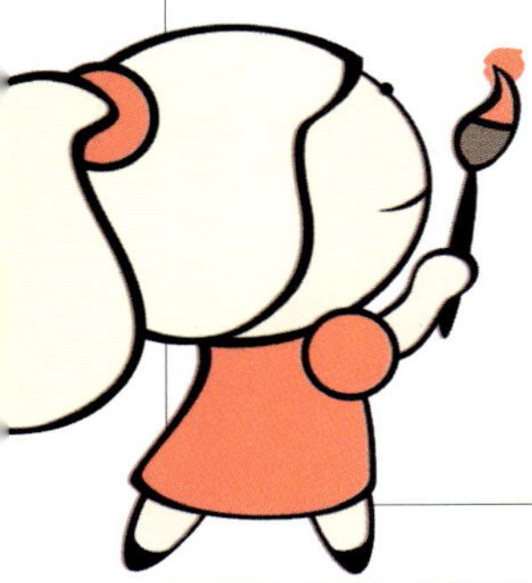

Tag	Wie hat die Übung geklappt?	Bemerkungen (z. B. welches Bein geht besser, Dauer, wann wurde es leichter/schwerer etc.?)
1		
2		
3		
4		
5		
6		
7		

Hausaufgaben

Meine zweite Alltagsübung Gleichgewicht: (zeichnen/malen)

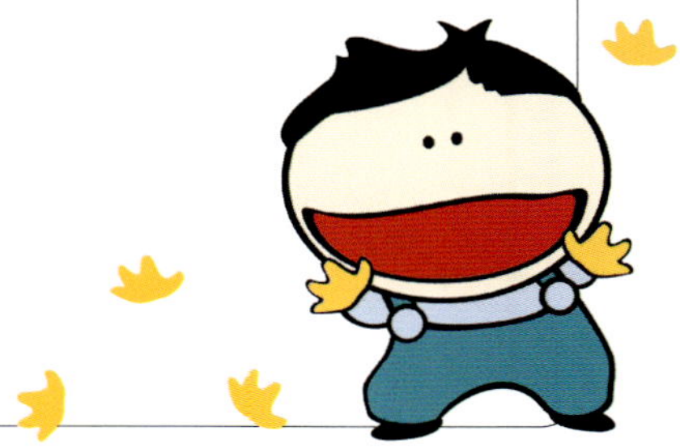

Tag	Wie hat die Übung geklappt?	Bemerkungen (z. B. welches Bein geht besser, Dauer, wann wurde es leichter/schwerer etc.?)
1		
2		
3		
4		
5		
6		
7		

Hausaufgabe Stundeneinheit 9: „Feel the Rhythm“ – Koordination IV

Die Kinder sollen zu Hause gemeinsam mit Eltern oder Freunden aufgrund ihrer Charaktereigenschaften herausfinden, welcher „Gehirntyp“, also rechts- oder linkshirnig, sie sind. In der folgenden Woche sollen sie bewusst Situationen aufsuchen und dokumentieren, die ihre nicht-dominante Hirnhälfte betreffen. Daraus sollen die Kinder (am besten zusammen mit ihren Eltern) erarbeiten, was sie noch verbessern bzw. verstärken können, z. B. wenn sie eher der linke Gehirntyp sind, können sie versuchen, durch verschiedene Dinge ihre rechte Gehirnhälfte zu trainieren (beispielsweise durch MusikAGs oder -unterricht nach der Schule).

Dominanz links:

- Dinge liegen lassen und auch mal nicht aufräumen.
- Entspannen.
- Tanzen.
- Bewusst auf Gerüche in der Umgebung achten.
- Probleme anderer anhören und gemeinsam besprechen.
- Den Tag global, aber komplett planen und nicht nur Schritt für Schritt.

Dominanz rechts:

- Aufräumen.
- Aufgaben ordentlich und der Reihe nach erledigen.
- Bewusst auf Regeln achten und diese einhalten.
- Den Einzelnen sehen und wichtig nehmen und nicht nur die Gesamtheit.

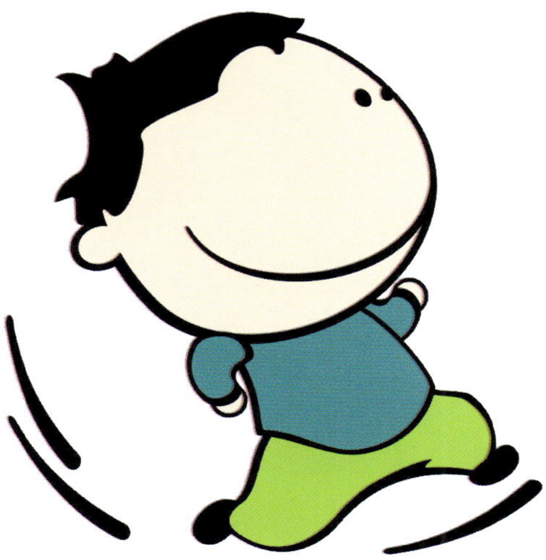

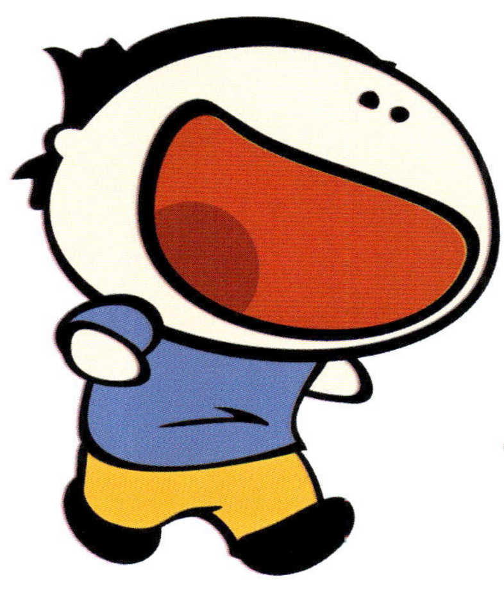

Hausaufgaben

Hirndominanz (ankreuzen) Rechts ☐ Links ☐	Schwierigkeit am Anfang der Woche (ankreuzen)			Schwierigkeit am Ende der Woche (ankreuzen)		
Erste Aufgabe:	Einfach	Geht so	Schwer	Einfach	Geht so	Schwer
Bemerkungen:						
Zweite Aufgabe:	Einfach	Geht so	Schwer	Einfach	Geht so	Schwer
Bemerkungen:						
Dritte Aufgabe:	Einfach	Geht so	Schwer	Einfach	Geht so	Schwer
Bemerkungen:						

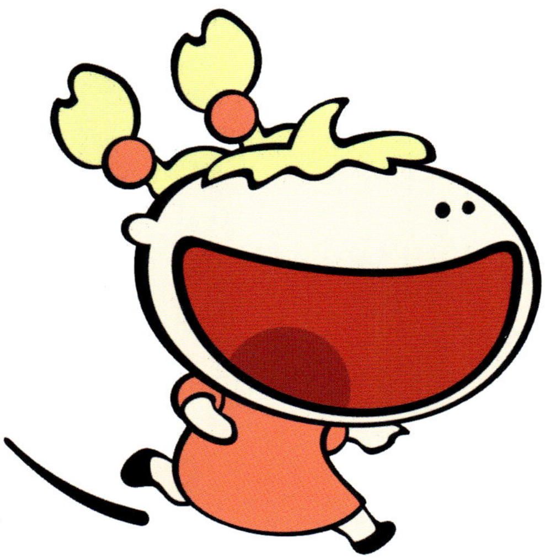

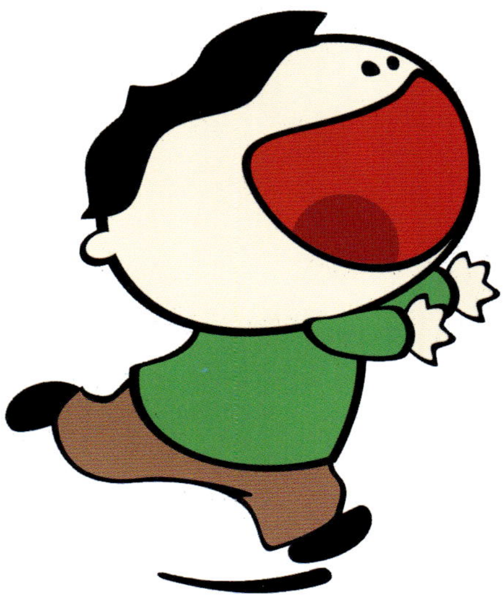

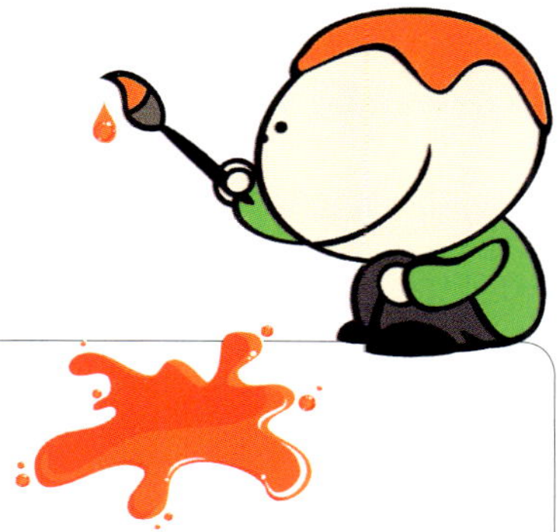

Hausaufgabe zu Stundeneinheit 10: „Der aufrechte Hulk“ – Haltungsstunde

Meine erste Rückenübung ist: (zeichne oder beschreibe sie)

Meine zweite Rückenübung ist: (zeichne oder beschreibe sie)

Meine dritte Rückenübung ist: (zeichne oder beschreibe sie)

Stempel oder Name der Einrichtung

ggf. ID Kind

Initialen Kind | Tag Geburt | Monat Geburt

Testprotokoll der »DKT-Fitnessolympiade«

zur Erfassung der motorischen Leistungsfähigkeit bei Kindern

Vorname, Name: ____________________

Geschlecht: ☐ männl. ☐ weibl.

Geburtsdatum: ☐☐.☐☐.☐☐☐☐

Körpergröße: ☐☐☐.☐ cm

Gewicht in kg: ☐☐.☐ kg

Testdatum: ☐☐.☐☐.20☐☐

Testbeginn: ☐☐:☐☐ Uhr

Testleiter: ____________________

Schule/Verein: ____________________

Schulform: ____________________

Klasse: ____________________

Links-/Rechtshänder: ☐ *links* ☐ *rechts*

Anmerkungen: ____________________

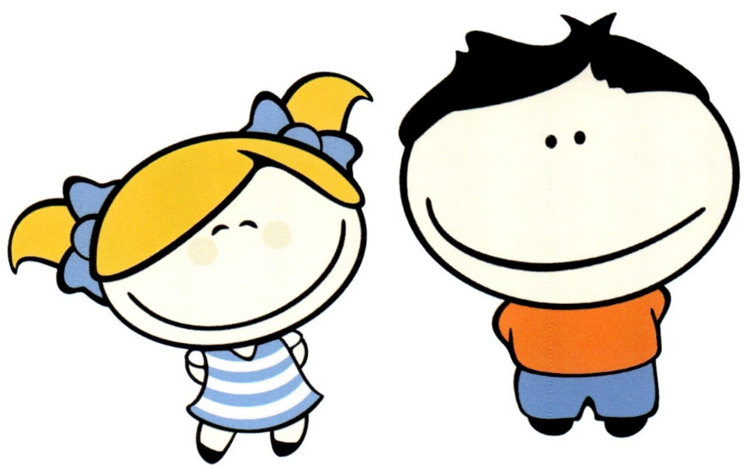

Aufgabe		Beschreibung	Ergebnis
1.	**Seitliches Hin- und Herspringen** Erklären und korrekt demonstrieren!	Beidbeinige Sprünge seitlich über das Seilchen innerhalb von 15 s in zwei Durchgängen.	1. Durchgang: ________ Sprünge 2. Durchgang: ________ Sprünge **Summe der Sprünge:** ________
2.	**Sit and Reach** Erklären und korrekt demonstrieren!	Nullpunkt in Höhe der Ferse; positive Werte (in cm) liegen in der Verlängerung des Beins, Negativwerte in Richtung Unterschenkel.	Vorzeichen (+ oder -) / cm: ________ / ________
3.	**Standweitsprung** Erklären und korrekt demonstrieren!	Entfernung von der Absprunglinie bis zur Ferse des hinteren Fußes.	1. Versuch: ________ cm 2. Versuch: ________ cm **Bester Versuch (cm):** ________
4.	**Situps** Erklären und korrekt demonstrieren!	Anzahl der **korrekt** ausgeführten Sit-ups in 40 s.	Anzahl:
5.1	**Einbeinstand – quantitativ** Erklären und korrekt demonstrieren!	Anzahl der Bodenberührungen des Spielbeins während 1 min Einbeinstand.	Anzahl:
5.2	**Einbeinstand – qualitativ**	Qualitative Beurteilung des Einbeinstandes: **a)** Welches Bein wird als Standbein genutzt? rechtes Bein linkes Bein **b)** Kann der Einbeinstand überwiegend ruhig gehalten werden? Sehr (2) nicht so sehr (4) gar nicht (6) = ________ **c)** Sind Ausgleichsbewegungen mit den Armen zu beobachten? Sehr (2) nicht so sehr (4) gar nicht (6) = ________ **d)** Sind Ausgleichsbewegungen mit dem Spielbein zu beobachten? Sehr (2) nicht so sehr (4) gar nicht (6) = ________ **Summe aus b, c und d:** ________	
6.	**Liegestütz** Erklären und korrekt demonstrieren!	Anzahl der korrekt ausgeführten Liegestütze in 40 s.	Anzahl:
7.	**6-min-Lauf** Erklären; evtl. von Schüler das Lauftempo demonstrieren lassen!	Meter, die innerhalb von 6 min zurückgelegt werden.	Anzahl der Runden: ________ Runden x 54 m (________) + ________ Meter der letzten Runde Gesamt (m): ________

Notentabellen:

1. Seitliches Hin- und Herspringen

Jungen

Alter \ Note	1	2	3	4	5	6
7 Jahre	≥ 65	56-64	44-55	31-43	20-30	0-19
8 Jahre	≥ 76	62-75	50-61	39-49	23-38	0-22
9 Jahre	≥ 87	70-86	55-69	43-54	30-42	0-29
10 Jahre	≥ 83	76-82	62-75	50-61	36-49	0-35
11 Jahre	≥ 96	80-95	70-79	57-69	41-56	0-40
12 Jahre	≥ 98	86-97	76-85	61-75	46-60	0-45
13 Jahre	≥ 95	88-94	79-87	65-78	52-64	0-51

Mädchen

Alter \ Note	1	2	3	4	5	6
7 Jahre	≥ 68	54-67	39-53	26-38	21-25	0-20
8 Jahre	≥ 78	63-77	49-62	37-48	29-36	0-28
9 Jahre	≥ 82	68-81	57-67	46-56	33-45	0-32
10 Jahre	≥ 90	77-89	64-76	51-63	39-50	0-38
11 Jahre	≥ 89	80-88	68-79	54-67	41-53	0-40
12 Jahre	≥ 89	82-88	70-81	57-69	45-56	0-44
13 Jahre	≥ 98	86-97	72-85	60-71	38-59	0-37

2. Sit and Reach

Jungen

Alter \ Note	1	2	3	4	5	6
7 Jahre	≥ 10	6-9	-1-5	-7 – -2	-11 – -8	≤-12
8 Jahre	≥ 11	4-10	-4-3	-10 – -5	-18 – -11	≤-19
9 Jahre	≥ 14	4-13	-2-3	-10 – -3	-17 – -11	≤-18
10 Jahre	≥ 9	4-8	-2-3	-11 – -3	-19 – -12	≤-20
11 Jahre	≥ 11	5-10	-1-4	-10 – -2	-17 – -11	≤-18
12 Jahre	≥ 9	5-8	-1-4	-11 – -2	-20 – -12	≤-21
13 Jahre	≥ 11	3-10	-4-2	-10 – -5	-19 – -11	≤-20

Mädchen

Alter \ Note	1	2	3	4	5	6
7 Jahre	≥ 12	8-11	0-7	-4 – -1	-10 – -5	≤-11
8 Jahre	≥ 12	6-11	1-5	-6-0	-11 – -7	≤-12
9 Jahre	≥ 13	7-12	-1-6	-8 – -2	-16 – -9	≤-17
10 Jahre	≥ 16	8-15	0-7	-8 – -1	-16 – -9	≤-17
11 Jahre	≥ 13	6-12	-1-5	-10 – -2	-14 – -11	≤-15
12 Jahre	≥ 16	9-15	1-8	-8-0	-17 – -9	≤-18
13 Jahre	≥ 19	14-18	5-13	-4-4	-12 – -5	≤-13

3. Situps

Jungen

Alter \ Note	1	2	3	4	5	6
7 Jahre	≥ 24	16-23	12-15	7-11	1-6	0
8 Jahre	≥ 24	18-23	14-17	9-13	3-8	0-2
9 Jahre	≥ 30	22-29	16-21	11-15	5-10	0-4
10 Jahre	≥ 29	24-28	17-23	12-16	5-11	0-4
11 Jahre	≥ 32	27-31	21-26	16-20	5-15	0-4
12 Jahre	≥ 35	30-34	24-29	17-23	13-16	0-12
13 Jahre	≥ 37	31-36	24-30	18-23	10-17	0-9

Mädchen

Alter \ Note	1	2	3	4	5	6
7 Jahre	≥ 23	16-22	11-15	6-10	0-5	
8 Jahre	≥ 20	16-19	13-15	8-12	1-7	
9 Jahre	≥ 26	19-25	14-18	9-13	4-8	0-3
10 Jahre	≥ 29	21-28	17-20	11-16	1-10	
11 Jahre	≥ 28	23-27	18-22	12-17	1-11	
12 Jahre	≥ 32	24-31	19-23	15-18	2-14	0-1
13 Jahre	≥ 33	27-32	20-26	15-19	4-14	0-3

4. Standweitsprung (cm)

Jungen

Alter \ Note	1	2	3	4	5	6
7 Jahre	≥ 156	140-155	126-139	103-125	86-102	≤85
8 Jahre	≥ 175	153-174	136-152	120-135	94-119	≤93
9 Jahre	≥ 185	164-184	139-163	117-138	104-116	≤103
10 Jahre	≥ 184	160-183	144-159	121-143	89-120	≤88
11 Jahre	≥ 186	166-185	146-165	121-145	91-120	≤90
12 Jahre	≥ 192	175-191	156-174	128-155	99-127	≤98
13 Jahre	≥ 206	184-205	160-183	133-159	88-132	≤87

Mädchen

Alter \ Note	1	2	3	4	5	6
7 Jahre	≥ 152	128-151	111-127	98-110	79-97	≤78
8 Jahre	≥ 156	139-155	119-138	102-118	90-101	≤89
9 Jahre	≥ 173	151-172	127-150	112-126	85-111	≤84
10 Jahre	≥ 162	149-161	130-148	114-129	102-113	≤101
11 Jahre	≥ 177	156-176	132-155	115-131	93-114	≤92
12 Jahre	≥ 177	165-176	140-164	117-139	92-116	≤91
13 Jahre	≥ 179	162-178	145-161	127-144	109-126	≤108

Testprotokoll | Notentabellen

5.a Einbeinstand* - quantitative Beurteilung (Bodenkontakte)

Jungen

Alter \ Note	1	2	3	4	5	6
7 Jahre	0		1-2	3-9	10-15	≥ 16
8 Jahre	0		1	2-4	5-13	≥ 14
9 Jahre	0			1-2	3-6	≥ 7
10 Jahre	0			1-3	4-8	≥ 9
11 Jahre	0			1-2	3-5	≥ 6
12 Jahre	0			1	2-7	≥ 8
13 Jahre	0			1	2-5	≥ 6

Mädchen

Alter \ Note	1	2	3	4	5	6
7 Jahre	0		1	2-8	9-24	≥ 25
8 Jahre	0		1	2-5	6-12	≥ 13
9 Jahre	0			1-3	4-14	≥ 15
10 Jahre	0			1-2	3-8	≥ 9
11 Jahre	0			1	2-6	≥ 7
12 Jahre	0			1	2-6	≥ 7
13 Jahre	0			1	2-4	≥ 5

* Der Einbeinstand in der vorliegenden Form eignet sich nicht für eine differenzierte Leistungsbeurteilung; er findet aber Einsatz im Rahmen der Auslese motorisch auffälliger Kinder und Jugendlicher.

5.b Einbeinstand – qualitative Beurteilung

Jungen

Alter \ Note	1	2	3	4	5	6
7 Jahre	0-4		5-8	9-10	11	12
8 Jahre	0-4		5	6-9	10-11	12
9 Jahre	0-4			5-8	9-11	12
10 Jahre	0-4		5	6-8	9-11	12
11 Jahre	0-4		5	6-7	8-9	≥ 10
12 Jahre	0-4			5-7	8-11	12
13 Jahre	0-4		5	6-7	8-10	≥ 11

Mädchen

Alter \ Note	1	2	3	4	5	6
7 Jahre	0-4		5-6	7-10	11	12
8 Jahre	0-4		5-6	7	8-11	12
9 Jahre	0-4		5	6-7	8-11	12
10 Jahre	0-4			5	6-8	≥ 9
11 Jahre	0-4			5-7	8-9	≥ 10
12 Jahre	0-4			5-7	8-11	12
13 Jahre	0-4			5-6	7-10	≥ 11

6. Liegestütz

Jungen

Alter \ Note	1	2	3	4	5	6
7 Jahre	≥ 13	8-12	5-7	1-4	0	
8 Jahre	≥ 13	9-12	6-8	2-5	0-1	
9 Jahre	≥ 19	12-18	7-11	3-6	0-2	
10 Jahre	≥ 17	12-16	6-11	3-5	0-2	
11 Jahre	≥ 18	14-17	9-13	5-8	0-4	
12 Jahre	≥ 21	15-20	11-14	7-10	3-6	0-2
13 Jahre	≥ 18	15-17	10-14	6-9	3-5	0-2

Mädchen

Alter \ Note	1	2	3	4	5	6
7 Jahre	≥ 14	8-13	4-7	1-3	0	
8 Jahre	≥ 14	9-13	5-8	1-4	0	
9 Jahre	≥ 16	10-15	6-9	2-5	1	0
10 Jahre	≥ 15	10-14	6-9	2-5	0-1	
11 Jahre	≥ 16	12-15	6-11	2-5	0-1	
12 Jahre	≥ 14	11-13	8-10	3-7	0-2	
13 Jahre	≥ 16	12-15	9-11	4-8	1-3	0

7. 6-min-Lauf (m)

Jungen

Alter \ Note	1	2	3	4	5	6
7 Jahre	≥ 1146	1007-1145	936-1006	774-935	515-773	0-514
8 Jahre	≥ 1170	1070-1169	981-1069	843-980	666-842	0-665
9 Jahre	≥ 1255	1134-1254	1007-1133	895-1006	773-894	0-772
10 Jahre	≥ 1226	1116-1225	995-1115	872-994	756-871	0-755
11 Jahre	≥ 1271	1110-1270	999-1109	864-998	708-863	0-707
12 Jahre	≥ 1259	1179-1258	1038-1178	878-1037	764-877	0-763
13 Jahre	≥ 1269	1161-1268	1071-1160	936-1070	699-935	0-698

Mädchen

Alter \ Note	1	2	3	4	5	6
7 Jahre	≥ 1062	940-1061	846-939	758-845	663-757	0-662
8 Jahre	≥ 1097	991-1096	877-990	738-876	553-737	0-552
9 Jahre	≥ 1090	992-1089	900-991	837-899	726-836	0-725
10 Jahre	≥ 1138	979-1137	891-978	819-890	653-818	0-652
11 Jahre	≥ 1160	1015-1159	879-1014	802-878	678-801	0-677
12 Jahre	≥ 1143	1060-1142	937-1059	805-936	639-804	0-638
13 Jahre	≥ 1193	1088-1192	981-1087	862-980	693-861	0-692

Anmerkung: Der Einfachheit halber wurden die Notentabellen für die Einzeldisziplinen nur im Alter von 7-13 Jahren verwendet, da innerhalb dieser Altersstufe die Zielgruppe des vorliegenden Kursprogramms angesiedelt ist.

Bildnachweis

Covergestaltung:	Sabine Groten
Coverbilder/Bilder Innnenteil:	Phillip Artzt, Illustration: © iStockphoto/Thinkstock
Illustrationen Anhänge:	© iStockphoto/Thinkstock
Satz Innenteil:	pagina GmbH
Satz Anhänge:	Andrea Brücher, Meyer & Meyer Verlag

Abonnieren Sie unseren kostenlosen Newsletter unter **www.dersportverlag.de**

Schluss mit langweiliger

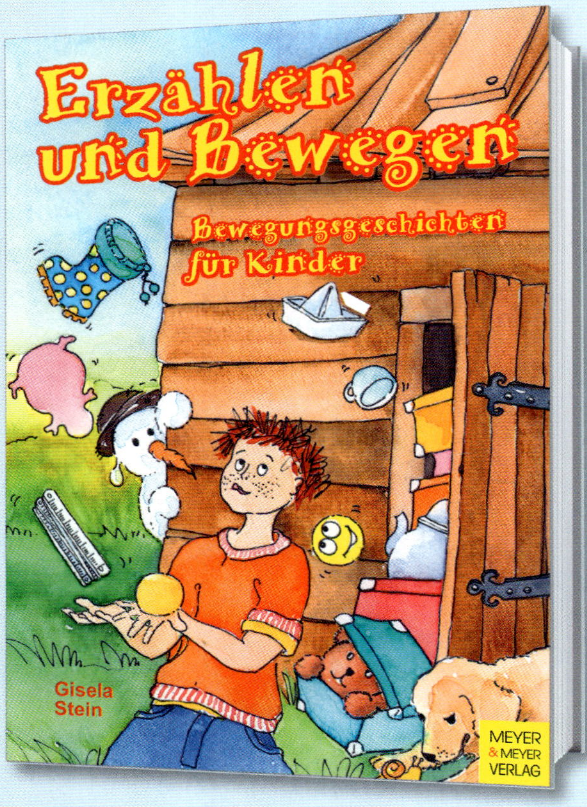

Gisela Stein

Erzählen und Bewegen

BEWEGUNGSGESCHICHTEN FÜR KINDER

Gummibärchen krabbeln aus der Tüte und entwickeln für sich ein spezielles Bewegungsprogramm, denn sie sind in der einengenden Verpackung ziemlich steif geworden; im Kinderzimmer werden nachts alle Spielsachen aktiv, da feiern der Teddy und die Puppe, der Kasper und die alte Holzeisenbahn gemeinsam eine fröhliche Party.

Wo gibt es denn so etwas? Im Land der Fantasie. Wo liegt eigentlich dieses Land und wie kommen wir dorthin? Nur wer sich auf fantasievolles Tun einlässt, kann mit Max, Axel und Nina, den Hauptdarstellern in unserem Buch, ins Bewegungsland reisen. Möchtet ihr mitkommen?

Dieses Buch will Ideen geben, wie man mit Kindern ab dem 4. Lebensjahr fantasievoll Bewegung erleben kann. Dabei ist die Umsetzung der Geschichten sowohl in Kindergruppen aller Art und unterschiedlicher Träger, die sich mit Bewegung im Vorschulalter und in den ersten Grundschuljahren befassen, als auch im häuslichen Bereich, wo Eltern oder Großeltern mit ihren Kindern spielen und ihnen Zeit schenken möchten, möglich. In den beiden Kapiteln „Kurzgeschichten" und „Bewegungsgeschichten" findet man unterschiedlich lange Beiträge, die je nach Bedarf und Planung in den Ablauf einer Stunde eingebaut werden können.

144 Seiten
16,5 x 24 cm, in Farbe,
Klappenbroschur,
319 Abb., 1 Tab.

ISBN 978-3-89899-687-7
€ [D] 14,95

Bewegungserziehung

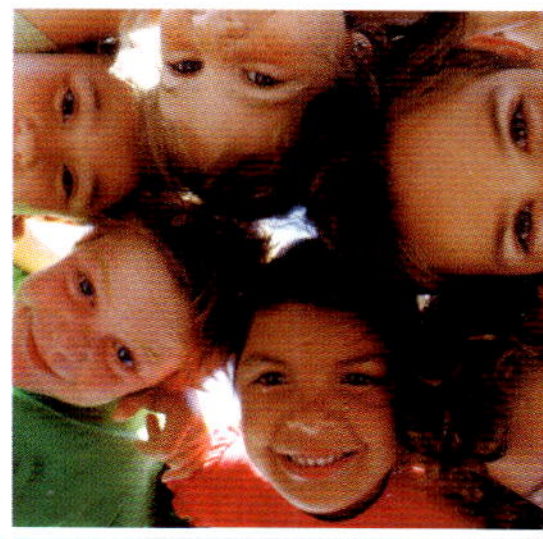

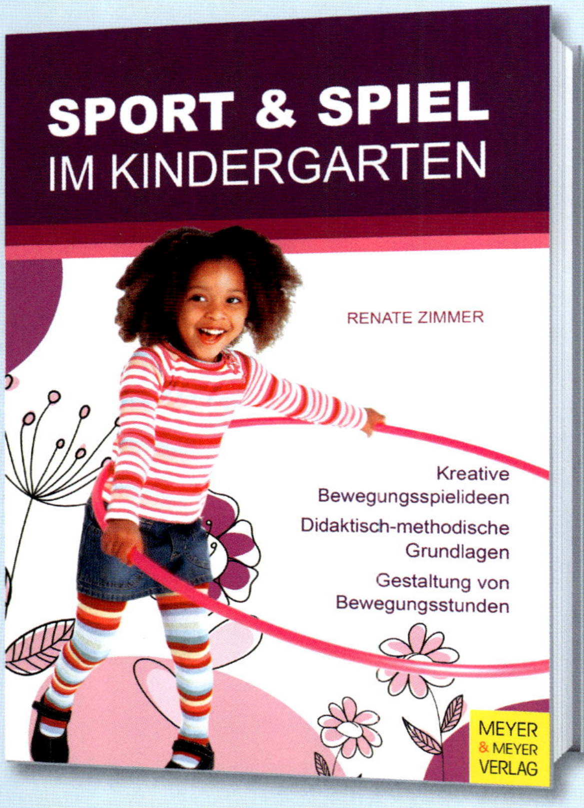

112 Seiten
5. überarbeitete Auflage
16,5 x 24 cm, in Farbe,
Paperback mit Fadenheftung,
76 Fotos

ISBN 978-3-89899-731-7
€ [D] 12,95

Renate Zimmer

Sport und Spiel im Kindergarten

Die Entwicklung des Kindes ist ein ganzheitlicher Prozess, in dem die Bewegung eine ganz wichtige Bedeutung einnimmt. Durch Bewegung lernen Kinder sich selbst, ihre körperlichen Fähigkeiten, aber auch ihre Grenzen kennen. Sie erfahren den Raum, in dem sie sich bewegen und die Gesetzmäßigkeiten der Dinge, mit denen sie sich bewegen und die sie in Bewegung versetzen. Sie nehmen im Spiel und in der Bewegung Kontakt zu ihren Mitmenschen auf. Kinder erschließen sich ihre Welt durch Bewegung.

Das Buch gibt vielfältige Anregungen, wie Bewegungsangebote kreativ und fantasievoll gestaltet werden können. Zum Einsatz kommen Alltagsmaterialien aber auch kindgerechte Sportgeräte. Die Prinzipien offener Bewegungsangebote werden vorgestellt und Beispiele für die Gestaltung von Bewegungsstunden gegeben.

Preisänderungen vorbehalten und Preisangaben ohne Gewähr! © Thinkstock/Pixland

MEYER & MEYER Verlag
Von-Coels-Str. 390
52080 Aachen
Unsere Bücher erhalten Sie online oder bei Ihrem Buchhändler.

Telefon 02 41 - 9 58 10 - 13
Fax 02 41 - 9 58 10 - 10
E-Mail vertrieb@m-m-sports.com
E-Books www.dersportverlag.de

MEYER & MEYER VERLAG